Tips für die Leser

Dieses Arbeitsbuch bietet einige Besonderheiten, die den Umgang mit der Materie erheblich erleichtern:

Wie finde ich mein gewünschtes Thema?

Die grobe Übersicht der Kapitel steht auf Seite 5 – detailliertere Angaben finden Sie jeweils auf der ersten Seite jeden Kapitels, das Sie schnell mit Hilfe der randständigen Markierung aufschlagen können. Oder Sie nutzen das Stichwortverzeichnis auf Seite 102/103 am Ende des Buches.

Anatomische Orientierung unklar?

Bei komplexen Bildebenen helfen die erläuternden Skizzen weiter. Deren Ziffern sind entweder im Begleittext derselben Seite hervorgehoben (kein lästiges Blättern) oder Sie klappen die Zifferlegende des hinteren Buchumschlags heraus – die dortigen Angaben passen überall im Buch.
Die Richtung erläuternder Pfeile stimmen in Text und Abbildung immer überein. Auf derselben Seite gibt es nie zwei Pfeile mit der gleichen Richtung – Verwechslung ausgeschlossen.

Wie finde ich eine Abbildung im Querverweis?

Ganz einfach: Alle Abbildungen und Tabellen sind nach ihrer Seitenzahl, also nicht nach dem Kapitel benannt. Die Abbildung 95.2 finden Sie also zum Beispiel auf Seite 95.

Wie kann ich mir die vielen Normwerte, Formeln und Perzentilen besser merken?

Nicht nötig – sie sind alle als stabile, abwaschbare Karten im Kitteltaschenformat für den Gebrauch in der Klinik vor dem hinteren Buchumschlag eingelegt. Sie müssen sie nur noch in das passende Format zerschneiden.

Kann ich mein Wissen sinnvoll überprüfen oder kurz das Wesentliche wiederholen?

Jedes Kapitel endet mit einer kritschen Wertung im Vergleich zu alternativen Verfahren und mit Quizaufgaben und Rätselbildern. Sie werden bei der Bearbeitung schnell merken, welche Inhalte Ihnen geläufig sind und wo Sie noch einmal nachhaken sollten.

Nach welchem Schema sind die Skizzen aufgebaut?

Prinzipiell haben unterschiedliche Gewebearten jeweils einheitliche Graustufen:

Flüssigkeiten (schwarz):
Blut in Gefäßlumina, Harn, Aszites, Liquor, Fruchtwasser

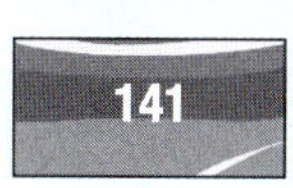

Muskeln (dunkelgrau)

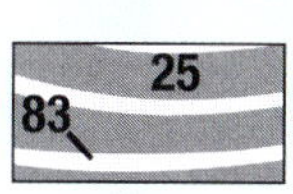

Faszien (weiße Linien)

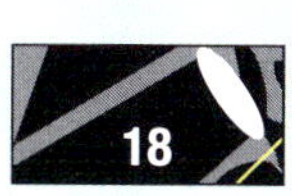

Schallschatten hinter Darmgas oder Knochen (schwarz)

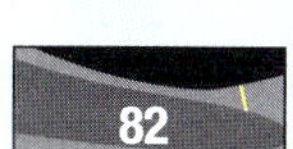

parenchymatöse Organe (mittelgrau)

Tumor (orange)

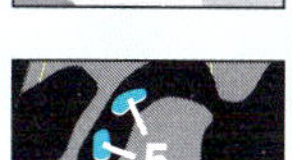

Turbulenzen in Gefäßen (grün)

Impressum

Dr. med. Matthias Hofer (Hrsg.)
Institut für Diagnostische Radiologie
(Direktor: Prof. Dr. U. Mödder)
Heinrich-Heine-Universität Düsseldorf
Postfach 10 10 07
40001 Düsseldorf

Autorenliste s. S. 4

Die deutsche Bibliothek – CIP – Einheitsaufnahme
Hofer, Matthias (Hrsg.):
FKDS – Kursbuch: ein Arbeitsbuch für den Einstieg in die
Farkodierte Duplexsonographie & Echokardiographie/
Matthias Hofer. Mit einem Geleitwort von U. Mödder,
Düsseldorf. Hofer, Verlag Didamed, 1999

Produkthaftung – wichtiger Hinweis

Die Medizin erfährt wie jede Wissenschaft ständig neue Entwicklungen: Forschungen und klinische Erfahrungen verändern insbesondere die Erkenntnisse der medikamentösen Therapie und Dosierung. Soweit in diesem Werk die Dosierung oder Applikationsform eines Medikaments oder Kontrastmittels angegeben wird, darf der Leser zwar darauf vertrauen, daß die Angaben mit großer Sorgfalt dem Wissenstand bei Fertigstellung des Werkes angepaßt wurden.

Trotzdem kann für Druckfehler oder Irrtümer vom Verlag keine Gewähr übernommen werden und jeder Leser muß sorgfältig, durch Vergleich mit anderen Literaturstellen, Prüfung der Beipackzettel der verwendeten Präparate oder Konsultation eines Spezialisten prüfen, ob die dort gegebenen Empfehlungen in Bezug auf Dosierung und Kontraindikationen gegenüber der Angabe in diesem Buch abweicht. Diese Sorgfaltspflicht gilt insbesondere bei neu auf den Markt gebrachten Medikamenten. Jede Dosierung oder Applikation eines Medikamentes oder Kontrastmittels erfolgt auf eigene Gefahr des Benutzers.

Autoren und Verlag bitten jeden Benutzer dieses Werkes, auffallende Ungenauigkeiten unmittelbar dem Verlag mitzuteilen.

Robert-Mayer-Weg 18, D – 40591 Düsseldorf
Fax 0211- 75 06 33
Printed in Germany

Gestaltung & Produktion: Sabine Wilms gestaltung, Düsseldorf
Satz: Marc Olejak, Düsseldorf
Litho & Repro: Druckerei Körner, Düsseldorf
Druck: Druckerei Körner, Düsseldorf
Photos: Markus Meuthen, Düsseldorf
Titelbild: Sabine Wilms, Düsseldorf

Matthias Hofer
Verlag DIDAMED

ISBN 3-9805585-2-5

Noch vor wenigen Jahren galt die farbkodierte Duplexsonographie (FKDS) und die Analyse von Flußspektren als eine Domäne von Spezialisten und gehörte – wenn überhaupt – in den Weiterbildungskatalog für angehende Fachärzte. Da in zunehmendem Maße die Vermittlung von Kenntnissen im Ultraschall zur regulären Ausbildung von Medizinstudenten gehört, bleibt es nicht aus, daß interessierte und engagierte Studenten mehr erfahren und sich schon während des Studiums mit den höheren Anforderungen der komplexen Methode, der farbkodierten Duplexsonographie, auseinandersetzen wollen.

Das FKDS-Kursbuch baut auf dem Wissensstand und den Erfahrungen des „Sono-Grundkurs" auf und ordnet die sich rasch weiterentwickelnde neue Methode in das Gesamtspektrum der Diagnostik mit bildgebenden Verfahren ein. Den hohen Stellenwert des Verfahrens kann allerdings nur der nachvollziehen, der schon über klinische Grundkenntnisse der zu diagnostizierenden Erkrankungen verfügt und die visuelle Darstellung oder Messungen einer normalen bzw. einer krankhaft veränderten Perfusion richtig einordnen kann. Es werden deshalb systematische die physiologische und pathophysiologischen Parameter der Perfusion von Körperabschnitten oder Organen erläutert und trainiert. Die Abbildungen nehmen Bezug auf die Schnittbildanatomie, zeigen in Farbe die arteriellen und/oder venösen Gefäße bzw. geben Vaskularisationsmuster wieder und analysieren die unterschiedlichen Flußspektren, wie Flußgeschwindigkeit, Resistanceindex und Pulsatilitätsindex.

Die Kapital sind breit interdisziplinär ausgelegt, so daß für jedes Fach das Basiswissen für die Anwendung der farbkodierten Duplexsonographie geboten wird.

Ich bin überzeugt, daß der Leser, der sich mit diesem anspruchsvollen diagnostischen Verfahren mit Hilfe dieses Buches intensiv auseinandersetzt, sich ein hervorragendes pathoanatomisches und pathophysiologisches Basiswissen aneignet. Sehr wahrscheinlich ist es außerdem, daß diesen Lesern dies gelungene FKDS-Kursbuch noch lange in ihrer Facharztweiterbildung begleiten wird.

Prof. Dr. U. Mödder

Abkürzungsverzeichnis

α	Alpha = Beschallungswinkel
A	Arterie
Aa	Arterien
ACA	A. cerebri anterior
ACC	A. carotis communis
ACE	A. carotis externa
ACI	A. carotis interna
AHC	A.hepatica communis
AHP	A. hepatica propria
AIUM	American institute for ultrasound in Medicine Bioeffects commitee
AKDG	Arm-Knöchel Druck-Gradient
AL	A. Lienalis
AMS	A. mesenterica sup.
AMI	A. mesenterica inf.
AO	Aorta
A_N	Fläche des normalen Gefäßlumens
A_S	Fläche des intrastenot. Restlumens
AV	atrioventrkular
AV-Fistel	Arteriovenöse Fistel
AVM	Arteriovenöse Malformation
ASD	atrialer Septumdefekt
A-SMA	automatic segmental motion analysis
ß-HCG	humanes Choriongonadotropin
BAA	Bauchaortenaneurysma
B-Bild	Brightness-Mode(s/w)
CT	Computertomographie
CVI	Chronisch venöse Insuffizienz
CTG	Cardiotokogramm
CW	Continuos wave Doppler
CSAR	Cross sectional area reduction (Querschnittsflächenreduktion)
DPI	Doppler Perfusions Index
DSA	Digitale Subtraktionsangiographie
dB	Dezibel
ed	enddiastolisch
es	endsystolisch
ED	enddiastolisch
EU	Extrauteringravidität

EDA	enddiastolische Fläche
EKG	Elektrokardiogramm
ESA	endsystolische Fläche
FAC	Fractional area change (Flächenänderungsfraktion)
F_E	Frequenz reflektierter Echos
FFTS	Fetofetales Transfusionssyndrom
FKDS	Farbkodierte Duplexsonographie
FNH	Fokale moduläre Hyperplasie
F_0	Sendefrequenz
FS	fractonal shortening
HCC	Hepatocelluläres Karzinom
HPRF	high-pulse-repitition-frequency
HZV	Herzzeitvolumen
ICR	Intercostalraum
IUGR	intrauterine Wachstumsverzögerung
IVF	in vitro Fertilisation
KAI	Knöchel-Arm-Index
KM	Kontrastmittel
LA	linker Vorhof (atrium)
LV	linker Ventrikel
LVOT	linksventrikulärer Ausflußtrakt (left-ventricular-outflow-tract)
LVv	Lebervenen
LK	Lymphknoten
MCA	A. cerebi media
MCL	Medioclavikularlinie
MHz	Megahertz (Frequenzmaß)
M-Mode	motion-mode (Darstellung einer Ultraschallinie in der Zeit)
MRA	Magnet Resonanz Angiographie
MRT	Magnet-Resonanz Tomographie
MQQ	Maximal-zu-Querdurchmesser-Quotient
NSA	Nabelschnurarterie
NAST	Nierenarterienstenose
NTHI	native tissue harmonic imaging
NTP	Nierentransplantat
OBB	Oberbauch

PCA	A. cerebri posterior
PI	Pulsatilitätsindex
PSV	peak systolic velocity
PW	pulsed wave, gepulster Doppler
pAVK	periphere Arterielle Verschlußkrankheit
PDV	peak diastolic velocity
PEC	Plattenepithelkarzinom
PI	Pulsatility Index
PRF	Puls-Repetitionsfrequenz
PTA	Perkutane Transluminale Angioplastie
RI	Resistance Index
RA	rechter Vorhof (atrium)
RV	rechter Ventrikel
RVOT	rechtsventrikulärer Ausflußtrakt (right-ventricular-outflow-tract)
S_i	Segmentfläche
SK	Schallkopf
SV	sample volume, Meßfenster (Schlagvolumen)
TC	Truncus coeliacus
TEE	transösophageale Echokardiographie
T_E	Echozeit (bis zur Rückkehr des Echos)
TIPSS	Transjugulärer intrahepatischer portosystemischer Shunt
T_{SV}	Zeit für den Weg durch das SV
TVT	Tiefe Beinvenenthrombose
VP	V. portae
VU	V. umbilicalis
Vv	Venen
VIC	V.iliaca columunis
V_{max}	systolische Spitzengeschwindigkeit (= PSV)
VMS	V. mesenterica sup.
VOD	Venous occlusive disease
VSD	Ventrikelseptumdefekt
VTI	velocity-time-integral
V	Blutflußgeschwindigkeit

Autoren

Institut für Diagnostische Radiologie der Heinrich-Heine-Universität Düsseldorf (Direktor: Prof. Dr. U. Mödder) MNR-Klinik Moorenstraße 5 40225 Düsseldorf	**Gerald Antoch** **Dr. med. Matthias Hofer** **Jörg Kambergs** **Marco Pieper** **Dr. med. Andreas Saleh** **Ghazaleh Tabatabai** **Jochen Türck**
Klinik für Nephrologie und Rheumatologie (Direktor: Prof. Dr. B. Grabensee) Heinrich-Heine-Universität Düsseldorf	**PD Dr. med. Markus Hollenbeck**
Klinik für Kinderkardiologie/angeb. Herzfehler Herzzentrum Kaiser-Wilhelm-Krankenhaus Gerrickstr. 21, 47137 Duisburg	**PD Dr. med. Otto N. Krogmann**
Klinik für Frauenheilkunde & Geburtshilfe (Direktor: Prof. Dr. H.-G. Bender) Heinrich-Heine-Universität Düsseldorf	**Dr. med. Tatjana Reihs**
Klinik für Neurologie am Zentrum der Neurologie & Neurochirurgie (Direktor: Prof. Dr.H. Steinmetz) Johann-Wolfgang-Goethe Universität Schleusenweg 2–16, 60528 Frankfurt	**Dr. med. Matthias Sitzer** **Dr. med. Andreas Dietz**

Inhalt

Die technischen Highlights des Systems sind:

Ergonomie - bis ins Detail

Bei allem technologischen Fortschritt – ein Ultraschallgerät zu bedienen ist im Laufe der Zeit nicht wesentlich einfacher geworden. Bis jetzt! Bei dem PowerVision 6000 gewährleistet eine ergonomische Bedienoberfläche maximale Konzentration auf Patient und Untersuchung, da sie sich vorausschauend auf die Aktionen des Anwenders einstellt.

Maximum an Bildqualität und diagnostischer Zuverlässigkeit

Ein völlig neuartiger digitaler Beamformer mit einem Dynamikbereich von 144 dB realisiert eine praktisch kontinuierliche Empfangsfokussierung. Das führt zu einer deutlichen Verbesserung der Auflösung im Ultraschallbild. Darüber hinaus hat Toshiba mit dem adaptiven „Digital Image Optimizer" (DIO) eine der bisher unüberwindbaren Grenzen des Ultraschalls durchbrochen: die je nach Eindringtiefe angepaßte Intensität und Frequenz des zur Sonde zurückkehrenden Echos führt zu einem im gesamten Darstellungsbereich homogenen, hochauflösendem Ultraschallbild führt.

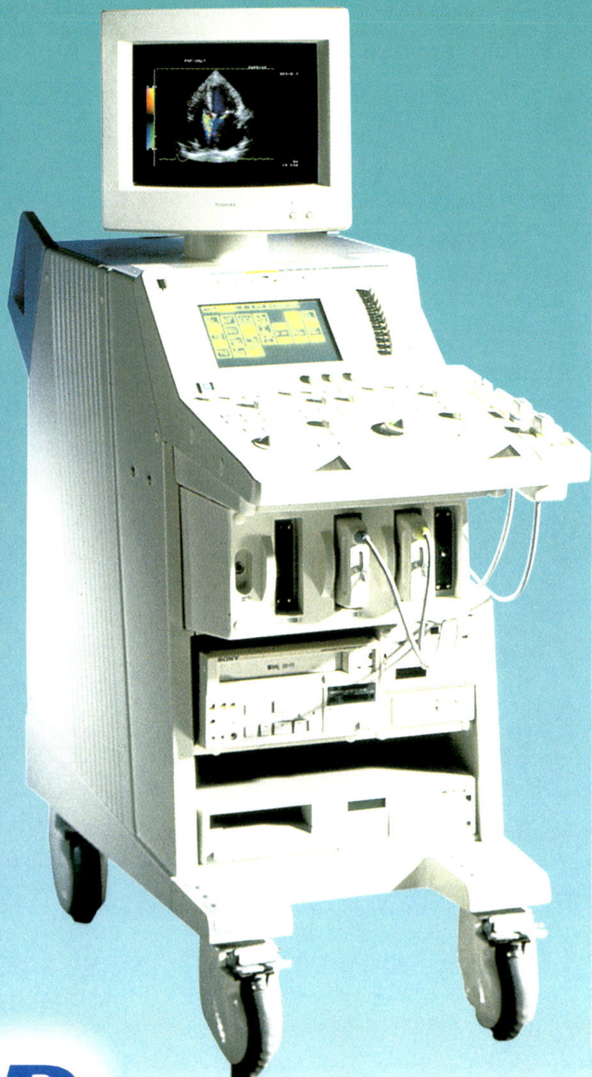

Das neue PowerVision 6000 realisiert schon jetzt die Visionen von innovativer Ultraschall-Technologie. Toshiba hat mit dem PowerVision 6000 ein High-End System im Markt etabliert, das als interdisziplinär einsetzbares, voll digitales System den unterschiedlichen Anforderungen des Sonographiealltags gerecht wird. Neueste Scantechnologien verbessern deutlich die Ultraschallbildqualität und liefern noch mehr diagnostische Informationen. Umfangreiche Bild-Managementfunktionen sind im PowerVision integriert, sowie eine Reihe komfortabler Kommunikations- und Datentransferschnittstellen und -protokolle.

PowerVision 6000

Focus auf das Wesentliche

Directional Color Angio (DCA)

Die beim Color Doppler immer mitenthaltene Richtungsinformation hat bei allen Gefäßuntersuchungen unverzichtbare diagnostische Aussagekraft. Beim DCA werden die Vorteile des Color Angio, d.h. die hohe Empfindlichkeit bei der Erfassung kleinster Flußgeschwindigkeiten, kombiniert mit der Richtungsinformation über den Blutfluß.

Tissue Harmonic Imaging (THI)

Wenn unter erschwerten Schallbedingungen, wie z.B. Adipositas, die gängigen Ultraschallmethoden versagen, bietet das PowerVision 6000 mit dem neuen Scanmode THI eine ausgezeichnete Alternative.

Beim THI wird durch Ausnutzung der zweiten Harmonischen Schwingung der Schallfrequenz eine wesentlich verbesserte Kontrastauslösung erreicht. Das Verfahren läßt sich sehr einfach in der täglichen Routine anwenden, da keinerlei Kontrastmittel oder Echoverstärker notwendig sind.

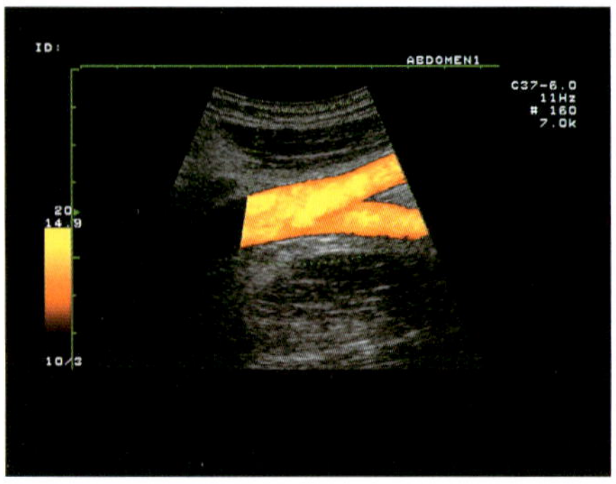

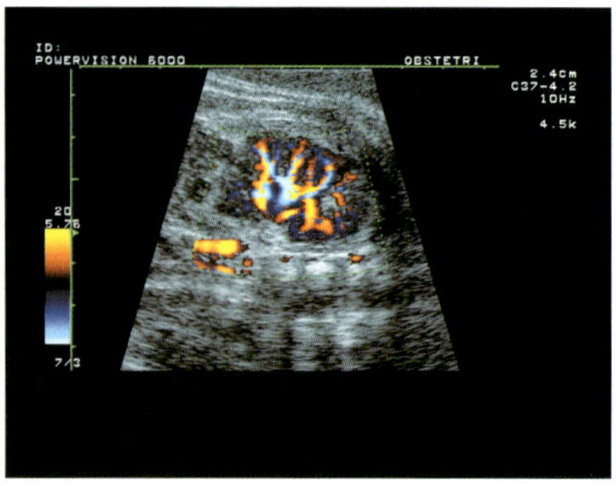

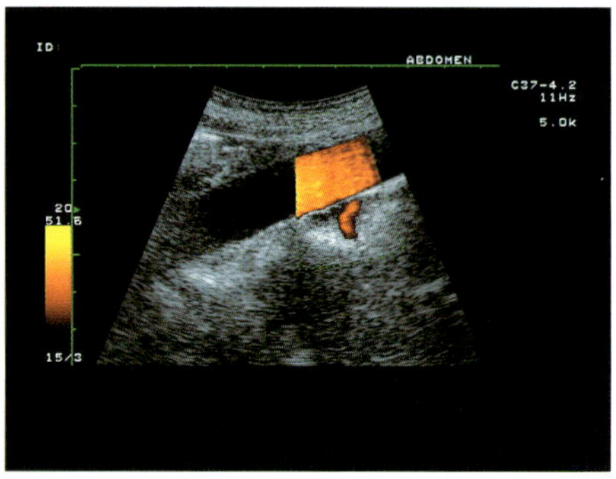

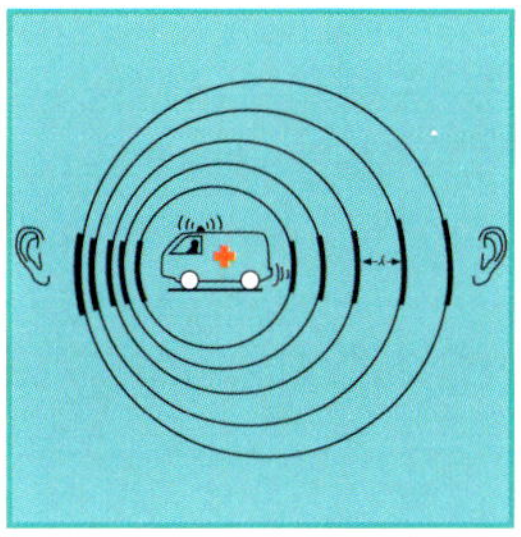

Matthias Hofer

Einleitung

Diese Arbeitsbuch richtet sich an Sonographeure, die bereits Erfahrungen mit der schwarz-weißen B-Bild-Sonographie gesammelt haben und sich jetzt in die farbkodierte Dopplersonographie (FKDS) oder Echokardiographie einarbeiten möchten. Daher wird auf die Grundlagen der B-Bild-Sonographie und typische Artefakte nicht mehr eingegangen – sie werden als bekannt vorausgesetzt und können bei Bedarf z.B. im „Sonographie-Grundkurs" rekapituliert werden (s. vorderer Einband).

In diesem Kapitel werden darauf aufbauend diejenigen Grundlagen vorgestellt, die zum Verständnis der Farbkodierung, der Flußspektren über die Zeit und möglicher Fehlinterpretationen notwendig sind. Anschließend werden Ihnen Hinweise zur Wahl der optimalen Geräteeinstellung für die jeweilige Fragestellung gegeben. Am Ende des Kapitels werden das Prinzip und einige Anwendungsbeispiele neuerer technischer Entwicklungen in der FKDS vorgestellt. Nutzen Sie die Möglichkeit, durch die abschließende Bearbeitung der Quizfragen auf Seite 16 Ihren Wissensstand zu den Grundlagen kritisch zu prüfen, bevor Sie in die einzelnen, organbezogenen Anwendungsbereiche der FKDS „einsteigen".

Physikalische und Technische Grundlagen

Piezoelektrischer Effekt

Wird an Keramikelementen, die im klinischen Sprachgebrauch als „Kristalle" bezeichnet werden, eine Wechselspannung angelegt, ändern diese Kristalle proportional zum Phasenwechsel der Spannung ihre Form. Dabei entstehen Druckwellen, deren Frequenz im Bereich einiger Megahertz, also oberhalb des hörbaren Bereiches liegt.

Treffen umgekehrt Schallwellen aus dem Gewebe, die als Echos reflektiert worden sind, auf die Kristalle im Schallkopf, werden diese in Schwingungen versetzt und induzieren eine elektrische Spannung, aus der das Ultraschallbild letztlich berechnet werden kann.

Prinzip der Dopplersonographie

Die Grundlage für die Bestimmung von Blutflußgeschwindigkeiten und Flußrichtungen ist der Dopplereffekt, der bereits 1842 von dem Physiker Christian Johann Doppler beschrieben wurde: Bewegen sich eine Schallquelle und ein Reflektor aufeinander zu, werden die Schallwellen stärker gebündelt und erreichen den Empfänger **(F_E)** mit einer höheren Frequenz, als sie ursprünglich ausgesendet **(F_0)** wurden. Sie kennen diesen Effekt von einem sich nähernden Martinshorn z.B. eines Krankenwagens (Abb. 8.3a). Entfernen sich Sender und Empfänger dagegen voneinander, resultiert eine niedrigere Frequenz beim Empfänger (Abb. 8.3b): Die Sirene des Rettungswagens klingt immer dunkler, je weiter er sich entfernt.

Winkelabhängigkeit

Überträgt man dieses Phänomen auf bewegte Erythrozyten in Blutgefäßen, gehen noch weitere Faktoren ein: Die Höhe dieser Frequenzverschiebung **(ΔF)** ist nicht nur zur Blutflußgeschwindigkeit **(V)** und ursprünglichen Senderfrequenz **(F_0)** proportional, sondern auch zur Schallausbreitung im menschlichen Gewebe **(C)** und zum Beschallungswinkel **(α)** in Relation zur Gefäßlängsachse (Abb. 8.2). Diesen Winkel muß der Untersucher immer messen, wenn Geschwindigkeiten angegeben werden sollen. Da die Ausbreitung der Schallwellen im menschlichen Gewebe mit ca. 1540 m/s relativ kontant ist und die anderen Faktoren der Dopplergleichung (Tab. 8.1) ebenfalls vorgegeben sind, ergibt sich eine starke Abhängigkeit vom Cosinus des Beschallungswinkels. Wird ein Gefäß im ungünstigsten Fall im 90°-Winkel zu seiner Längsachse beschallt (Abb. 8.5), resultiert eine Frequenzverschiebung von 0, d.h. es wird kein Signal detektiert, obwohl Fluß vorhanden ist.

Dopplergleichung
$\Delta F = F_E - F_0 = 2 \cdot F_0 \cdot \frac{V}{C} \cdot \cos \alpha$
F_E = Frequenz des Echos F_0 = Sendefrequenz V = Blutflußgeschwindigkeit C = Schallausbreitung im menschlichen Gewebe (ca. 1540 m/s) α = Beschallungswinkel

Tab. 8.1

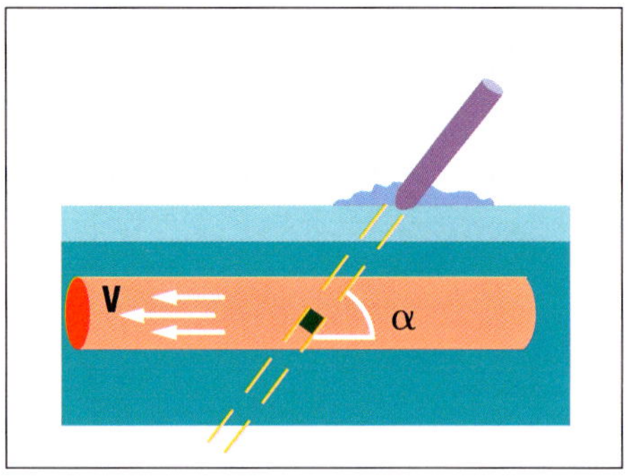

Abb. 8.2

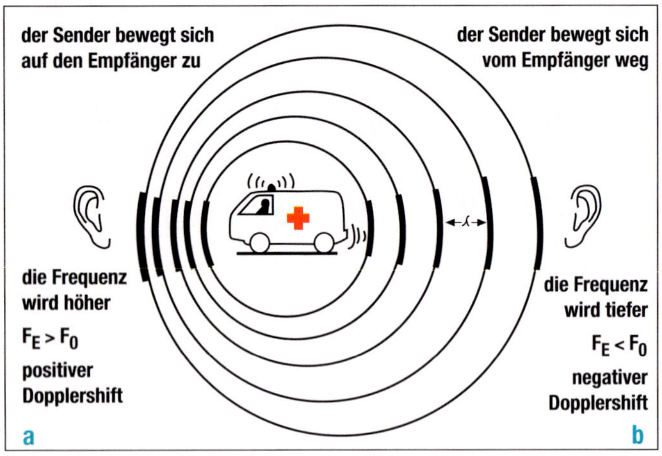

Abb. 8.3

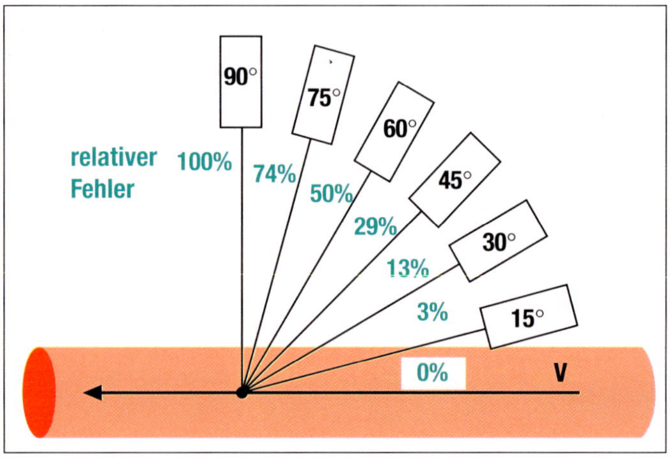

Abb. 8.4

Der günstigste Fall mit dem geringsten Meßfehler wäre ein Beschallungswinkel von 0°, d.h. das Gefäß fließt unmittelbar auf den Schallkopf zu. Je weiter sich der Winkel den 90° nähert, desto größer wird auch der relative Meßfehler (Abb. 8.4). Deshalb wird immer angestrebt, ein Gefäß höchstens mit 60°, noch besser mit 45° oder weniger anzuloten. Dadurch kann die Fehlerbreite der Flußgeschwindigkeit, die in cm/s aus ΔF und α berechnet wird, minimiert werden.

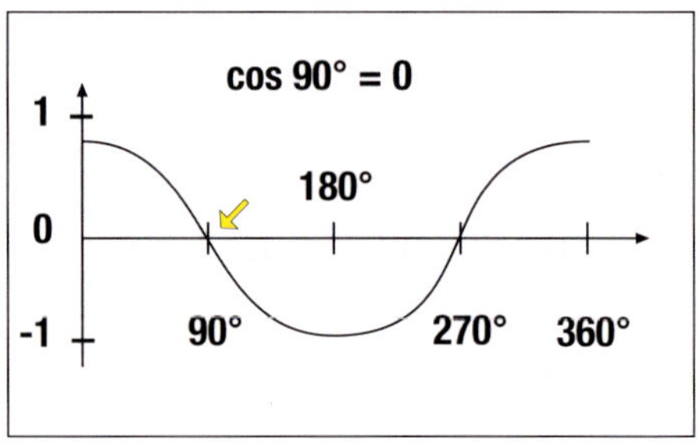

Abb. 8.5

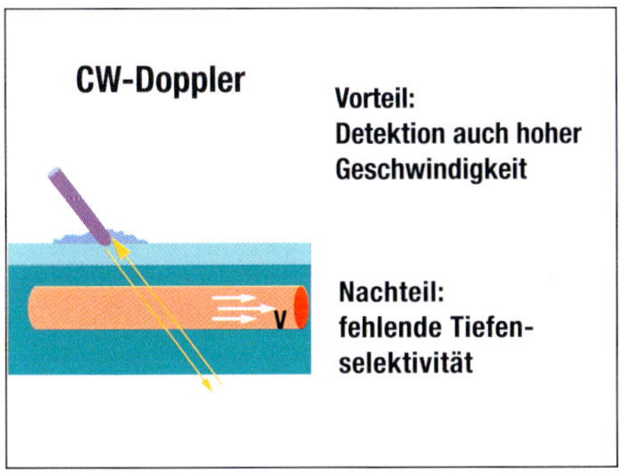

Abb. 9.1

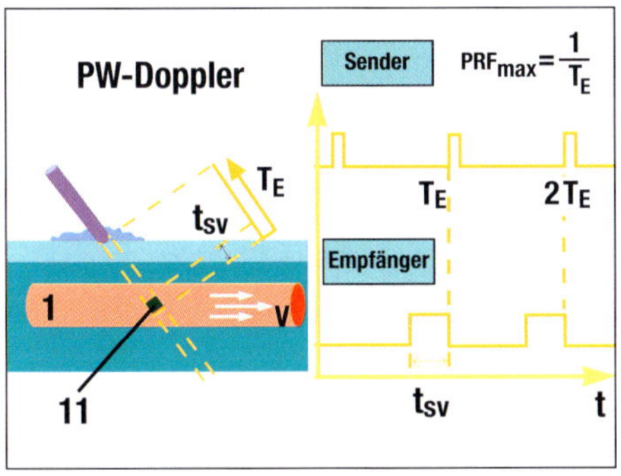

Abb. 9.2

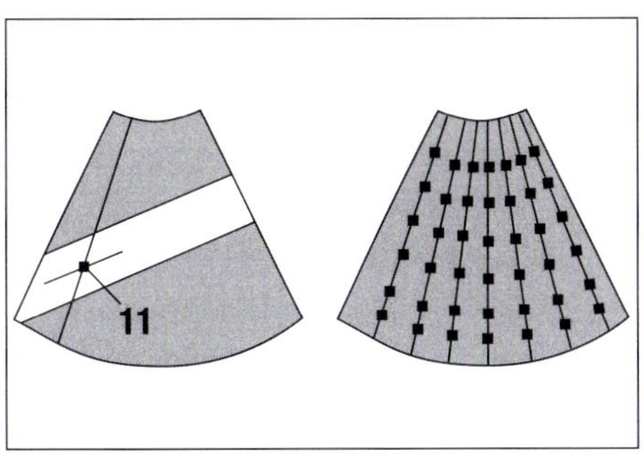

Abb. 9.3

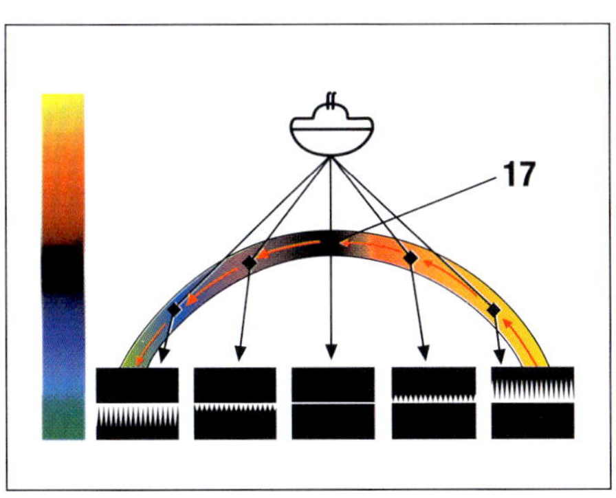

Abb. 9.4

Funktion unterschiedlicher Dopplerverfahren

Der CW(continuous wave)-Doppler (Abb. 9.1) sendet und empfängt kontinuierlich mit zwei Quarzkristallen, von denen einer als Sender, der andere als Empfänger dient. Der CW-Vorteil liegt in der Möglichkeit, auch sehr hohe Frequenzverschiebungen noch sicher ableiten zu können. Der Nachteil ist die fehlende Tiefenselektivität.

Der PW(pulsed wave)-Doppler (Abb. 9.2) sendet und empfängt seine Impulse abwechselnd (gepulst) mit nur einem Quarzkristall und kann daher aus der Latenzzeit **(T_E)** bis zum Eintreffen des Echos die Tiefe bestimmen, aus der ein Echo stammt. Dies ist die Voraussetzung für das Entstehen eines zweidimensionalen Bildes in der Farbduplexsonographie (Abb. 9.3), die aus der Kombination eines s/w-B-Bildes mit vielen PW-Meßvolumina (Sample Volume, **11**) ein zweidimensionales Bild generiert. Je kleiner dabei der farbkodierte Bildausschnitt gewählt wird, desto schneller kann ein neues Bild generiert werden, d.h. die zeitliche Auflösung steigt.

Die Rate, mit der diese Impulse ausgesendet werden, wird als Pulsrepetitionsfrequenz **(PRF)** oder als Pulswiederholungsfrequenz bezeichnet. Diese ist jedoch nur bis zum Wert $1/T_E$ steigerbar und wird mit zunehmender Eindringtiefe geringer, da länger bis zur Rückkehr der Echos **(T_{SV})** aus einem Sample Volume in größerer Tiefe gewartet werden muß. Daraus ergibt sich eine Obergrenze schneller Geschwindigkeiten, die noch korrekt mit dem PW-Doppler darzustellen sind. Gefäße mit schnelleren Flußgeschwindigkeiten müssen also mit höher eingestellter PRF untersucht werden, langsamer Venenfluß dagegen mit niedriger PRF.

Farbkodierung

Strömungen, die auf den Schallkopf zufließen, werden in der Regel rot, Strömungen vom Schallkopf weg dagegen blau kodiert. Die Flußgeschwindigkeit geht in die Helligkeit der Farbe ein: Je schneller das Blut fließt, desto heller wird die Farbe abgebildet. Dieser Zusammenhang gewinnt noch an Bedeutung bei der Beurteilung intrastenotischer Flußbeschleunigungen (s. S. 34) und bei schlechten Schallbedingungen (s. S. 38). Daher kann ein Gefäß mit gebogenem Verlauf in Relation zum Schallkopf in einem Segment durchaus rot, in dem anderen Segment dagegen blau kodiert sein (Abb. 9.4). Wegen der Änderung des Beschallungswinkels (α) ändert sich dementsprechend auch die Helligkeit der Farbkodierung (s. S. 8). Am Übergang beider Zonen besteht ein 90°-Winkel, so daß hier Signalausfälle **(17)** der Farbkodierung entstehen können, die nicht als partielle Thrombose fehlgedeutet werden dürfen.

Der Untersucher muß sich jedoch bewußt sein, daß die Farbzuordnung bei allen handelsüblichen Geräten auf Knopfdruck leicht invertiert werden kann. Die aktuelle Farbeinstellung kann meistens im Farbbalken am Bildrand erkannt werden: Die Farbanteile der oberen Balkenhälfte kodieren Fluß auf den Schallkopf zu, die unteren dagegen Fluß, der sich vom Schallkopf entfernt (Abb. 9.4).

Bei Linearschallköpfen kann außerdem die Kippung der Dopplerwellen (beam steering) im Bild variiert werden, so daß im gleichen Gefäßabschnitt wahlweise eine rote oder eine blaue Farbgebung entsteht (Abb. 9.5a). Außerdem wird die Kippung des Farbfensters **(16)** dazu eingesetzt, sich von dem ungünstigen 90°-Winkel zu entfernen: Gefäßareale, die vorher eine nur unzureichende Farbkodierung zeigten (Abb. 9.5b), werden dann deutlich besser beurteilbar (Abb. 9.5c). Alternativ kann der Untersucher auch den Schallkopf auf der Haut kippen, um einen schrägen Verlauf des Gefäßes im Schallfeld zu erzielen.

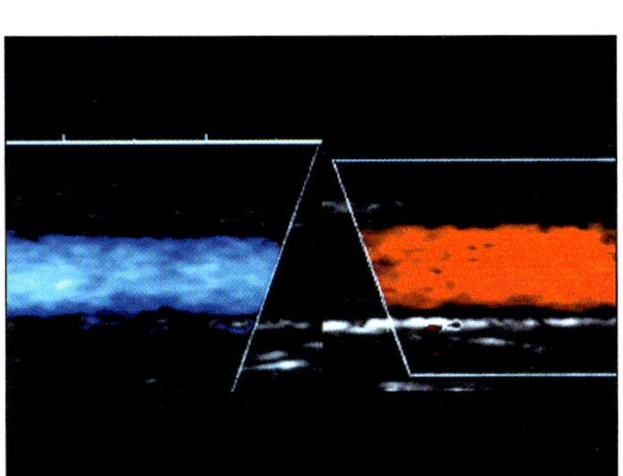

Abb. 9.5a

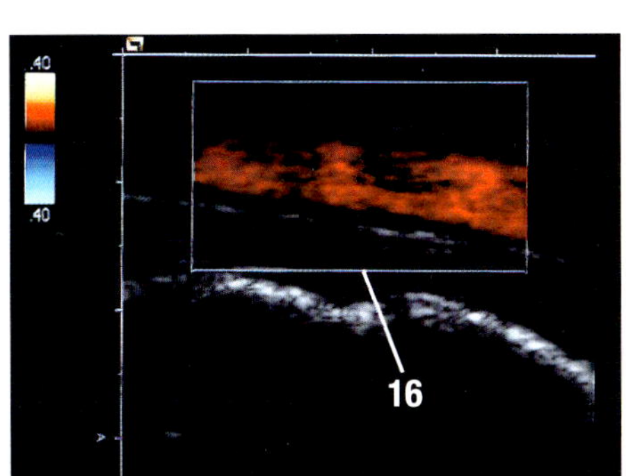

Abb. 9.5b

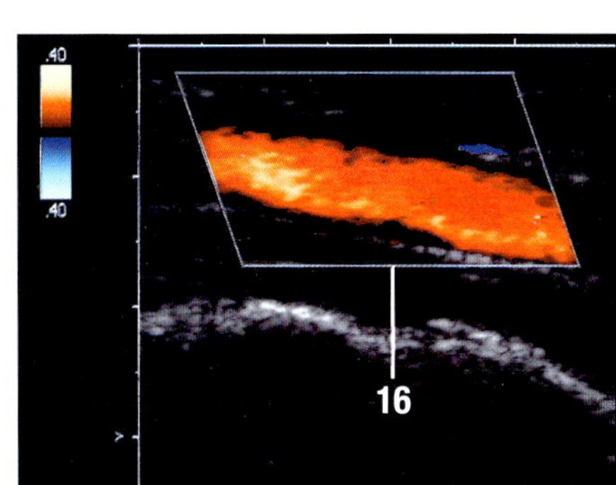

Abb. 9.5c

Dopplerspektren

Das Meßvolumen **(11)** wird typischer Weise im Zentrum des Gefäßlumens **(1)** positioniert. Anschließend wird die Gefäßlängsachse markiert (Abb. 10.1a), damit das Gerät aus der gemessenen Frequenzverschiebung die Flußgeschwindigkeit **(V)** berechnen kann. Diese wird dann über die Zeit **(t)** aufgetragen (Abb. 10.1b). Es resultiert zu jedem Zeitpunkt eine Geschwindigkeitsverteilung mit eher langsamen und eher schnellen Flußkomponenten. Sehr langsamer Fluß um die Nullinie wird durch den sogenannten Wandfilter unterdrückt, der Artefakte durch niederfrequente Pulsationen der Gefäßwand ausblenden soll.

Arterien vom zentralen Typ zeigen typischer Weise ein biphasisches Spektrum mit einem steilen Anstieg (↘) bis zur systolischen Spitzengeschwindigkeit **(12)**, die auch peak systolic velocity **(PSV)** genannt wird (Abb. 10.2). Am Ende der Systole kann der Aortenklappenschluß eine kleine Inzisur (↙) verursachen, bevor der kontinuierliche diastolische Vorwärtsfluß (↓) beginnt. Unterhalb der systolischen Pulswelle existieren im Normalfall keine langsamen Geschwindigkeitskomponenten, es resultiert ein sogenanntes „freies spektrales Fenster" **(12a)**.

Arterien vom peripheren Typ weisen wegen ihres höheren peripheren Widerstandes am Ende der Systole zusätzlich eine kurze Rückflußkomponente **(13)** unterhalb der Nullinie auf (Abb. 10.3), sie zeigen also ein triphasisches Spektrum. Der untere Umschlagspunkt (→) geht dann als negativer Wert in die Berechnung der Indizes ein (s. S. 11). In der Aorta liegt die Grenze zwischen zentralem und peripherem Flußprofil in Ruhe am Abgang der Nierenarterien.

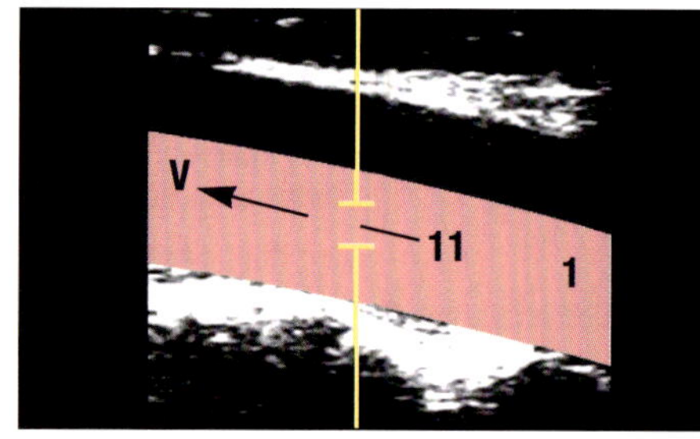

Abb. 10.1a

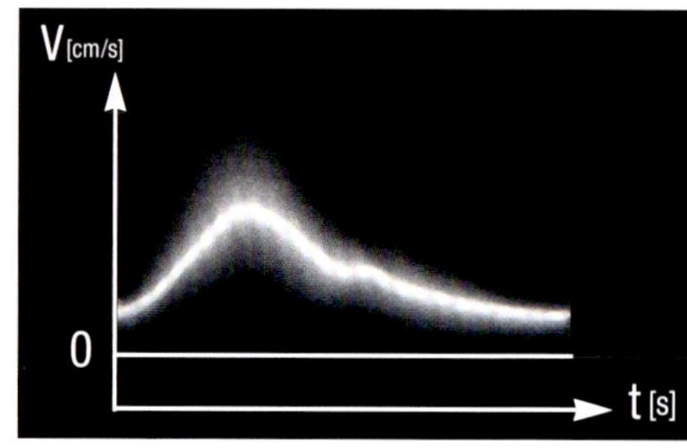

Abb. 10.1b

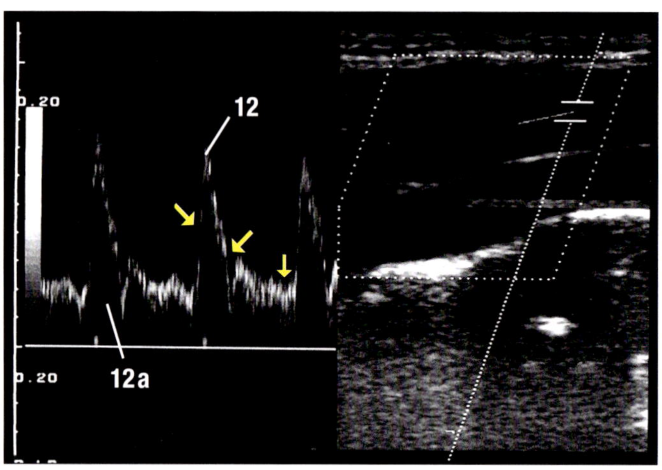

Abb. 10.2

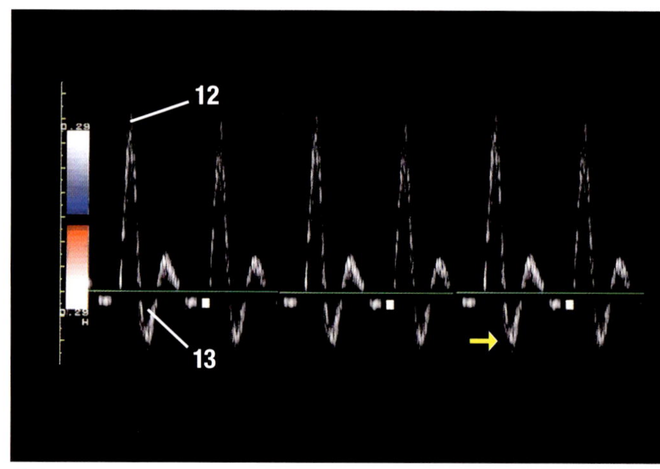

Abb. 10.3

Aliasing

Überschreitet die gemessene Frequenzverschiebung bei sehr schnellen Flußgeschwindigkeiten die sogenannte Nyquist-Grenze von PRF/2, kommt der entsprechende Kurvenanteil abgeschnitten auf der anderen Seite des Spektrums zur Darstellung (Abb. 10.4a). Sie kennen diese Phänomen von startenden Pferdekutschen alter Wildwestfilme: Nach einer gewissen Anlaufgeschwindigkeit scheinen sich die Radspeichen plötzlich in die entgegengesetzte Richtung zu drehen. Durch eine Erhöhung der PRF oder eine Verschiebung der Nullinie kann dieses Phänomen kompensiert werden (Abb. 10.4b). In der Farbkodierung äußert sich das Aliasing-Phänomen durch einen Farbumschlag im Zentrum des Gefäßes über die hellen Farben des Spektrums, z.B. bei intra- oder poststenotischen Flußbescheunigungen oder zu niedrig gewählter PRF (Abb. 10.5a). Die Abb. 10.5b zeigt dasselbe Bild nach Anpassung der PRF. Eine echte Rückstromkomponente verliefe dagegen über die dunklen Anteile des Farbspektrums. Weitere Kompensationsmöglichkeiten sind in Tab. 10.6 aufgeführt.

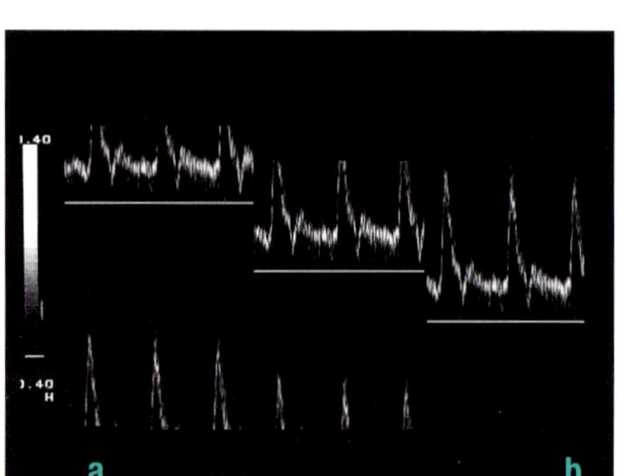

Abb. 10.4

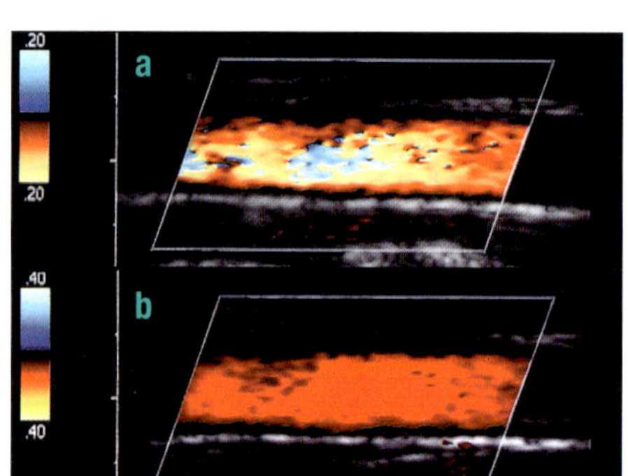

Abb. 10.5

Kompensationsmöglichkeiten bei Aliasing:

- Erhöhung der PRF

(falls bereits maximale PRF gewählt):

- Verminderung der Eindringtiefe
- Nullinienverschiebung (kann den Meßbereich verdoppeln)
- Schallkopf mit niedrigerer Frequenz benutzen
- Anschallwinkel α vergößern (nur bedingt möglich, da Fehlerbreite erhöht wird).

Tab. 10.6

Dopplerindizes

Um eine Winkelunabhängigkeit der Aussage zu erreichen, werden aus der systolischen Spitzengeschwindigkeit (**V_{peak}**), der mittleren Geschwindigkeit (**V_{mean}**) und der diastolischen Geschwindigkeit (**V_{diast}**) Indizes berechnet (Tab. 11.1). Diese Indizes werden durch ungenaue Winkelangaben nicht verfälscht.

Strömungslehre: Allgemeine Stenosekriterien

An den Aufzweigungsstellen großer Gefäße ändert sich das zuvor laminare Strömungsprofil (↓) zunehmend in ein paraboles Profil (↘) mit höheren Flußgeschwindigkeiten im Zentrum des Lumens und langsameren am Gefäßrand (Abb. 11.3). Wird das Lumen zusätzlich durch arteriosklerotische Plaques **(3)** eingeengt, entsteht eine intrastenotische Flußbeschleunigung **(15a)**, die in einem poststenotischen Jet **(15b)** ausläuft und hinter höhergradigen Stenosen randständige Turbulenzen **(5)** verursacht (Abb. 11.4).

Insgesamt resultieren im Spektrum und im farbkodierten Bild die allgemeinen Stenosekriterien der Tabelle 11.2b – diese Zeichen variieren stark mit dem Stenosegrad und dem Ort der Signalableitung. Vergleichen Sie daher mit der Tab. 72.3 und mit der Seite 12, um den Effekt eines zu großen Meßvolumens nicht mit einer echten Stenose zu verwechseln. Als besonders hilfreich für die Quantifizierung hintereinander geschalteter Stenosen hat sich die Bestimmung der „Peak systolic velocity ratio" **(PSV)** herausgestellt (Tab. 11.2a): Dieser Quotient setzt die intrastenotische PSV in Relation zur niedrigsten prä- oder poststenotischen PSV desselben arteriellen Segments [1.7]. Dadurch wird die Abschätzung des Stenosegrades nicht durch weiter proximal oder distal gelegene Zweitstenosen verfälscht.

Pulsatilitätsindex (PI) nach Gosling:

$$PI = \frac{V_{peak} - V_{diast}}{V_{mean}}$$

Resistance Index (RI) nach Pourcelot:

$$RI = \frac{V_{peak} - V_{diast}}{V_{peak}}$$

Tab. 11.1

Stenosegradquantifizierung mit der PSV - ratio

PSV	Reduktion der Querschnittsfläche
< 2.5	0 – 49 %
> 2.5	50 – 74 %
> 5.5	75 – 99 %

Tab. 11.2a

Allgemeine Stenosekriterien

a) im Spektrum
- abgeflachter systolischer Anstieg
- intrastenotische Flußbeschleunigung
- spektrales Fenster geschlossen (wegen Turbulenzen)
- niedrigere V_{peak} weit poststenotisch

b) im farbkodierten Bild
- Plaquenachweis
- heller kodierter Jet bis hin zum Aliasing
- poststenotisch randständige Turbulenzen bzw. Flußumkehrphänomene

Tab. 11.2b

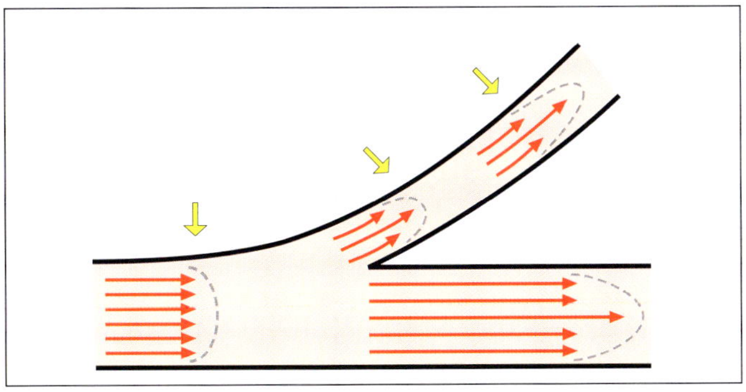

Abb.11.3

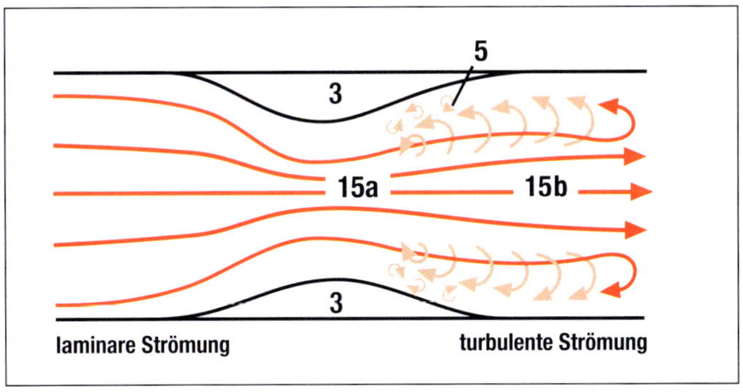

Abb. 11.4

Allgemeine Thrombosekriterien

Wird das Lumen einer Vene durch thrombotisches Material verlegt, entsteht eine echoarme Aussparung der Farbkodierung. Frische Thrombosen (jünger als 10 Tage) zeigen im Querschnitt eine Lumenbreite, die mehr als das Doppelte der Begleitarterie beträgt. Bei älteren Thrombosen geht diese Verdickung durch Organisationsprozesse wieder unter diesen Wert zurück. Die Echogenität eines Thrombus läßt keinen sicheren Rückschluß auf sein Alter zu. Da Thrombosen häufig nicht das ganze Lumen verlegen, sondern noch einen randständigen Fluß zulassen, ist das entscheidende Kriterium die nicht vollständige Komprimierbarkeit des venösen Lumens (Abb. 11.5b) – es reicht also nicht aus, eine Vene nur zu 70 oder 90% unter Sicht komprimiert zu haben, wenn eine Thrombose sicher ausgeschlossen werden muß (s. S. 78). Bei den Beinvenen kann der Fluß dadurch verbessert werden, daß der Patient mit einem Valsalva-Preßversuch den Abflußwiderstand im Abdomen erhöht. Die anschließende Flußbeschleunigung nach Ende des Pressens erlaubt eine deutlich bessere Beurteilung auch weiter distal gelegener Becken- und Beinvenen. Für die Armvenen bietet sich dagegen eine forcierte Inspiration an, um den Rückfluß zu erhöhen.

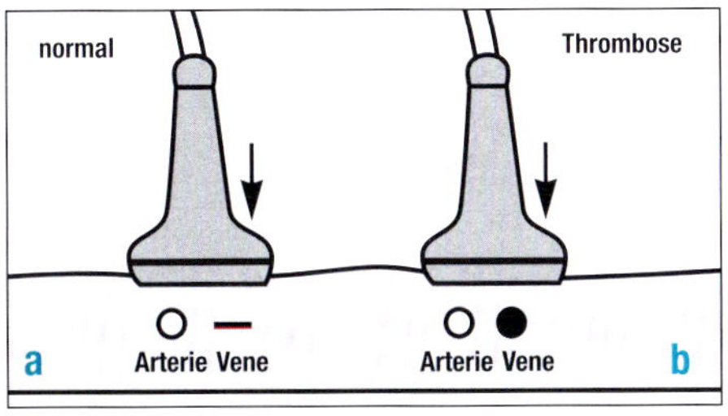

Abb. 11.5

Geräteeinstellungen

Um valide Ergebnisse zu erzielen, müssen zuerst das s/w-Bild, danach die Farbkodierung und schließlich das Dopplerspektrum in einer gewissen Reihenfolge eingestellt werden:

Optimierung des s/w-Bildes:

Zuerst sollte das zu untersuchende Gefäß schallkopfnah und mit schrägem Verlauf zur Schallkopfoberfläche eingestellt werden. Der Gain (die Verstärkung) des s/w-Bildes sollte möglichst niedrig gewählt werden, um genügend Bildpunkte für eine exakte Farbkodierung freizulassen. Das Gefäßlumen ist dann fast frei von Binnenechos. Schließlich empfiehlt es sich, nur eine Fokuszone der Tiefe des Gefäßverlaufes anzupassen (a). Mehrere Fokuszonen (b) bringen zwar mehr Ortsauflösung, verzögern die Bildaufbaurate aber zu stark (Abb. 12.1).

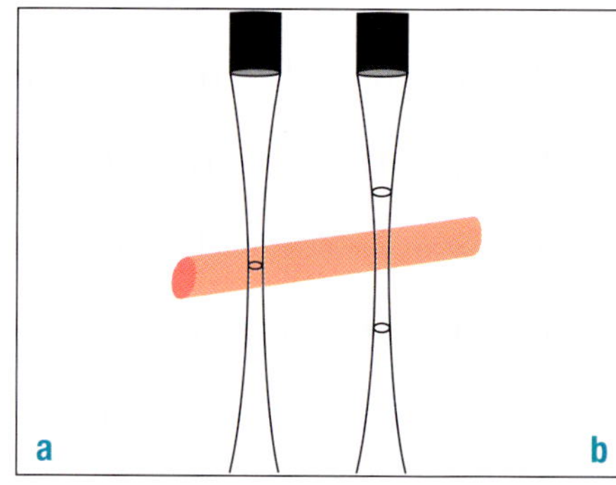

Abb.12.1

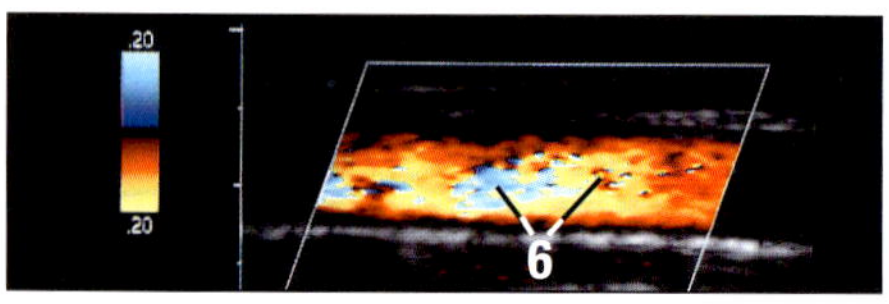

Abb. 12.2 a

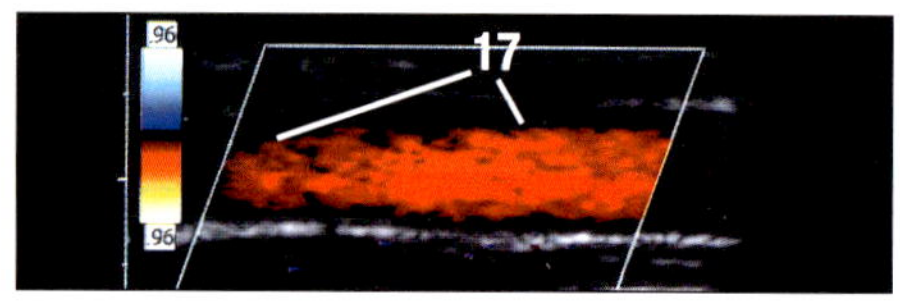

Abb.12.2 b

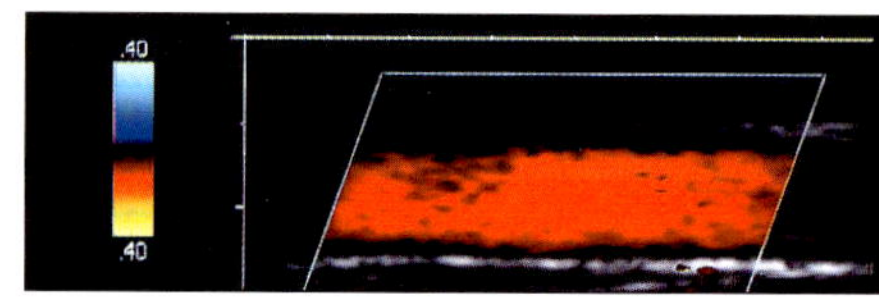

Abb.12.2 c

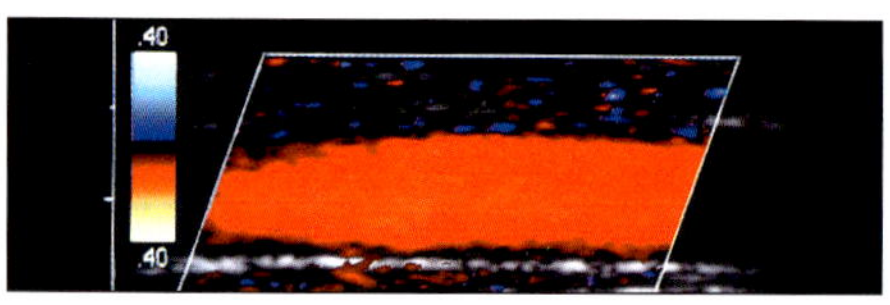

Abb. 12.3 a

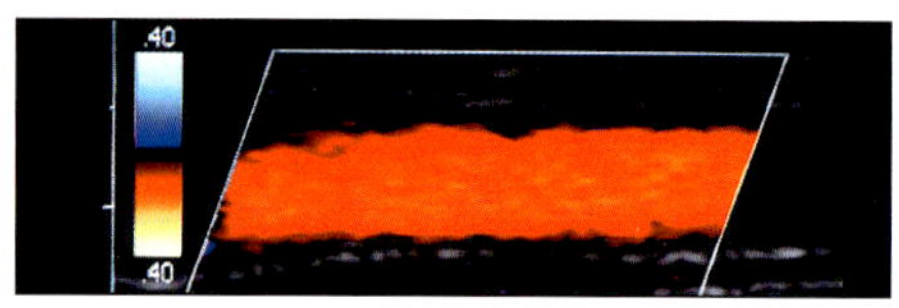

Abb. 12.3 b

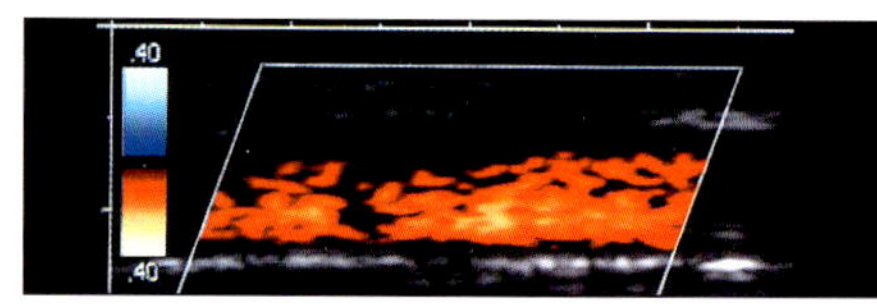

Abb. 12.3 c

Optimierung des Farbbildes:

Falls keine weitere Kippung des Schallkopfes mehr möglich ist und das Gefäß noch zu parallel zum Schallkopf verläuft, wird zunächst das Farbfenster mit Hilfe des „beam steering" anguliert (s. Abb. 9.5).

Anschließend wird die PRF an die vorherrschende Geschwindigkeit angepaßt: Eine zu niedrig gewählte PRF bewirkt ein Aliasing (s. S. 10). Der Farbumschlag **(6)** könnte als Turbulenz fehlinterpretiert werden und zu falsch positivem Stenoseverdacht führen (Abb. 12.2a). Eine zu hoch eingestellte PRF verursacht dagegen artefizielle Farbaussparungen **(17)**, die als Thromben oder Stenosen fehlgedeutet werden können (Abb. 12.2b). Die korrekte Einstellung zeigt ein unauffälliges, homogenes Strömungssignal (Abb. 12.2c).

Abschließend muß der Farbgain zunächst falsch zu hoch eingestellt werden, so daß extraluminale Flußkodierungen entstehen (Abb. 12.3a). Danach wird er so lange heruntergeregelt, daß gerade keine extraluminalen Farbpixel mehr vorliegen (Abb. 12.3b), das Farbsignal das Lumen jedoch vollständig auffüllt. Eine falsch zu niedrige Verstärkung des Farbbildes (Abb. 12.3c) kann dagegen zu falsch positiven Stenose- oder Thrombose-Diagnosen führen. So wird eine optimale Farbgebung erreicht. Schließlich wird das Farbfenster verkleinert, so daß wegen des geringeren Rechneraufwands die Bildaufbaurate so hoch wie möglich liegt.

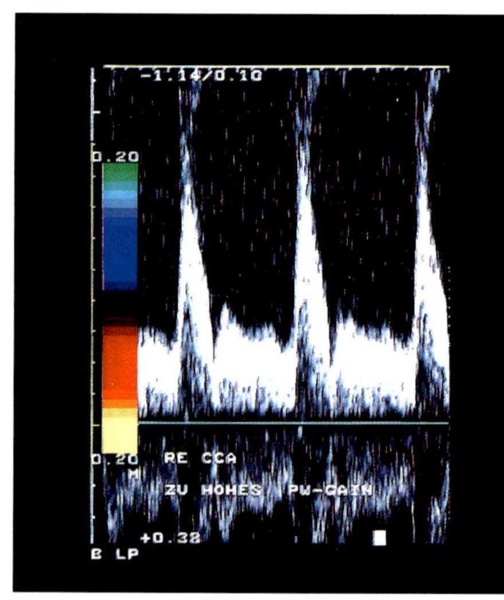

Abb. 12.5

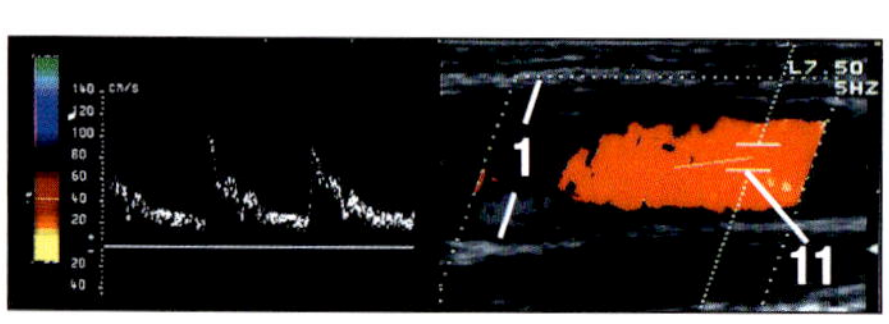

Abb. 12.4 a

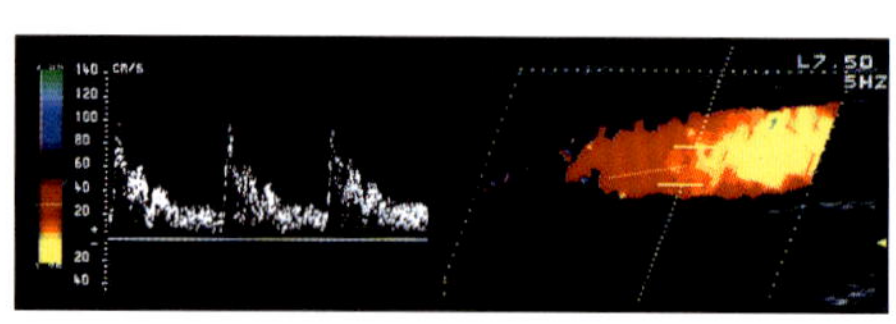

Abb. 12.4 b

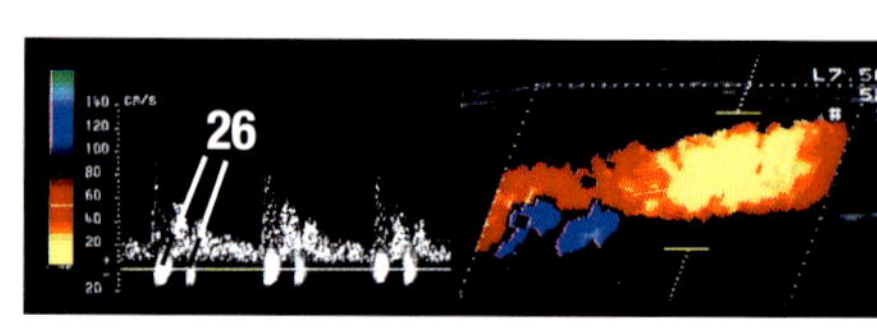

Abb. 12.4 c

Optimierung des Dopplerspektrums

Die Breite des Meßvolumens **(11)** sollte in Arterien maximal 2/3 des Gefäßdurchschnitts **(1)** ausmachen (Abb. 12.4a). Je breiter es gewählt wird (Abb. 12.4b), desto mehr werden auch wandnahe, langsame Flußkomponenten erfaßt und das eigentlich freie spektrale Fenster beginnt sich zu schließen. Im Extremfall werden Wandbewegungen mit erfaßt und führen zu Artefakten **(26)** im Bild (Abb. 12.4c). Anschließend wir der PW-Gain auf ein gutes Kontrast-zu-Rausch-Verhältnis eingestellt. Auch der PW-Gain kann übersteuert werden und ein geschlossenes spektrales Fenster vortäuschen (Abb. 12.5). Wird die Kurve abgeschnitten, bietet sich eine Verlagerung der Nullinie (s. Abb. 10.4) oder eine PRF_{PW}-Erhöhung an.

Häufige Fehlerquellen		
Problem	**Ursache**	**Lösung**
Geringe Amplitude bzw. schlechte Farbgebung	stumpfer Schallwinkel > 60°	Schallkopf schräger angulieren
	B-Bild-Gain zu hoch	B-Bild-Gain reduzieren
	Farb-Gain zu niedrig	Gain des Farbsignals erhöhen
	PRF zu hoch (bei Venen)	PRF niedriger wählen
	Wandfilter zu hoch (bei Venen)	Farbwandfilter reduzieren
Aliasingphänomen trotz normalem B-Bild und PW	PRF erhöhen / Nullinie verschieben	PRF zu niedrig
niedrige Geschwindigkeiten trotz normalem Farbbild	fehlerhafte Winkelkorrektur	Exakte Ausrichtung des Korrekturbalkens parallel zur Gefäßlängsachse
Spektrales Fenster im PW geschlossen bei normalem Audiosignal und Flußgeschwindigkeiten	PW-Gain zu hoch	PW-Gain reduzieren, bis der Hintergrund schwarz, also rauschfrei erscheint
Dopplerkurve peripherer Arterien mit normalen triphasischem Profil, aber oberhalb der Nullinie	Hyperämie nach körperlicher Belastung => peripherer Widerstand nimmt ab	Mindestens 10 Minuten Ruhephase vor der Untersuchung einhalten

Tab. 13.1

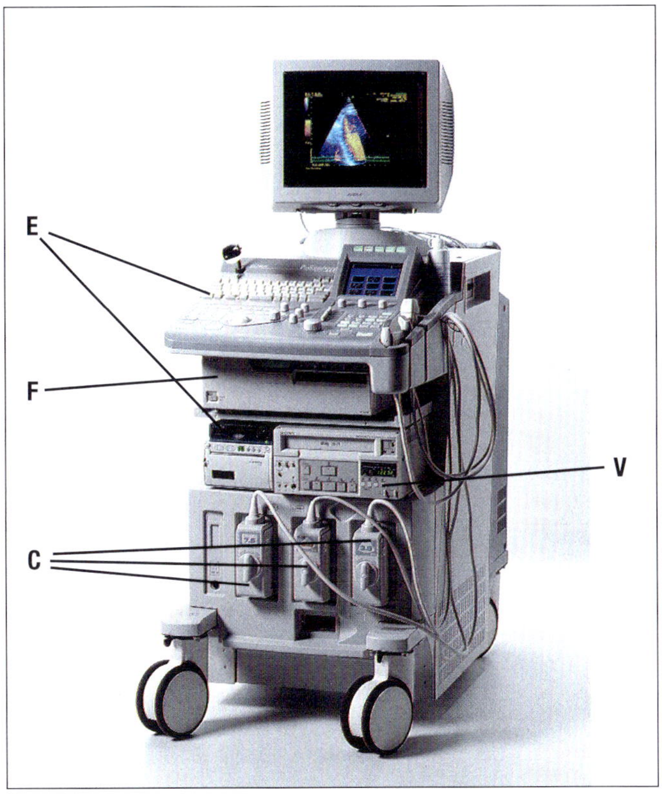

Abb. 13.2

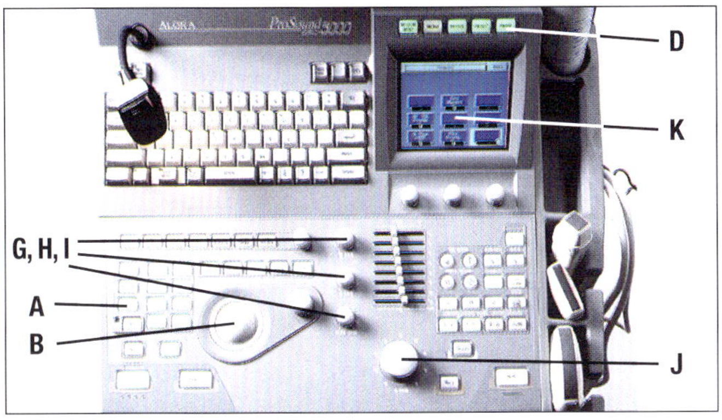

Abb. 13.3

Apparative Voraussetzungen

Bei nahezu allen Anwendungen ist ein großzügig dimensionierter Bildspeicher **(A)** sehr von Vorteil, der dem Untersucher die komfortable Möglichkeit bietet, den jeweils besten Zeitpunkt im Herzzyklus auch nachträglich über den Trackball **(B)** aus dem „cine-loop"-Speicher abzurufen. Außerdem haben sich drei Sondensteckplätze **(C)** bewährt, damit die einzelnen Schallköpfe direkt angewählt werden können **(D)**, ohne sie am Gerät umstecken zu müssen. Die digitale Bildarchivierung **(E)** und Kommunikation mit hauseigenen Datennetzen ist inzwischen auf einigen Geräten (Abb.13.2) tatsächlich Dicom-kompatibel, auch wenn man derzeit noch bei einigen Herstellern gut beraten ist, den diesbezüglichen Praxistest vor einer Anschaffung durchzuführen (s.u.). Trotzdem wird weiterhin ein Farbdrucker **(F)** und ein Videorekorder **(V)** benötigt, um Befunde auch für externe Zwecke oder ambulante Patienten zur Verfügung zu stellen. Die Bedienungselemente für die PRF **(G)**, den Farbgain **(H)**, PW-Dopplergain **(I)** und den Gain des s/w B-Bildes **(J)** sind in Abb. 13.3 ersichtlich. Nützlich ist weiterhin die Möglichkeit, möglichst mehrere nutzerdefinierte Voreinstellungen abspeichern zu können **(K)**, damit nicht alle Parameter immer wieder neu angepaßt werden müssen.

Ultraschall-relevante DICOM-Voraussetzungen:

Wenn eine Vernetzung eines FKDS-Gerätes geplant ist, sollte darauf geachtet werden, daß die folgenden Klassen unterstützt werden:

- Storage (netzwerkgestützte Einzelbild- und Cineloop-Speicherung in s/w und Farbe)
- Print (Druckfunktionen für s/w und Farbe)
- Worklist (Übernahme von Patientendaten aus dem KIS)
- Media Storage (Speicherung auf Wechseldatenträger).

Spezifisch sollten die Supplements 1, 2, 3, 5, 10, 25 und 27 unterstützt werden. Zusätzliche Bedeutung werden die Supplements 23, 45 und 46 bekommen, die bei Drucklegung noch nicht verabschiedet waren.

Neuere technische Entwicklungen

In den letzten Jahren haben sich mehrere technische Neuerungen etabliert, die eine deutliche Verbesserung der sonographischen Bildqualität und neue Einsatzmöglichkeiten mit sich gebracht haben:

Native tissue harmonic imaging (NTHI)

Diese Technik nutzt zur Bildverarbeitung nicht diejenigen Echos, die im Frequenzband der ursprünglichen Sendefrequenz zum Schallkopf zurückkehren, sondern verwendet die harmonischen Schwingungen (Obertöne mit einer vielfachen Frequenz der Grundfrequenz, z.B. um 7.0 MHz bei 3.5 MHz Sendefrequenz). Diese harmonischen Schwingungen entstehen erst ab einer gewissen Eindringtiefe (Abb. 14.1). Dadurch unterliegen sie kaum den Hauptquellen für Bildrauschen und Streuungsphänomene, die in der ventralen Bauchdecke lokalisiert sind [1.1]. Die Amplitude der harmonischen Schwingungen liegt im Vergleich zum Grundfrequenzband deutlich niedriger. Daher dürfen sich Grund- und harmonische Frequenzbänder nicht überlappen [1.2], (Abb. 14.2a).

Wenn diese Voraussetzung gegeben ist, resultiert jedoch ein deutlich rauschärmeres Bild mit sichtbarer Erhöhung von Kontrast und Auflösung (Abb. 14.3b) im Vergleich zur herkömmlichen Technik (Abb. 14.3a). Diese Technik wird in Kombination mit Kontrastverstärkern (s.u.) auch als „second harmonic imaging" bezeichnet.

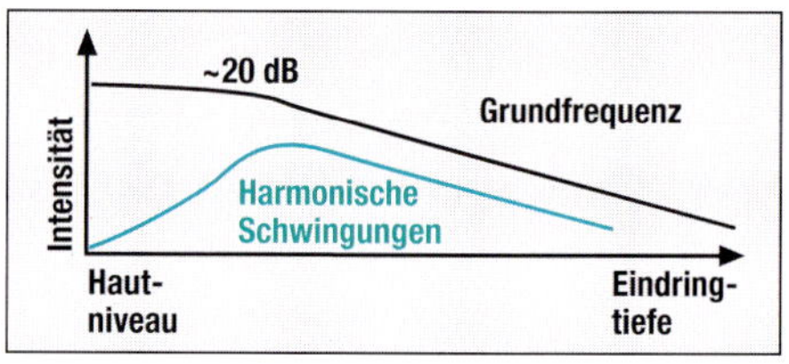

Abb. 14.1

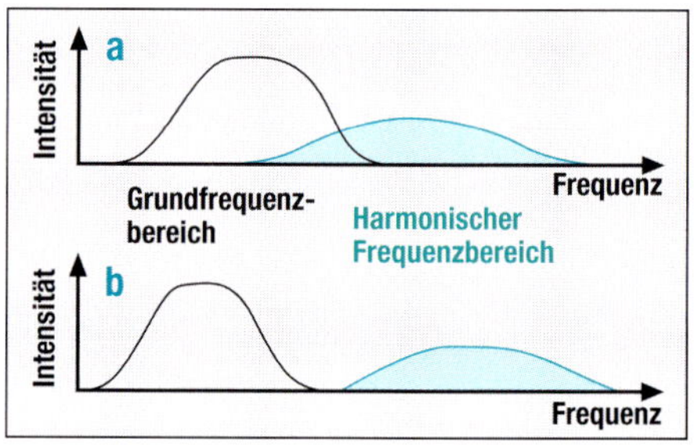

Abb. 14.2

Power Doppler (Angio Mode)

Diese Technik stellt die Energiehöhe des reflektierten Frequenzspektrums dar, ohne die Frequenzverschiebung zu berücksichtigen. Informationen über die Geschwindigkeit oder Flußrichtung sind daher nicht enthalten. Dafür eignet sich die Methode jedoch sehr gut für die Darstellung langsamer Strömungen, kleiner Gefäßlumina und parenchymatöser Perfusion (Abb. 15.5).
Sie ist weniger winkelabhängig, dem konventionellen Farbdoppler mit PW-Frequenzanalyse in Bezug auf die Möglichkeit der Stenosegradquantifizierung jedoch unterlegen.

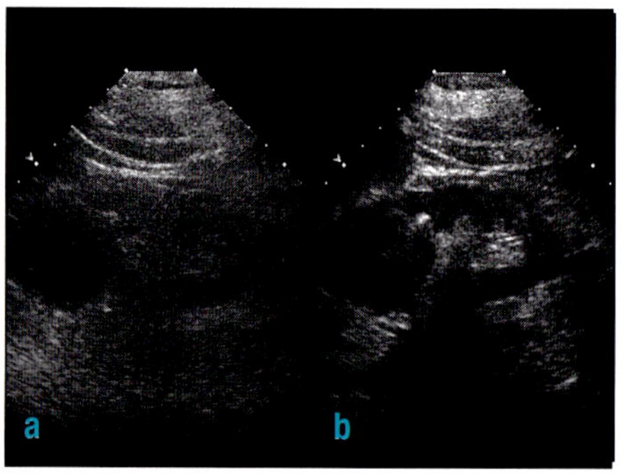

Abb. 14.3

Kontrastverstärker

Das Prinzip für eine Signalanhebung in der FKDS beruht auf der Einbringung feinster Mikrobläschen mit ca. 3 bis 10 mm Durchmesser in die Blutbahn, die durch ihre Impedanzsprünge die Signalintensität der Dopplersignale aus dem Blut massiv erhöhen (Abb. 14.4). Besonders im Fall ungünstiger Schallbedingungen in großer Tiefe, bei adipösen Patienten oder bei verdicktem Os temporale in der Darstellung des Circulus Wilisii (s. Abb. 24.3) kann die Kontrastverstärkung oft noch eine Diagnosestellung ermöglichen, die nativ nicht zu erzielen ist. Die besten Ergebnisse werden in Kombination mit dem Power-Modus und dem Einsatz von Second Harmonic Imaging (s. o.) erzielt. Es existieren mehrere Kontrastverstärker:

Das Präparat „Levovist" der Fa. Schering erhöht auch nach einer Passage der Lungen-Kapillaren die Signalintensität bei fraktionierter i.v.-Applikation für ca. 10 Minuten um 20-25 dB und besteht aus kleinen Mikrobläschen (*), die mit einem feinen Palmitinsäurefilm stabilisiert sind. Die Größe liegt im Mittel bei 3 mm (95% < 10 mm). Initial sind sie an Galaktosemikropartikel gebunden, die sich in der Blutbahn auflösen und die Mikrobläschen freigeben (Abb. 15.1). Es stehen je nach Anwendungsbereich unterschiedliche Konzentrationen von 200 – 400 mg/ml zur Verfügung. Die Suspension muß nach 10-sekündigem Aufschütteln 2 min. lang stehen und steht dann allerdings nur 8 Minuten zur Injektion zur Verfügung.

Das Präparat „Optison" der Fa. Mallinckrodt basiert auf Octafluorpropan-Mikrobläschen mit virusinaktiviertem Humanserumalbumin als Hilfsstoff und wird vorwiegend in der Kardiologie angewendet (s. Abb. 96.1b). Die Virusinaktivierung wird durch Plasmafraktionierung mit 19, bzw. 40% Alkohol und einer Pasteurisierung bei 60°C für 10 Stunden erzielt [1.5]. Die Größe der Mikrobläschen liegt hier im Mittel bei 3.7 mm (Abb. 15.2). Das Octafluorpropan wird innerhalb von 10 Minuten nach Applikation nahezu vollständig pulmonal eliminiert.

Zusätzlich wird in naher Zukunft mit der Zulassung von „Sonovue" der Fa. Bracco-Byk Gulden gerechnet, das aus einer wäßrigen Lösung einer Schwefelhexafluorid-Mikrobläschen besteht, die durch eine Phospholipidschicht stabilisiert werden [1.6]. Die Größe der Mikrobläschen liegt hier im Mittel bei 2.5 mm (90% < 8 mm) bei einer Osmolalität von 290 mOsmol/kg (Abb. 15.3). Ein Anwendervorteil könnte hier in der Stabilität der Suspension über 6 Stunden liegen. Ein Anwendungsbeispiel finden Sie in Abb. 76.1.

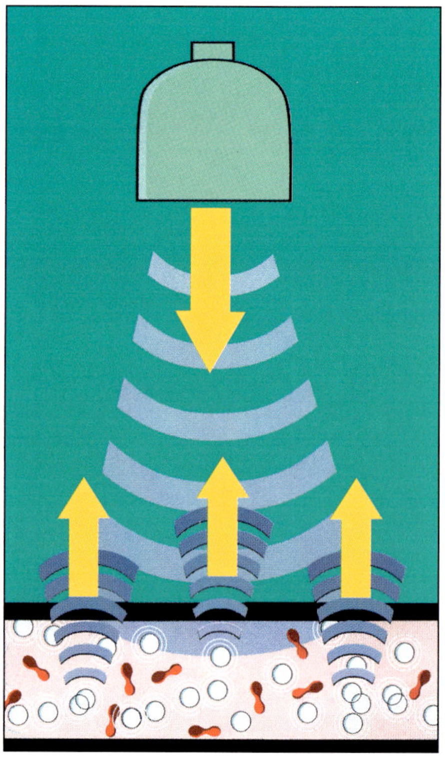
Abb. 14.4

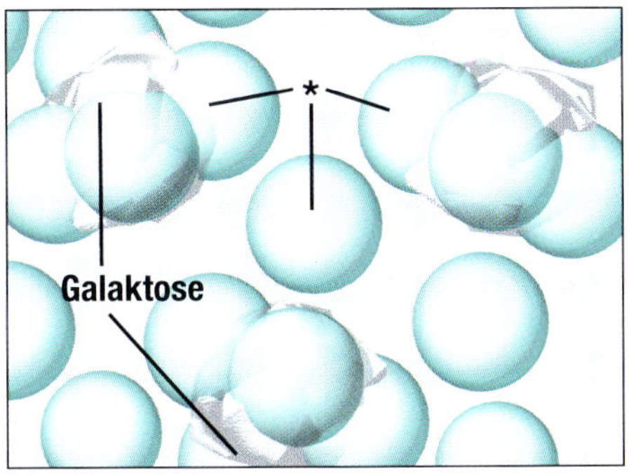

Abb. 15.1

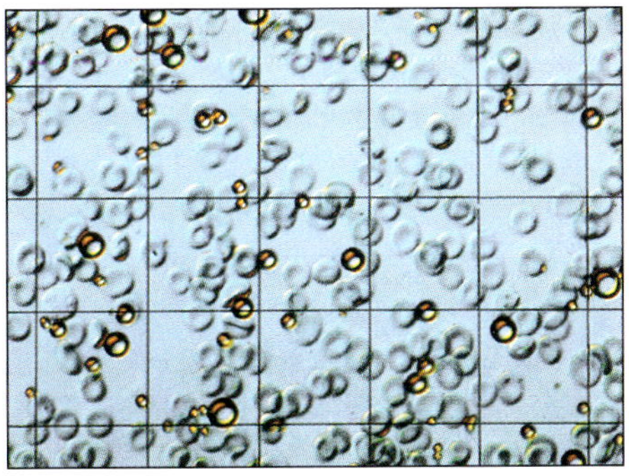

Abb. 15.2

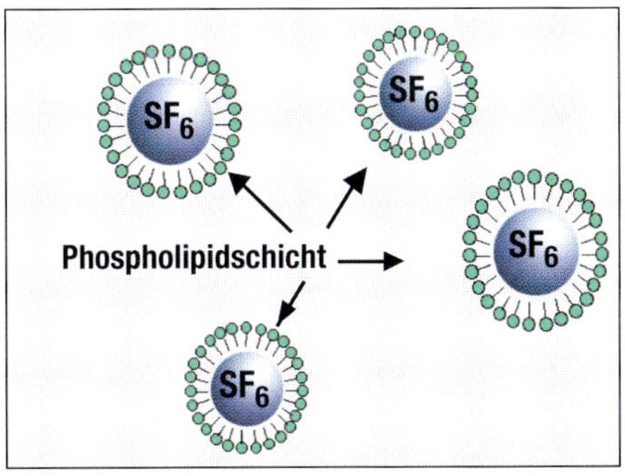

Abb. 15.3

Panoramabildverfahren (SieScape)

Neue Hochleistungs-Bildprozessoren ermöglichen die kontinuierliche Erfassung von derzeit bis zu 60 cm lange Ultraschallbildern [1.3] durch eine langsame, kontinuierliche Schenkbewegung des Schallkopfes über die interessierende Körperzone (Abb. 15.4). Auch bei gebogenen Hautoberflächen kann der Untersucher nach einiger Übung verzerrungsfreie Bilder erzeugen (Abb. 15.5), die auch Distanzmessungen mit 1-3% Meßgenauigkeit erlauben [1.4].

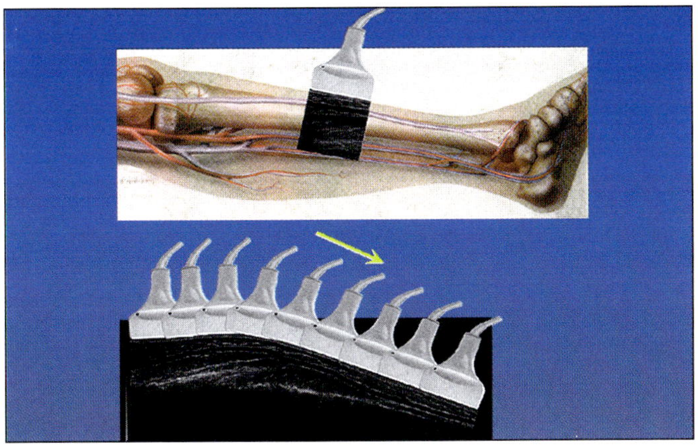

Abb. 15.4

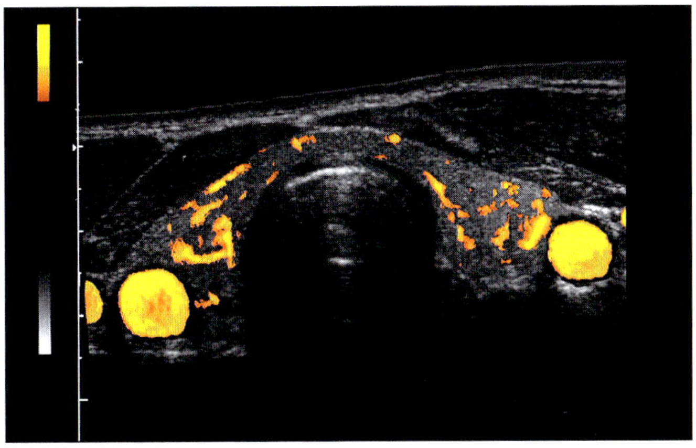

Abb. 15.5

Kritische Wertung

In diesem Kapitel wurden bereits einige Fallstricke angesprochen, die die Untersucherabhängigkeit der Methode verdeutlichen. Nur bei sorgfältiger Einstellung aller Geräteparameter und optimierter Anlotung der jeweiligen Gefäße können valide Untersuchungsergebnisse erzielt werden. Diese Abhängigkeit von der Sorgfalt und Erfahrung des Untersuchers stellt die wahrscheinlich wichtigste Limitation der FKDS dar.

Für Ihren eigenen Lernvorteil ist es daher zweckmäßig, die Inhalte nicht nur dieses Grundlagenkapitels noch einmal zu rekapitulieren, bevor Sie weitergehen, sondern auch bei den folgenden Kapiteln so vorzugehen. Die Lösungen finden Sie auf den vorherigen Seiten oder am Ende des Buches aufgelistet. Die hellgrün unterlegten Flächen sind als Platz für Ihre Notizen gedacht.

Quiz - Testen Sie sich selbst:

1. Definieren Sie die Begriffe PRF und Aliasing-Phänomen.

2. Notieren Sie eine sinnvolle Reihenfolge für die Geräteeinstellung des B-Bildes, des Farbbildes und des PW-Dopplers. Erklären Sie danach, warum es wenig Sinn macht, z.B. die PRF vor dem beamsteering auf die aktuellen Flußverhältnisse einzustellen.

3. Welche drei Fehler sind am häufigsten für eine unzureichende Farbkodierung einer Arterie mit normalem Fluß verantwortlich?

4. Welche drei Fehler verursachen am häufigsten eine unzureichende Farbkodierung von Venen, in denen ein normaler Fluß vorliegt?

5. Auf welchem Prinzip beruhen Kontrastverstärker in der FKDS ? Mit welchem Verfahren sollte ihr Einsatz möglichst kombiniert werden?

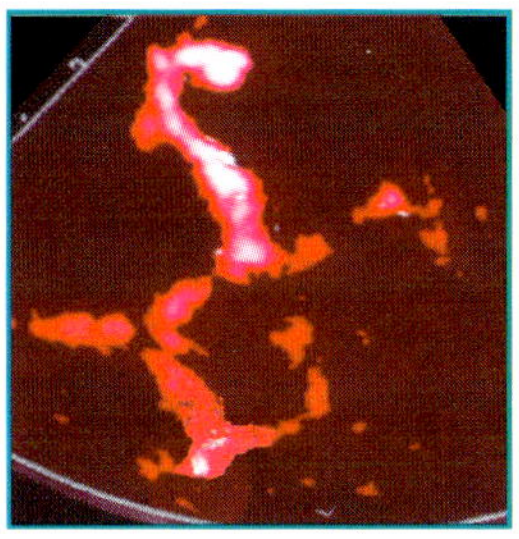

Andreas Dietz
Matthias Hofer
Matthias Sitzer

Einleitung

Im Vordergrund der Diagnostik zur Beurteilung hirnversorgender Arterien steht die Stenosegradquantifizierung arteriosklerotischer Gefäßprozesse bei symptomatischen Patienten mit abgelaufener transitorisch ischämischer Attacke oder bereits manifestem Hirninfarkt. Zur Diagnostik gehören jedoch nicht nur die Quantifizierung eines eventuellen Stenosegrades und die Längenbestimmung einer Stenose. Auch die Kollateralisationsverhältnisse müssen überprüft werden, um präoperativ bzw. präinterventionell das Komplikationsrisiko richtig einschätzen zu können. Dafür sind einige anatomische Grundbegriffe essentiell, die Sie hier noch einmal kurz zusammengefaßt finden.

Auf den folgenden Seiten werden dann die Normalbefunde und typische Gefäßläsionen der vorderen und hinteren Strombahn in Form einer Übersicht vorgestellt.

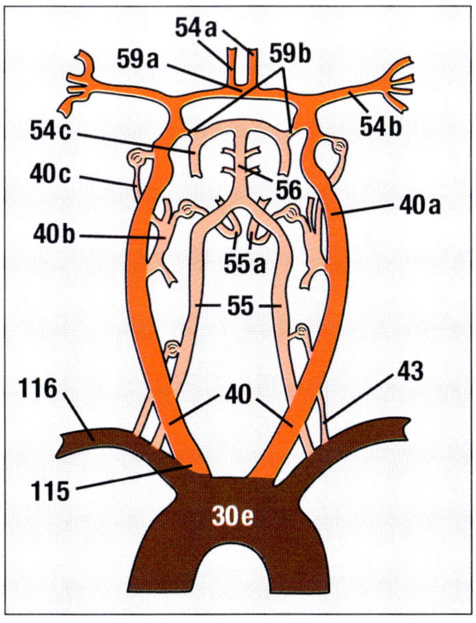

Abb. 17.1

Segmente der Vertebralarterien
V_0: Abgang aus A. subclavia
V_1: bis zum Eintritt in die Foramina transversaria
V_2: im Canalis costotransversarius C_2 - C_6
V_3: in Höhe der Atlasschlinge
V_4: intrakranieller Endabschnitt

Tab. 17.2

Anatomie der hirnversorgenden Arterien

Am besten gehen Sie so vor, daß Sie das nebenstehende Schema durchsehen und dabei überprüfen, ob Ihnen der Gefäßname für jede Ziffer geläufig ist. Die Ziffern, über die Sie stolpern, können Sie dann gezielt anhand der Hervorhebungen in diesem Text rekapitulieren:

Der Circulus Wilisii wird im Normalfall sowohl aus der vorderen (Carotiden) als auch der hinteren Strombahn (Vertebralarterien) versorgt. An der Abgangsstelle der A. carotis communis (ACC, **40**) links aus dem Aortenborgen **(30e)** bzw. rechts aus dem Truncus brachiocephalicus **(115)** sind abgangsnahe Plaques eher selten lokalisiert. Die wichtigste Prädilektionsstelle für Stenosen liegt an der Aufzweigung der Carotisbifurkation in die A. carotis interna (ACI, **40a)** und externa (ACE, **40 b)**. Der erste intrakranielle Abgang der ACI ist die A. ophtalmica. Danach zweigt sich die ACI jeweils in die A. cerebri media (MCA, **54 b)** und A. cerebri anterior (ACA, **54a)** auf (Abb. 17.1).

Die hintere Strombahn wird über die Vertebralarterien **(55)** versorgt, die nur selten (in ca. 4%) direkt aus dem Aortenbogen, sondern meistens aus der A. subclavia **(116)** entspringen, linksseitig häufig mehr proximal als rechts. Die Vertebralarterien werden in ihrem Verlauf in fünf Segmente (Tab. 17.2) unterteilt: Für den abgangsnahen Bereich hat sich dabei die Bezeichnung $\mathbf{V_0}$ etabliert. Der $\mathbf{V_1}$-Abschnitt reicht bis zum Querfortsatz des 6. HWK, seltener zieht die A. vertebralis erst am 5. HWK in die Foramina hinein. Am besten für die Untersuchung zugänglich ist das $\mathbf{V_2}$-Segment im mittleren Halsabschnitt. Im Bereich der Atlasschlinge befindet sich das $\mathbf{V_3}$-Segment. Aus dem distalen $\mathbf{V_4}$-Segment entspringt die A. cerebelli inf. post. (PICA, **55a)**. Die A. vertebralis kann in ihrem Gesamtverlauf oder streckenweise hypoplastisch angelegt sein. Beide Vertebralarterien konfluieren zur A. basilaris **(56)**, aus der die Aa. cerebri posteriores **(54c)** beider Seiten entspringen.

Kollaterale Versorgungsmöglichkeiten

1. Bei hochgradigen ACI-Stenosen oder -verschlüssen: Die wichtigste Kollaterale aus der ACE **(40b)** in das vordere Stromgebiet der ACI **(40a)** verläuft retrograd über die A. supratrochlearis **(164a)** in die A. ophthalmica **(164)** nach intrakraniell **(Abb. 17.2)**. Alternativ können hochgradige Strömungsbehinderungen von der kontralateralen ACI durch die A. communicans ant. **(59a)** über einen sogenannten „cross flow" kompensiert werden. Ist das vorgeschaltete A1-Segment jedoch hypo- oder aplastisch, ist das für den Gefäßchirurgen zur Einschätzung des operativen Risikos von Bedeutung. Schließlich besteht die Möglichkeit einer Kollateralisation aus der hinteren Strombahn über die A. communicans post. **(59b)**, falls keine ipsilaterale P_1-Segmentaplasie vorliegt.

2. Bei hochgradigen A. vertebralis-Stenosen oder -verschlüssen: Proximale Vertebralisstenosen können durch Kollateralen aus der A. cervicalis profunda aus dem Truncus thyreocervicalis **(43)** oder Äste der A. occipitalis **(40c)** aus dem ACE-Stromgebiet kollateralisiert werden. Bei Basilarisstenosen stehen nur die Aa. communicantes posteriores **(59b)** oder leptomeningeale Anastomosen aus dem Mediastromgebiet zur Verfügung. Hier können sich Aplasien des P_1-Segmentes mit der Variante eines Posteriordirektabgangs aus der ACI eher günstig auswirken.

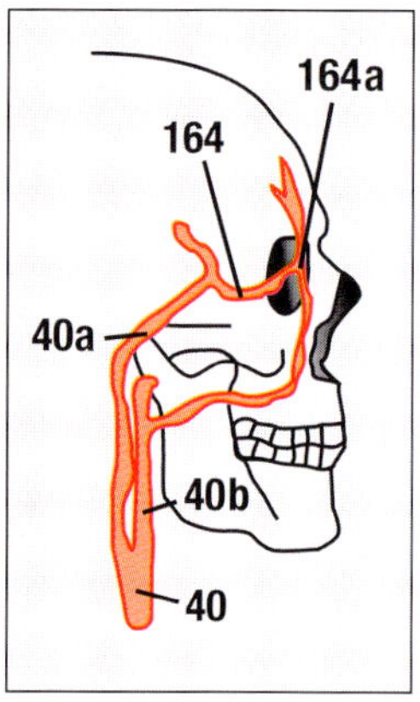

Abb. 18.1

Normalbefunde der vorderen Strombahn

Viele Untersucher bevorzugen eine sitzende Position hinter dem Kopf des liegenden Patienten. Alternativ wird der Schallkopf von ventral paramedian aufgesetzt **(Abb. 18.2a)**, um zunächst die ACC **(40)** im Querschnitt **(Abb. 18.2b)** darzustellen. Diese liegt in der Regel dorsomedial der V. jugularis interna **(41a)**, deren atemsynchrone Kaliberschwankungen durch einen Valsalva-Preßversuch so akzentuiert werden können, daß eine sofortige anatomische Zuordnung bereits im B-Bild auf Anhieb gelingt. Üblich ist der Blick von caudal auf die Transversalebene, so daß alle Strukturen seitenverkehrt zur Abbildung kommen.

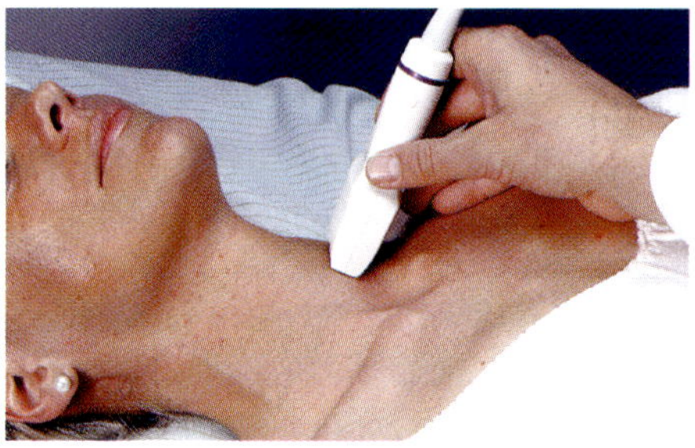
Abb. 18.2a

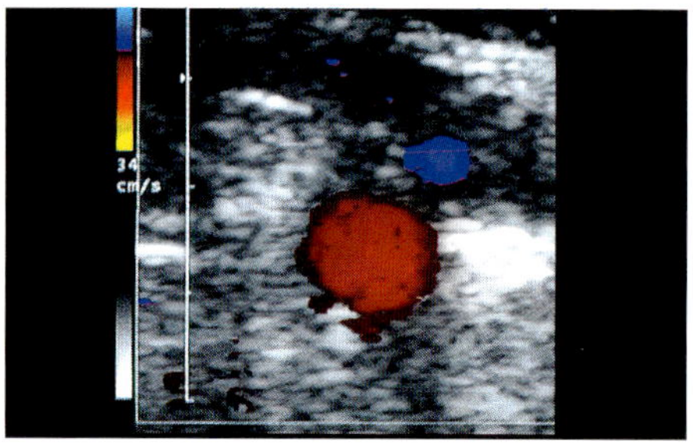
Abb. 18.2b

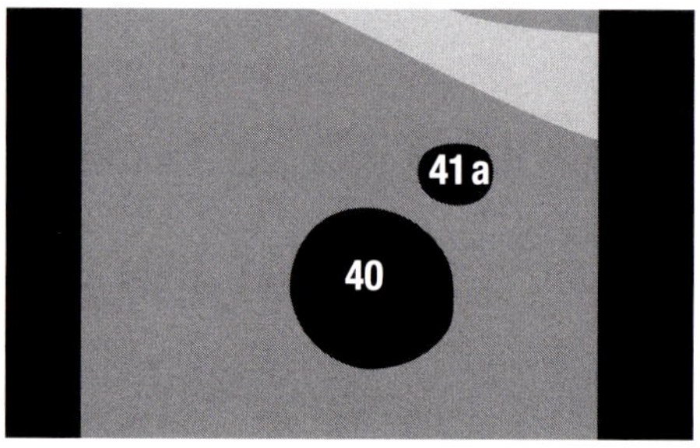

Abb. 18.2c

Wird der Schallkopf um 90° in den Längsschnitt **(Abb. 18.3a)** gedreht, ist es analog zur Abdomensonographie [2.1] üblich, die caudalen Strukturen am rechten Bildrand und die cranialen links abzubilden. Wichtig ist die Kenntnis der physiologischen Flußseparation **(7)** an der Aufzweigung der ACC zum Bulbus caroticus auf der Seite der ACI **(40a, Abb. 18.3b)**. Die plötzliche Verbreiterung des Strombetts erzeugt hier eine umschriebene spiralförmige Strömung. Dieses Phänomen darf nicht mit einer pathologischen poststenotischen Flußumkehr, Turbulenzen oder Aliasing verwechselt werden.

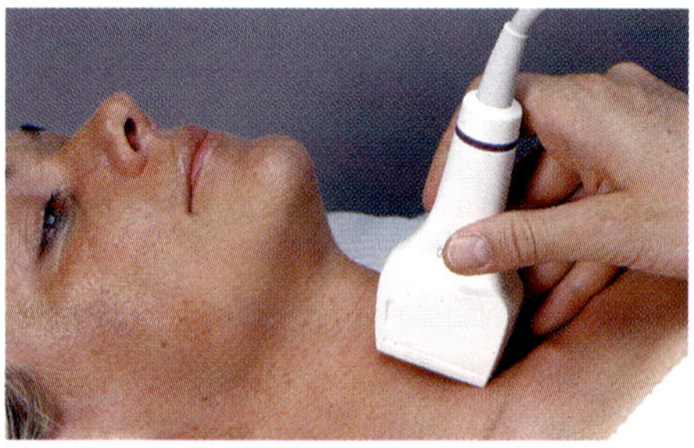
Abb. 18.3a

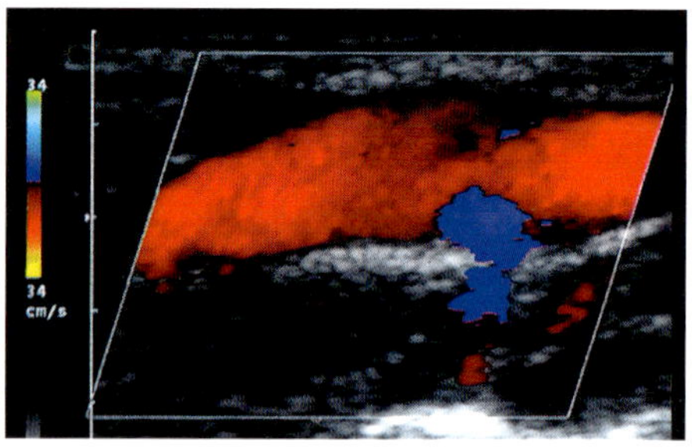
Abb. 18.3b

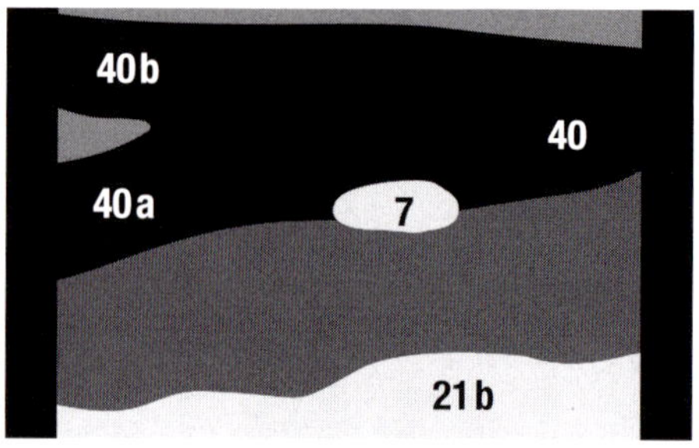

Abb. 18.3c

Die ACC zeigt im Flußprofil **(Abb. 18.4)** meistens eine etwas höhere systolische Spitzengeschwindigkeit (PSV) im Vergleich zur ACI. Die ACI **(Abb. 18.5)** zeigt wegen des relativ niedrigen peripheren Widerstands ihres cerebralen Versorgungsgebietes ein höheres diastolisches Flußniveau (↓). Die ACE **(40b)** weist dagegen typischerweise ein „peitschendes Geräusch" mit relativ hohen systolischen und niedrigen diastolischen Geschwindigkeiten und somit hoher Pulsatilität auf. Sie kann ein triphasisches Flußprofil mit Rückflußkomponente (↖) aufweisen – hier ist der Abgang der A. thyroidea sup. **(43a)** mit dargestellt **(Abb. 18.6)**.

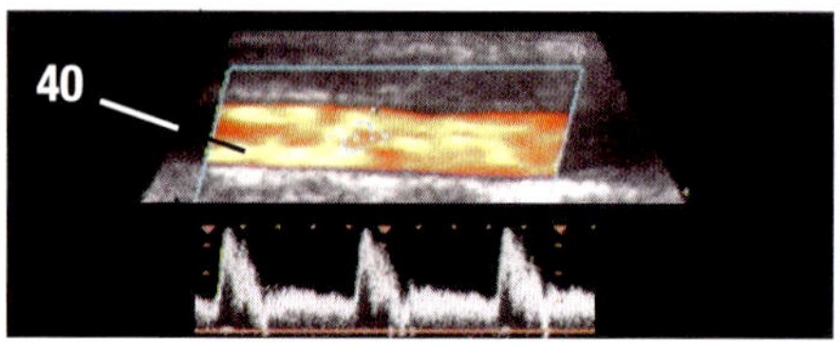

Abb. 18.4

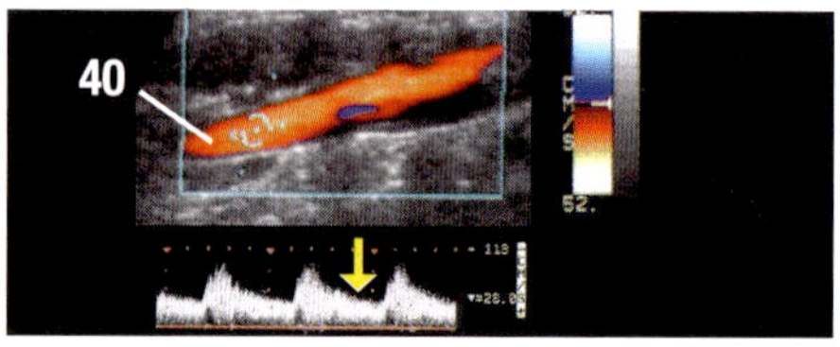

Abb. 18.5

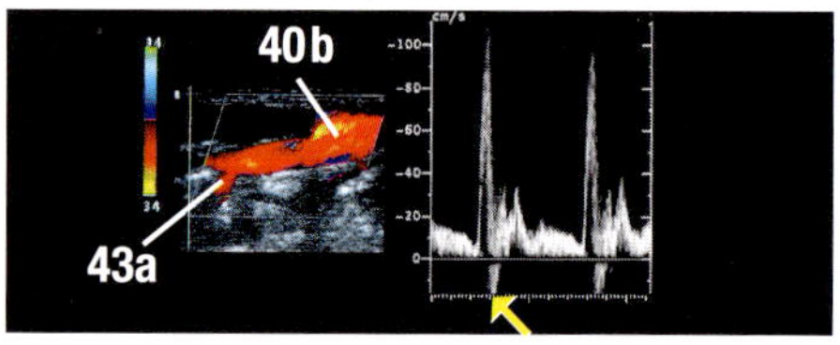

Abb. 18.6

Anatomische Orientierung

Im Normalfall zieht die ACI im Längsschnitt vom Schallkopf weg nach dorsolateral, die ACE bleibt länger schallkopfnah. Im Zweifelsfall kann in der ACE durch repetitive Kompression der A. temporalis superficialis eine Oszillation der Pulskurve (↙) hervorgerufen werden **(Abb. 19.1)**. Eine Abgrenzung der ACI von der V. jugularis int. **(41a)** ist wegen der Flußrichtung und des venösen, bandförmigen Strömungsprofils (⟵) leicht möglich **(Abb. 19.2)**.

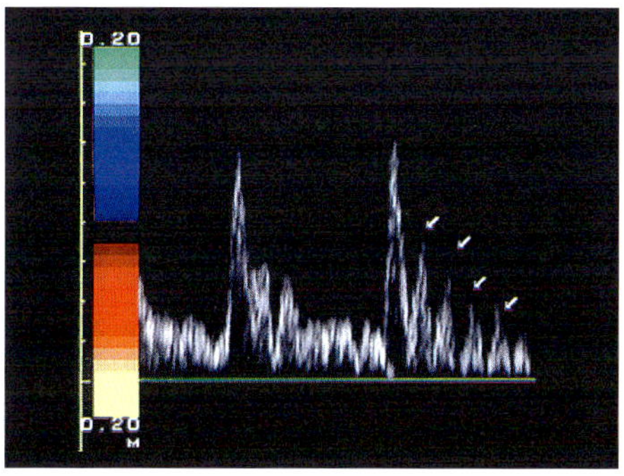

Abb. 19.1

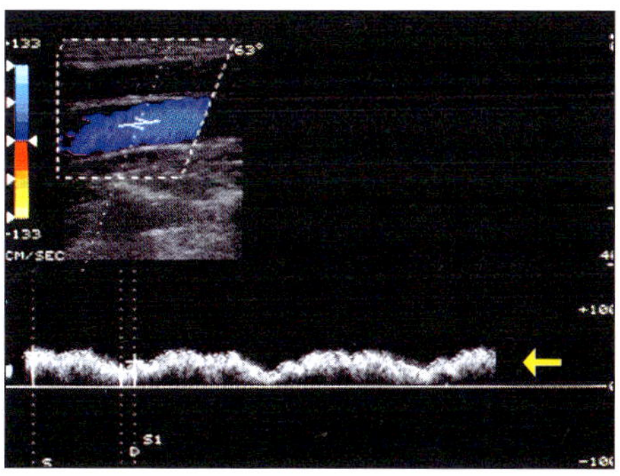

Abb. 19.2

Stenosierende Gefäßläsionen der ACI

Nicht alle Wandauflagerungen weisen Verkalkungen mit Schallschatten auf. Sogenannte „soft plaques" (↙) **(3)** imponieren als echoarme, sichelförmige oder zirkuläre Farbaussparungen des farbkodierten Lumens **(1)** an der Gefäßwand **(Abb. 19.3a)**. Die craniocaudale Ausdehnung (↖ ↗) eines Plaques läßt sich gut mit der FKDS dokumentieren **(Abb. 19.3b)**. Die **Abb. 19.4a** zeigt eine verkalkte, höhergradige ACI-Stenose **(10)** mit intra-/poststenotischen Turbulenzen **(5)** und Schallschatten **(18)**. Der Verlauf des Restlumens **(1)** kann oft im Power Mode (s. S. 14) noch besser dargestellt werden **(Abb. 19.4b)**. Typisch sind auch exzentrische Flußbeschleunigungen **(15a)**, hier um 290 cm/s. Hier liegt ein Aliasing **(6)** (Farbumschlag von gelb nach grün) an der dem Plaque gegenüberliegenden Gefäßwand vor **(Abb. 19.5)**. Im Extremfall einer Okklusion **(22)** findet sich trotz sensitivster Farbkodierung nur echoarmes Thrombusmaterial **(4)** anstelle jeglichen Flußsignals im Lumen **(Abb. 19.6)**. Dargestellt ist hier ein ACI- Verschluß im Längsschnitt **(a)** und im Querschnitt **(b)** mit benachbarter ACE **(40b)** und ein typisches Occlusionssignal **(c)** mit enddiastolischem Nullfluß (↓). Ein charakteristisches Farbsignal ist die Umkehrung der Strömung im Gefäßstumpf mit einem Eindringen des Blutes während der Systole und einem Zurückschwappen während der Diastole.

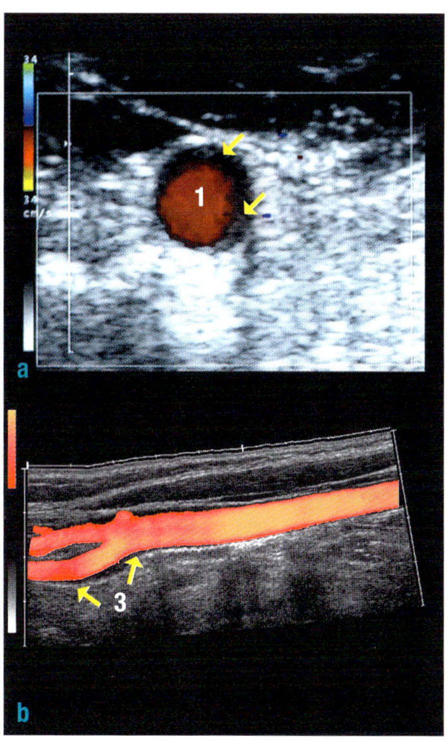

Abb. 19.3

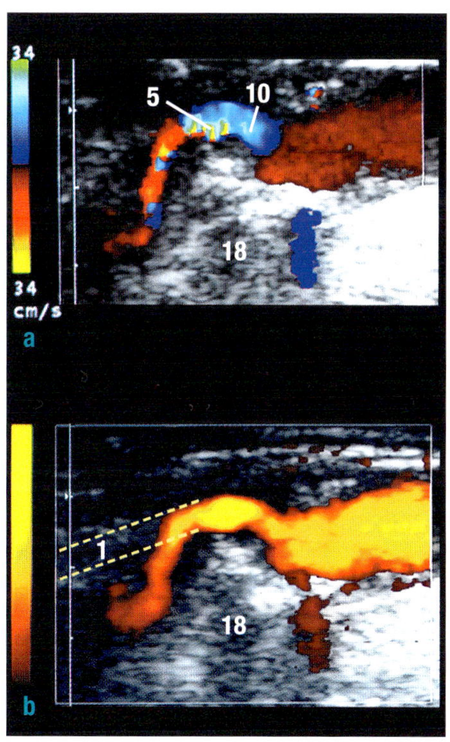

Abb. 19.4

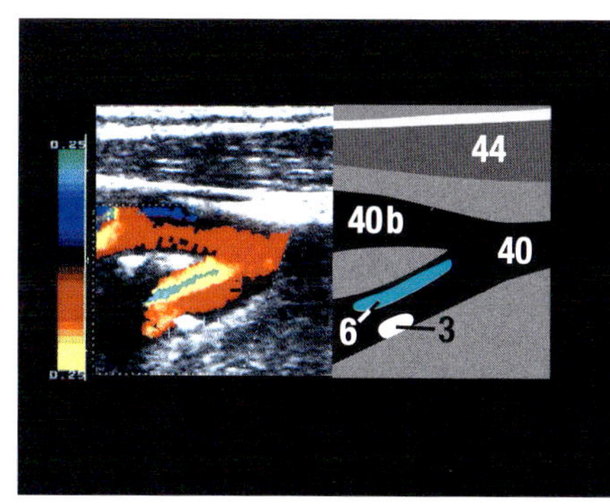

Abb. 19.5

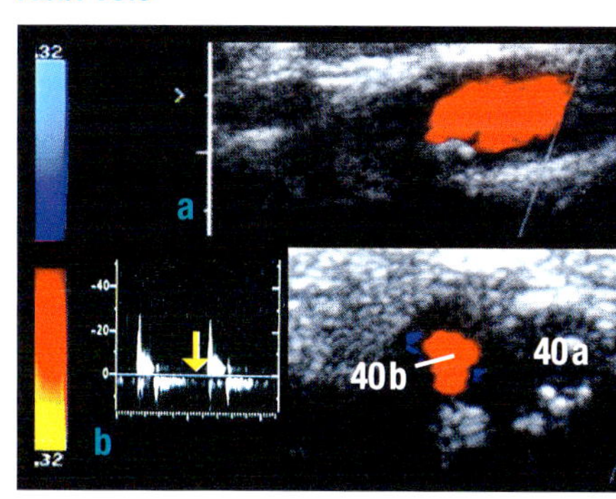

Abb. 19.6

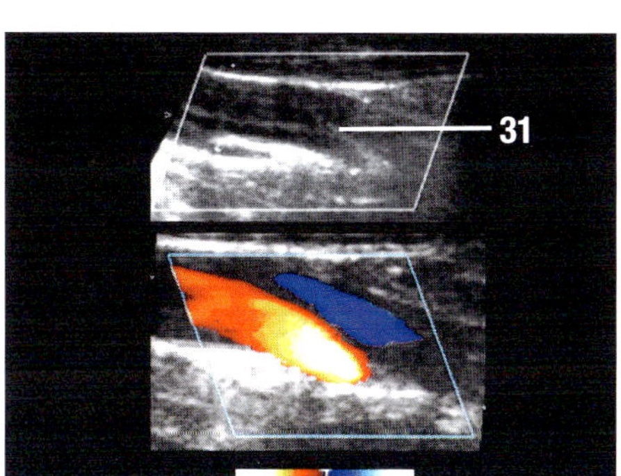

Abb. 19.7

Dissektionen

Einen Sonderfall stellen Dissektionen **(31)** der Gefäßwand **(2)** dar **(Abb. 19.7)**, die am häufigsten spontanen, jedoch auch nach HWS-Traumata oder nach sportlicher Aktivität auch bei jungen Patienten beobachtet werden können. Dabei bildet sich ein echoarmes, intramurales Hämatom mit konsekutiver Beeinträchtigung des Blutstroms aus. Gelegentlich tritt ein Wandaneurysma als Komplikation auf. Es können jedoch auch Gefäßverschlüsse resultieren, die typischer Weise nicht kuppenförmig, sondern eher langgezogen und spitz auslaufen. Eine Rekanalisation ist innerhalb von Wochen möglich und mittels FKDS gut dokumentierbar.

Quantifizierung stenosierender Gefäßläsionen der A. carotis interna

Die Quantifizierung des lokalen Stenosegrades geschieht unter anderem im Querschnitt durch Planimetrie des intrastenotischen, farbkodierten Restlumens **(A_S)** in Relation zum originären Gefäßquerschnitt **(A_N)** an gleicher Stelle (Abb. 20.1) anhand der Formel für die Querschnittsflächen-reduktion (CSAR, Abb. 20.2). Auch die korrekte Bestimmung des noch perfundierten Rest- querschnitts gelingt oft besser im Power Modus (Abb. 20.3).

In beiden Bildbeispielen kann deutlich echoarmes Thrombusmaterial **(4)** von echoreichen Verkalkungen **(3)** abgegrenzt werden.

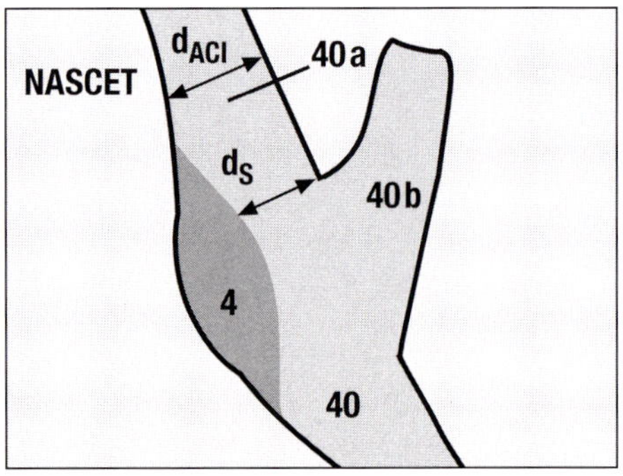

Abb. 20.4

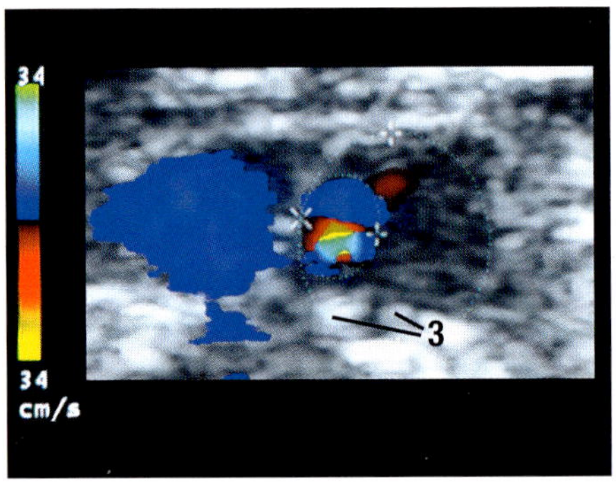

Abb. 20.1

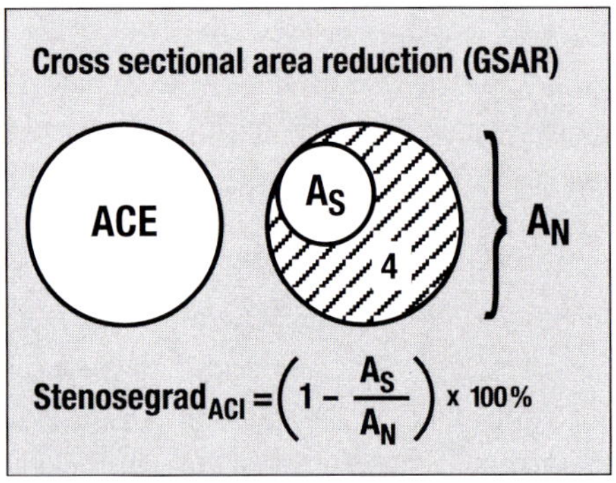

Abb. 20.2

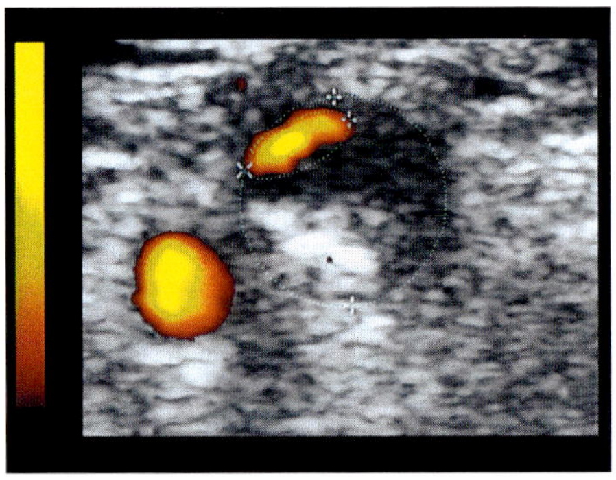

Abb. 20.3

Zusätzlich kann der Stenosegrad auch im Längsschnitt mit Messung der winkelkorrigierten systolischen Spitzengeschwindigkeiten abgeschätzt werden (Abb. 20.4). Im Gegensatz dazu liefert eine intraarterielle DSA keine Geschwindigkeitsmeßwerte und auch keine Querschnittsbilder. Die größte Multicenterstudie hat dabei den minimalen Stenosedurchmesser **(d_S)** auf den ACI-Durchmesser distal der Stenose **(d_{ACI})** bezogen (NASCET, [2.2]).

Für die Stenosegradbestimmung mittels FKDS ist nachgewiesen worden, daß mit hoher diagnostischer Sicherheit der angiographische Stenosegrad vorhersagbar ist. Eine Quantifizierung der Stenosegrade findet sich in Tab. 20.5, [2.3; 2.4]. Von besonderer Bedeutung für die Therapiewahl ist die Unterscheidung von präokklusiven „Pseudookklusionen" und kompletten Gefäßverschlüssen. Filiforme Restlumina, die sich nativ nicht darstellen, können nach i.v.-Applikation von Kontrastverstärkern (s.S. 15) gelegentlich identifiziert werden [2.5; 2.6]. Grundsätzlich sollte dabei berücksichtigt werden, daß die detektierten Spitzengeschwindigkeiten **(PSV)** sich nach der Anflutung des Kontrastverstärkers erhöhen können (Abb. 20.6). Die FKDS eignet sich insbesondere auch für nicht-invasive Kontrollen nach Carotis-Thrombendarteriektomie (TEA) oder Stentimplantationen (↙ ↙) zum Ausschluß einer Rezidivstenose (Abb. 20.7). Mehrere Multicenter-Studien konnten zeigen, daß das individuelle Schlaganfallrisiko im Falle einer zuvor symptomatischen hochgradigen ACI-Stenose (> 70%) durch eine Carotis-TEA gesenkt werden kann [2.7].

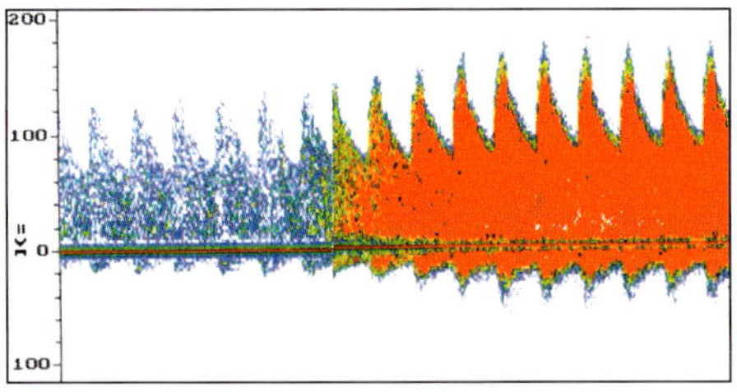

Abb. 20.6

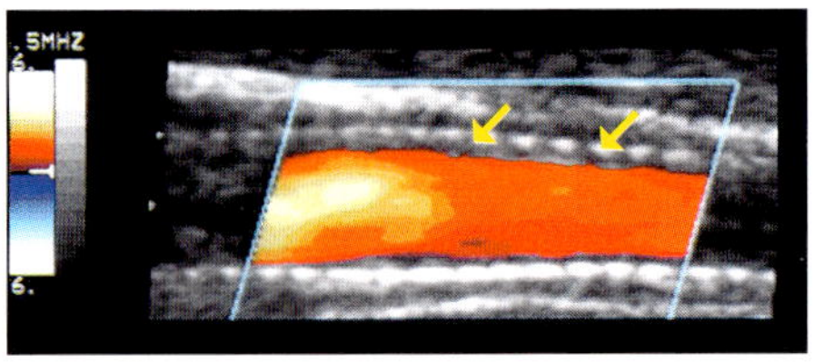

Abb. 20.7

ACI - Stenosegrade					
Kriterien: Stenosegrad	**PSV intrastenot.**	**ΔF intrastenot.**	**Spektrum intrastenot.**	**Spektrum poststenot.**	**A.ophthalmica-Flußumkehr?**
< 40 % (nicht stenosierend)	< 120 cm/s	< 4 KHz	o.B.	o.B.	nein
40 – 50 % (geringgradig)	~120 cm/s	~ 4 KHz	leicht verbreitert	o.B.	nein
51 – 70 % (mittelgradig)	~200 cm/s	4 – 7 KHz	verbreitert	PSV ↓ $V_{diastol.}$ ↑	nein
71 – 90 % (hochgradig)	~300 cm/s	> 7 KHz	inverse Anteile	PSV ↓ $V_{diastol.}$ ↑	Fluß ↓, Nullfluß oder Flußumkehr
91 – 99 % (präokklusiv)	variiert	variiert	Amplitude ↓	variiert	oft

Tab. 20.5

Hintere Strombahn

Die A. vertebralis **(55)** wird vom Abgang (V_0) bis kurz vor der Atlasschlinge (einschließlich V2 , vgl. S. 17) von ventrolateral im Längsschnitt **(Abb. 21.1a)** in Rückenlage am besten mit einem umschaltbaren Multifrequenz-Linearschallkopf dargestellt. Bewährt haben sich Frequenzen von 5.0 - 7.5 MHz. Am leichtesten zugänglich ist das intraforaminäre V_2-Segment, das zusammen mit der Begleitvene **(55 b)** zwischen den Schallschatten **(18)** der Halswirbelkörper **(21b)** gut darstellbar ist **(Abb. 21.1b)**.

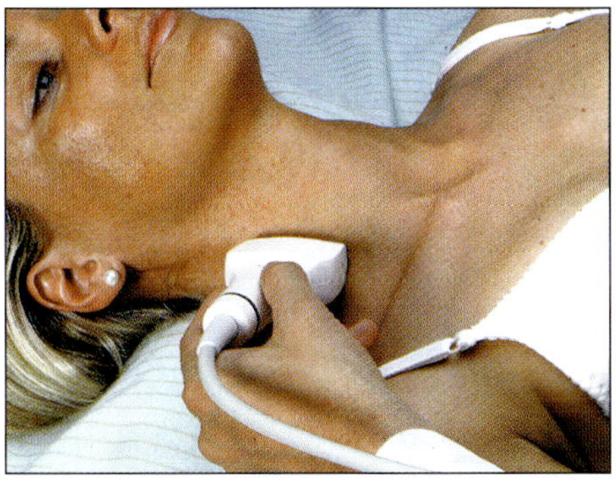

Abb. 21.1a

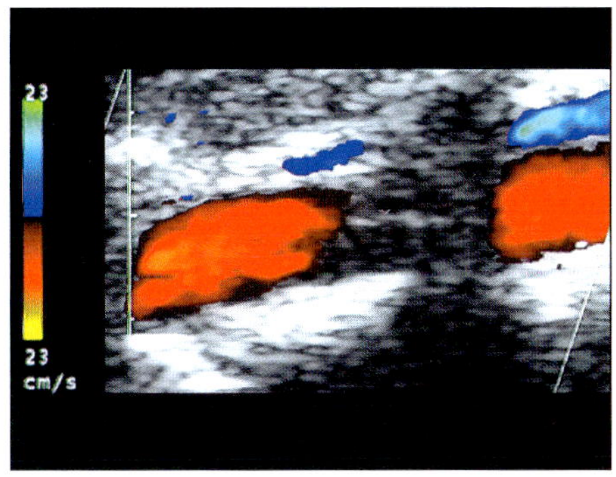

Abb. 21.1b

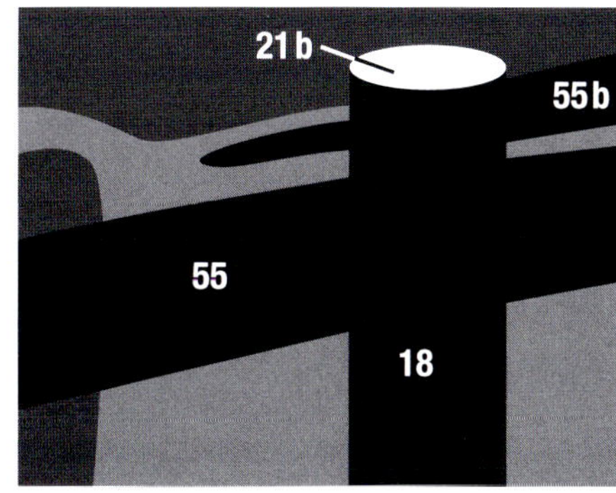

Abb. 21.1c

Die häufigste Variante einer Vertebralishypoplasie **(Abb. 21.2)** mit einem Durchmesser < 2,5 mm tritt mehr rechtsseitig auf und ist häufig mit einer kaliberstarken A. vertebralis > 4 mm auf der Gegenseite vergesellschaftet (Seitenunterschied zwischen beiden Gefäßen > 1:1,7) [2.4]. Der normale Durchmesser beträgt ca. 3.8 + 0.5 mm [2.8]. Außerdem zeigen hypoplastische Vertebralarterien eine deutliche Erniedrigung der enddiastolischen Flußkomponente (V_{diast}). Schwierigkeiten bereitet die Differenzierung einer Hypoplasie von einer distalen Vertebralisstenose/-verschluß, die beide mit einer erniedrigten V_{diast} einhergehen. Eine Prädilektionsstelle für Stenosen ist der Abgang der A. vertebralis **(55)** aus der A. subclavia **(116, Abb. 21.4)**. Stenosen sind auch häufig im Bereich der Atlasschlinge **(Abb. 21.3b)** lokalisiert, die von dorsal unterhalb des Proc. mastoideus dargestellt wird **(Abb. 21.3a)**. Die dafür am besten geeignete 5,0 MHz-Sonde wird dabei direkt unterhalb und hinter dem Mastoid aufgesetzt und in Richtung der kontralateralen Orbita bei leicht zur Gegenseite gedrehten Kopf ausgerichtet.

Für die Darstellung des V_4-Segmentes hat sich die transnuchale Anwendung einer 2,5 MHz- oder einer 2,0 MHz Sektorsonde bewährt **(Abb. 21.5a)**. Die Sonde wird unterhalb der Protuberantia occipitalis in Richtung Orbita aufgesetzt. In **Abb. 21.5b** ist der Übergang beider Vertebralisendabschnitte zur A. basilaris **(56)** gezeigt.

Vertebralisstenosen zeigen im Flußspektrum die auf Seite 11 und 72 genannten Stenosekriterien. Bezüglich der Klassifikation des Stenosegrades existieren für die A. vertebralis jedoch keine allgemein validierten Kriterien wie im Bereich der Carotisstrombahn.

Während im Normalfall **(Abb. 21.6a)** ein biphasisches Profil mit freiem spektralen Fenster (↖) vorliegt, zeigt sich eine deutliche Flußbeschleunigung (→) mit geschlossenem spektralen Fenster im Fall einer Stenose **(Abb. 21.6b)**, hier im Fall einer hochgradigen V_4-Segmentstenose links am Übergang zur A. basilaris bei einer Patientin mit Hemiataxie links, im Rahmen einer TIA. Nach Halstraumata können auch Dissektionen der A. vertebralis zu emboligenen cerebralen Ischämien mit Infarktfolge führen. Die FKDS-Zeichen reichen von einem intramuralen Hämatom bis zum dissektionsbedingten Verschluß. Gelegentlich ist auch die Dissektionsmembran selbst nachweisbar.

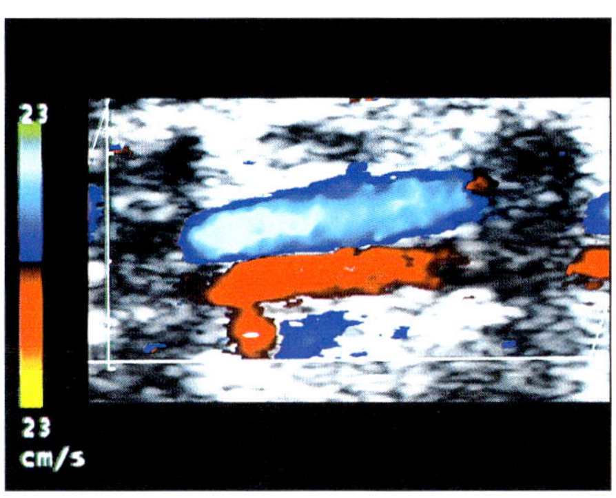

Abb. 21.2

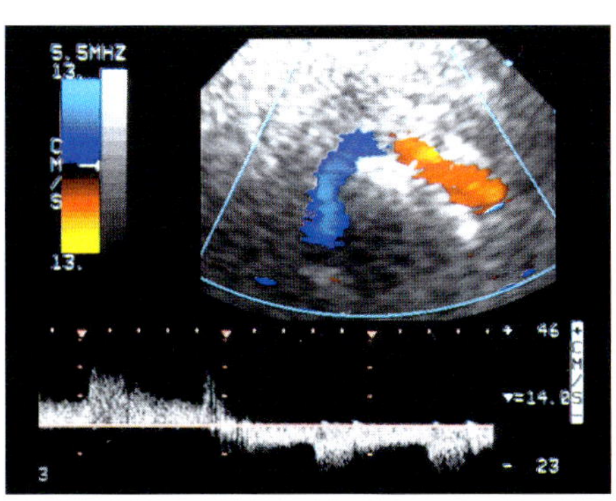

Abb. 21.3b

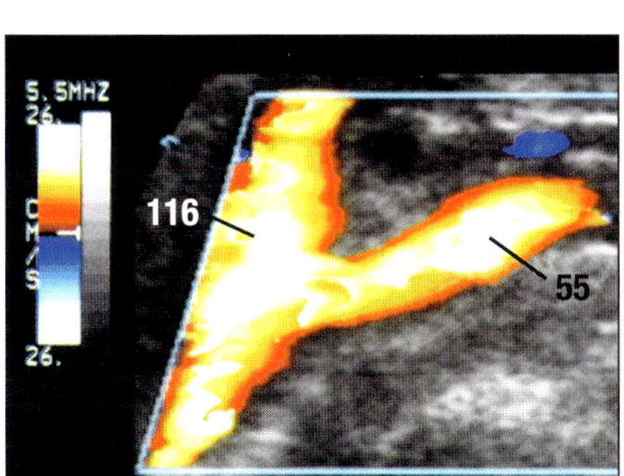

Abb. 21.4

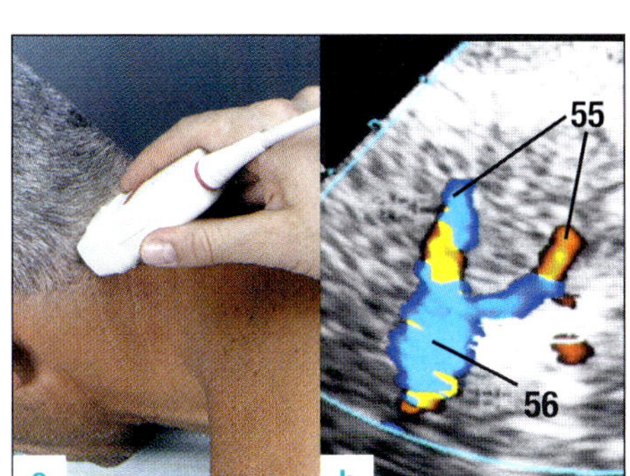

Abb. 21.5

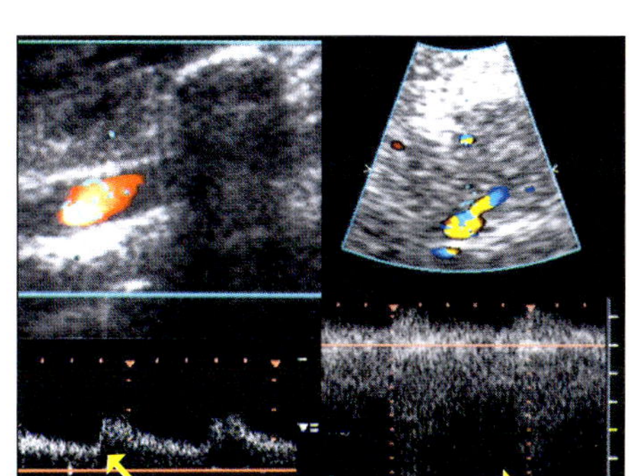

Abb. 21.6

Transtemporale Darstellung intrakranieller Arterien

Der Circulus Wilisii ist am besten durch die dünne Pars squamosa des Os temporale mit einem 2,0 MHz- Schallkopf zugänglich: **Abb. 22.1** zeigt die axiale Schnittebene mit der rechten A. cerebri media **(MCA, 54b)**, der A. cerebri anterior **(ACA, 54a)**, dem distalen Endabschnitt der ACI **(40a)**, der A. communicans posterior **(59b)** und den Aa. cerebri post. **(PCA, 54c)**. Von der rechten PCA ist nicht nur das P1-, sondern auch das P_2-Segment erkennbar.

Das normale Flußprofil in der MCA **(Abb. 22.3)** zeichnet sich durch einen niedrigen peripheren Widerstand mit entsprechend hohem diastolischen Flußniveau (⇓) aus. Die exakte Bestimmung der Flußgeschwindigkeiten setzt eine langstreckige Darstellung voraus, um die Winkelkorrektur richtig zu justieren. Bei der MCA ist dies bei spitzem Winkel jedoch meistens gut möglich. Schwieriger ist die Einstellung der Beschallungswinkel der PCA und ACA, da diese Gefäße bogenförmig verlaufen. Typische Flußspektren für die PCA bzw. ACA zeigen die **Abb. 22.4.** bzw. **Abb. 22.5.** Normwerte (Mittelwert ± 1 Standardabweichung) für die Flußgeschwindigkeiten, erzielbaren Einstellwinkel und konsekutive Meßfehler [2.3] finden Sie in **Tab. 22.2**.

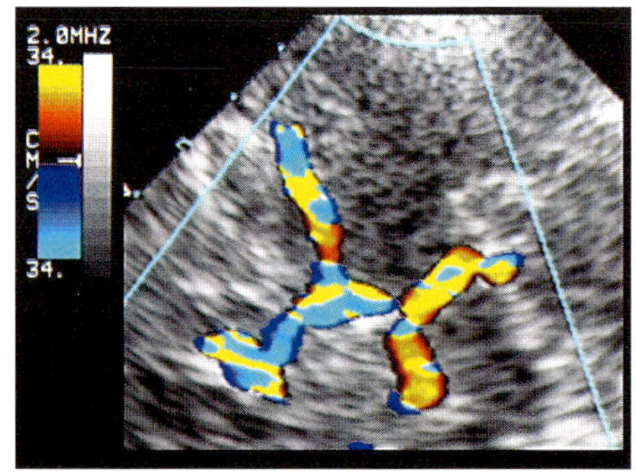

Abb. 22.1a

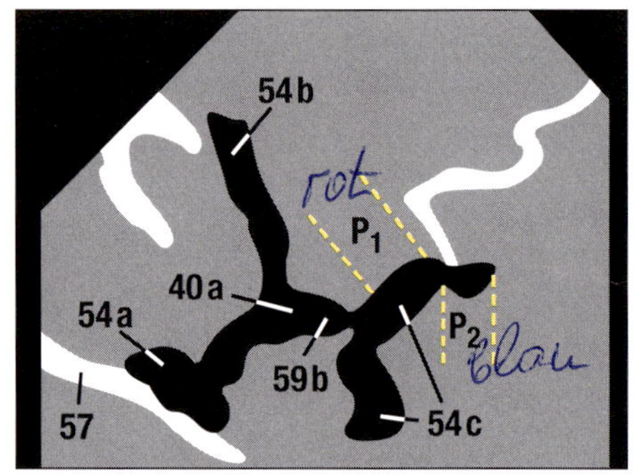

Abb. 22.1b

Normwerte Circulus Wilisii				
Kriterien:	**MCA**	**ACA**	**PCA**	**BA**
PSV [cm/s]	107 ± 14	98 ± 15	75 ± 17	58 ± 14
Einstellwinkel [°]	33 ± 15	35 ± 17	45 ± 18	15 ± 14
Meßfehler [%]	15	18	30	3

Tab. 22.2

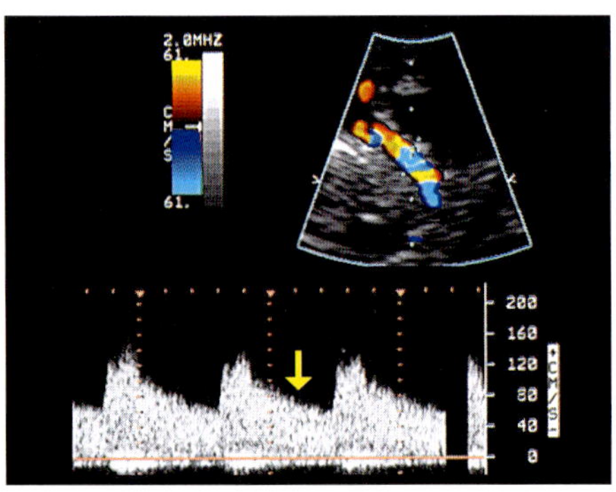

Abb. 22.3

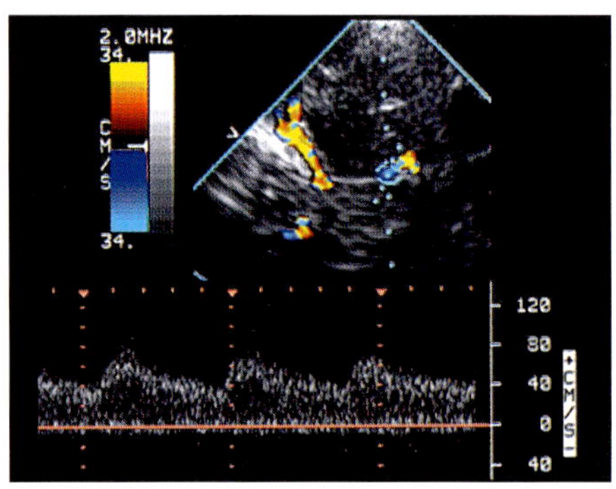

Abb. 22.4

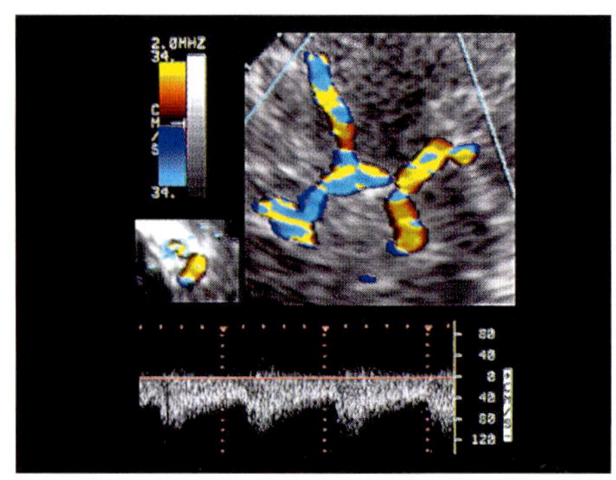

Abb. 22.5

Transnuchale Darstellung der A. basilaris

Wenn der Schallkopf von nuchal aufgesetzt wird, kann dies neben der in **Abb. 22.6a** gezeigten sitzenden Position mit nach vorne gebeugtem Kopf auch in Rückenlage mit zur Seite gewendetem Kopf des Patienten geschehen. Es resultiert die Darstellung beider V_4-Segmente **(55)** am Übergang zur A. basilaris **(56)** mit typischen Flußprofil – hier ist die rechte A. cerebelli inf. post. (PICA, **55a)** mit erfaßt **(Abb. 22.6b)**.

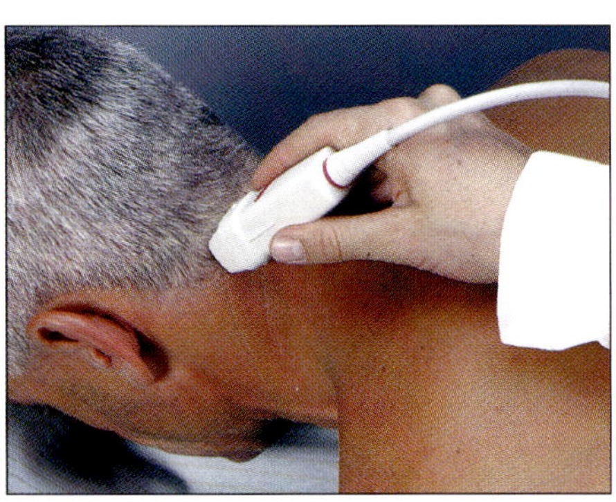

Abb. 22.6a

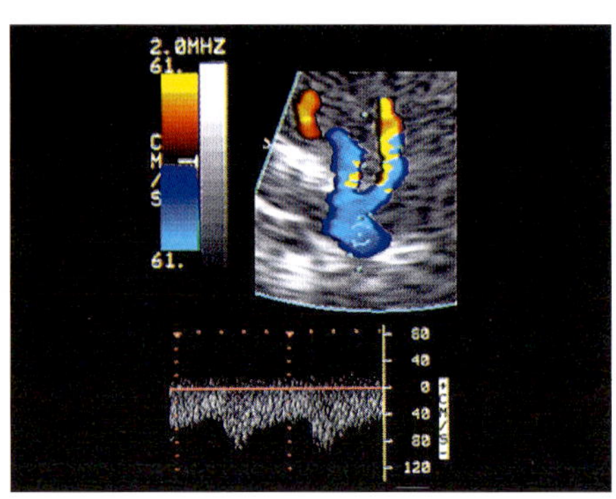

Abb. 22.6b

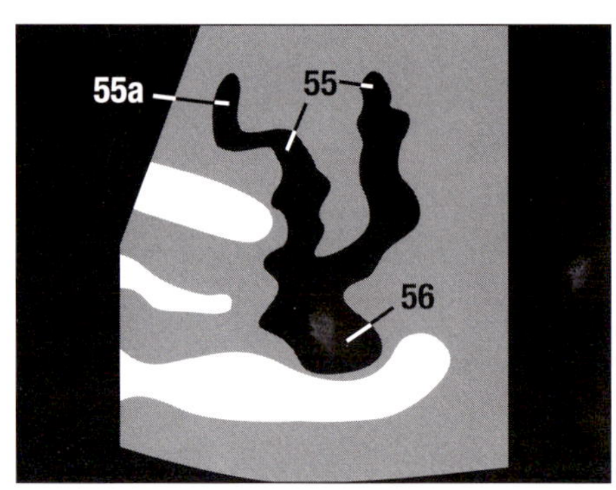

Abb. 22.6c

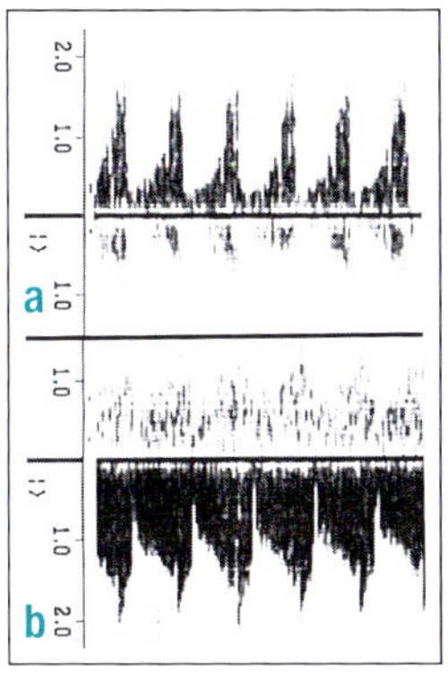

Abb. 23.1

Pathologische intrakranielle Gefäßbefunde

Bereits bei den extrakraniellen Gefäßläsionen wurde die Bedeutung intakter Kollateralflußwege für die Risikoabschätzung und das Hirninfarktrisiko des Patienten hervorgehoben **(vgl. S. 18)**. Bei hochgradigen ACI-Stenosen oder unilateralen ACI-Verschlüssen gewinnt auch die Beantwortung der Frage an Bedeutung, ob durch die A. ophthalmica ein retrograder Kollateralfluß aus dem ACE-Stomgebiet erfolgt **(Abb. 23.1b)** oder dort ein Nullfluß, bzw. ein normaler Fluß **(Abb. 23.1a)** vorliegt. Die Situation der intrakraniellen Kollateralisation wird durch einen Vergleich der einzelnen Flußspektren deutlich: Die **Abb. 23.2** zeigt bei einem Patienten mit rechtsseitigem ACI-Verschluß eine erniedrigte PSV (↘) bei erhöhtem diastolischem Flußniveau (↓) in der ipsilateralen MCA **(a)** im Vergleich zur linken MCA **(b)**. Die rechte MCA wird durch einen cross flow über die A. communicans anterior **(c)** mit retrograder Strömung im rechten A_1-Segment **(d)** perfundiert.

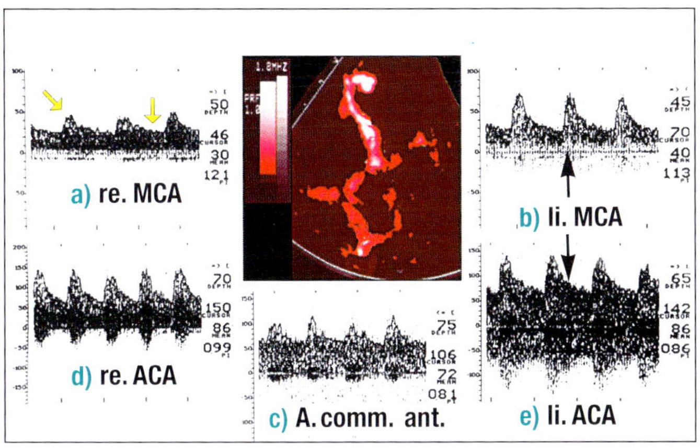

Abb. 23.2

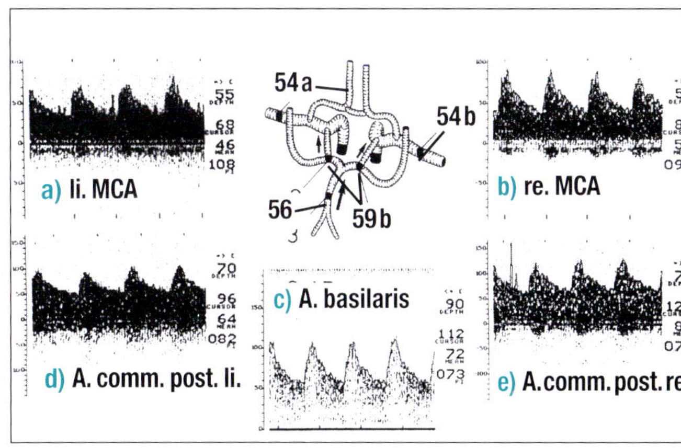

Abb. 23.3

Im Fall eines beidseitigen ACI-Verschlusses **(Abb. 23.3)** erfolgt die Kollateralisation bei intaktem Circulus Wilisii in der Regel von der hinteren Strombahn oder über Ophthalmica-Kollateralen **(Abb. 23.1b)**: Hier zeigt sich ein erhöhtes Flußniveau in der A. basilaris **(Abb. 23.3c)** und den beiden Aa. communicantes posteriores **(d, e)** in die beiden Aa. cerebri mediae **(a, b)** als Ausdruck der kompensatorischen Flußzunahme, die nicht mit einer stenosebedingten Flußbeschleunigung verwechselt werden darf. Deshalb empfiehlt es sich, stets Flußspektren aus allen zugänglichen Hauptarterien des Circulus Wilisii abzuleiten, um keiner Fehlinterpretation zu erliegen.

Nicht alle Flußbeschleunigungen sind stenosebedingt. Auch eine Anämie kann funktionell eine Flußbeschleunigung (↖) in der ACI verursachen **(Abb. 23.4)**, wie hier bei einem Hämoglobinwert von nur 6.2 g/dl. Auch Aneurysmata können farbduplexsonographisch bei entsprechender Lokalisation und einer Größe über 5-10 mm nachgewiesen werden: Die **Abb. 23.5** zeigt ein ca. 1cm großes Aneurysma **(8)** im Bereich des distalen M_1-Sementes einer rechten A. cerebri media **(54b)**.

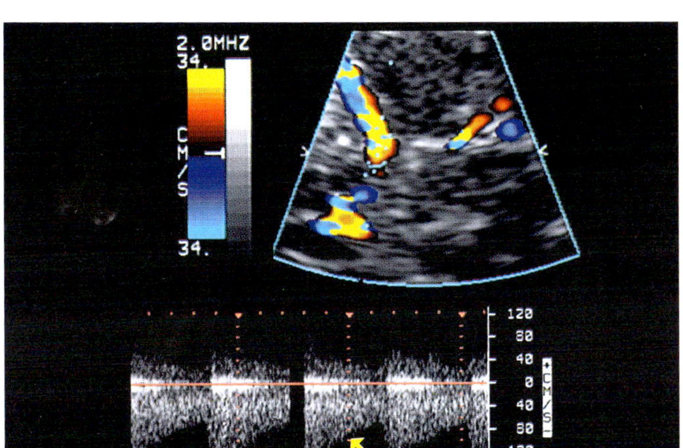

Abb. 23.4

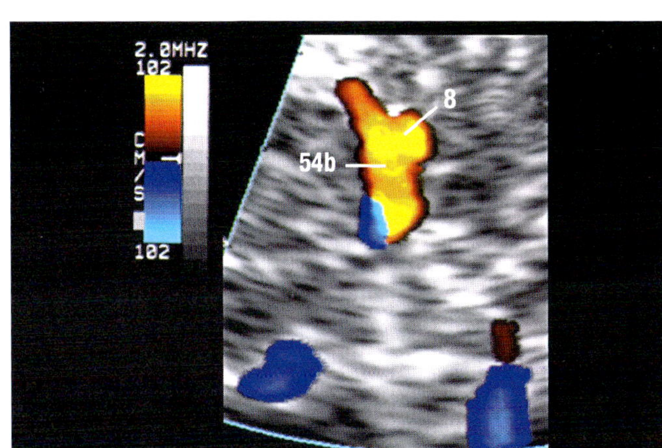

Abb. 23.5

Kritische Wertung

Auf Grund ihrer oberflächlichen Lage und der Möglichkeit, mit hohen Frequenzen eine gute Bildauflösung zu erzielen, sind die Carotiden für die nicht-invasive FKDS-Diagnostik prädestiniert. Dies trifft nur mit einigen Einschränkungen auch auf die Vertebralarterien zu: Besonders der linksseitige, oft etwas tiefer gelegene Vertebralisabgang ist gelegentlich durch die FKDS nur schwer zu interpretieren. Gleiches gilt für die in ca. 4% vorkommene Variante eines direkten Vertebralisabgangs aus dem Aortenbogen. Zum Ausschluß einer Vertebralis- oder Karotisdissektion eignet sich als ebenfalls nicht-invasive Alternativmethode auch die MR-Angiographie, die entweder als time-of-flight Methode oder auch Kontrastmittel- unterstützt durchgeführt werden kann. Hier ist ein ACI-Verschluß links mit Kollateralflüssen abgebildet (Abb. 24.1). Wichtig ist hier die Auswertung der axialen Einzelpartitionen und nicht nur der 3D-Rekonstruktionen, um eine Dissektionsmembran sicher auszuschließen.

Als invasivere Methode steht schließlich die DSA zur Verfügung (Abb. 24.2), die ihre Vorteile besonders im Nachweis verlangsamten, residuellen Flusses bei Pseudookklusionen sowie in der besseren Beurteilbarkeit kleinerer intrakranieller Gefäßlumina bietet. Hier ist ein kleines Aneurysma (↖) dargestellt. Außerdem werden Kollateralflußphänomene sowie die venösen Abflußverhältnisse zum Ausschluß einer Sinusvenethrombose durch die DSA gleich mit dargestellt.

Intrakraniell liegen in bis zu 15% der Fälle so mäßige Schallbedingungen vor (z.B. bei zu kräftiger Schädelkalotte), daß der Einsatz von Kontrastverstärkern zweckmäßig ist: Die Abb. 24.3 zeigt eine Gegenüberstellung eines vermeintlichen MCA-Abbruchs (↙) in der nativen Darstellung (a) und das deutlich erhöhte Kontrast-zu-Rausch-Verhältnis nach Levovist-Applikation (b). Es handelte sich hier also nicht um einen Verschluß, sondern um eine hochgradige MCA-Stenose mit dementsprechender Flußbeschleunigung (⇐).

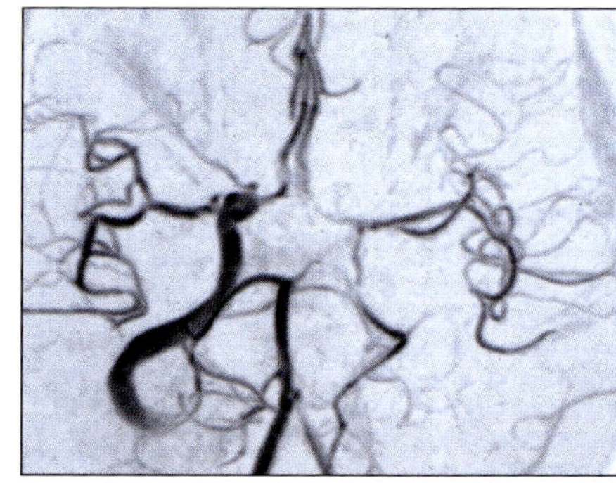

Abb. 24.1

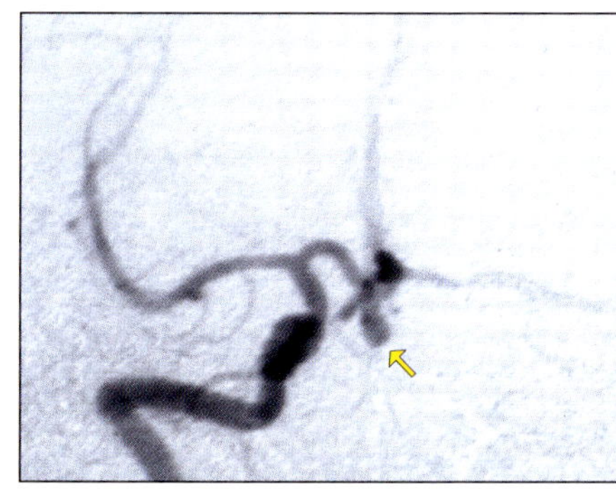

Abb. 24.2

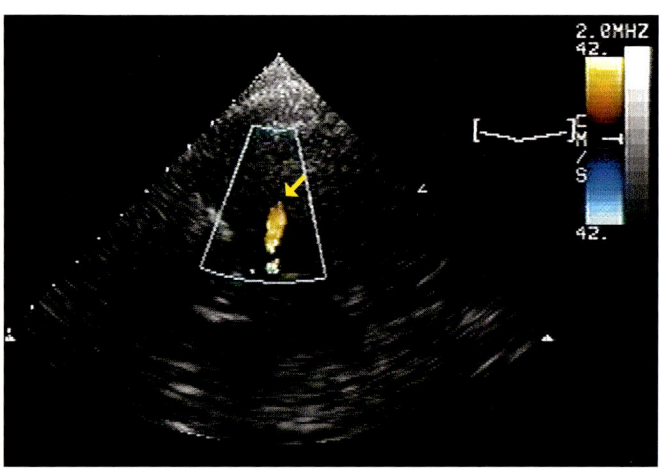

Abb. 24.3a

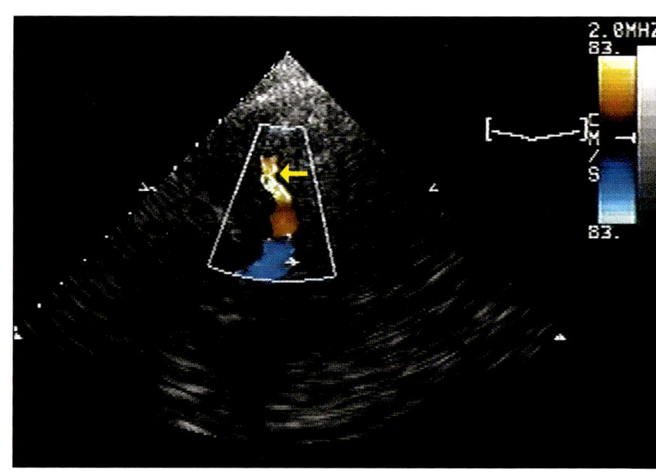

Abb. 24.3b

Quiz - Testen Sie sich selbst :

1. Nennen Sie drei mögliche Kollaterallflußweg bei ACI-, bzw. bei Vertebralis-Stenose und vergleichen Sie Ihre Notizen anschließend mit der Seite 18.
2. Zeichnen Sie aus dem Gedächnis die typischen normalen Flußprofile für die ACC, ACI und ACE und vergleichen Sie Ihre Skizzen mit den Abb. 18.4-18.6.

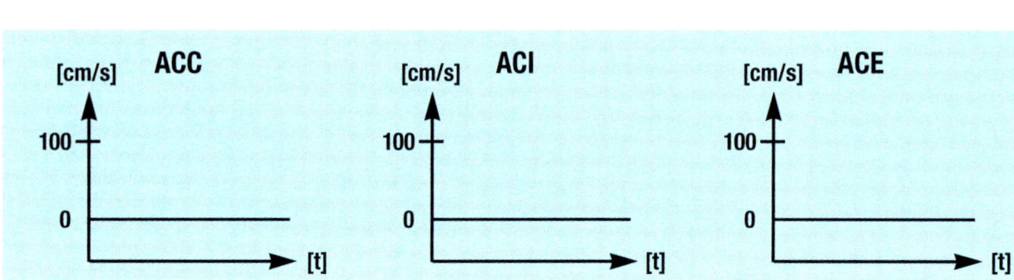

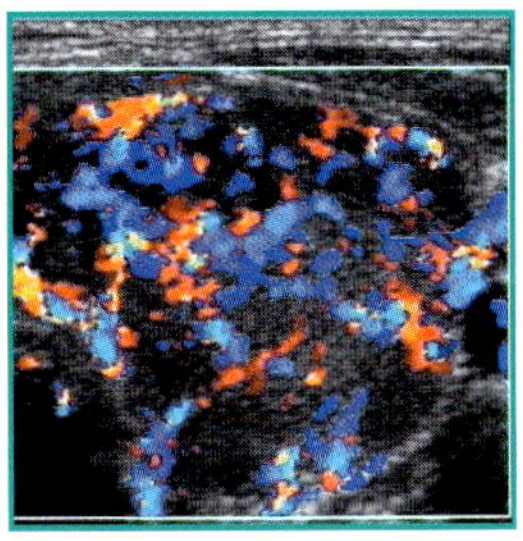

Andreas Saleh

Einleitung

Zervikale Lymphknoten liegen so oberflächlich, daß sie mit einem hochfrequenten (5–10 MHz Linear-) Schallkopf dargestellt werden können. Gegenüber der abdominellen Lymphknotensonographie erweitert sich das Spektrum der Beurteilungskriterien durch die damit verbundene detailliertere Darstellung erheblich (s. S. 26). Das Vorliegen von Lymphknotenmetastasen ist bei Kopf-Hals-Tumoren ein entscheidender prognostischer Faktor, das Lymphknotenstadium beeinflußt erheblich die Therapieentscheidung. Auch thorakale Tumore können in zervikale Lymphknoten metastasieren, wodurch die Stadieneinteilung oft verändert wird. Das Staging bei malignen Lymphomen umfaßt alle, auch die zervikalen Lymphknotenstationen des Körpers.

Schilddrüsenerkrankungen sind in Deutschland aufgrund des endemischen Jodmangels sehr häufig. Bei Verdacht auf eine Schilddrüsenerkrankung ist die Ultraschalluntersuchung die erste einzusetzende apparative Untersuchungsmethode. Bei der endemischen Struma diffusa ist die Schilddrüse vergrößert, Echogenität und Farbduplexbefund entsprechen aber ansonsten der gesunden Schilddrüse. Patienten mit einem neu aufgetretenen M. Basedow werden mit den Symptomen der Hyperthyreose als klinischem Leitsymptom vorstellig. Häufig zeigt die Schilddrüse mit einer diffusen Echoarmut ein so typisches Bild, daß die Diagnose bereits B-Bild-sonographisch vermutet werden kann. Fast immer ist farbduplexsonographisch eine Hypervaskularisation in einem Ausmaß nachweisbar, welches einen M. Basedow beweist. Das sonographische Bild der Thyreoiditiden ist weniger spezifisch. Entzündlich infiltrierte Areale sind echoarm und zentral oder im Randbereich hypervaskularisiert, jedoch in deutlich geringerem Ausmaß als beim M. Basedow. Jede fokale Läsion der Schilddrüse wirft die Frage nach möglicherweise bestehender Autonomie oder Malignität auf. Weder die Funktionslage noch die Dignität eines Schilddrüsenknotens ist mit farbduplexsonographischen Kriterien ausreichend sicher zu fassen.

Anatomie

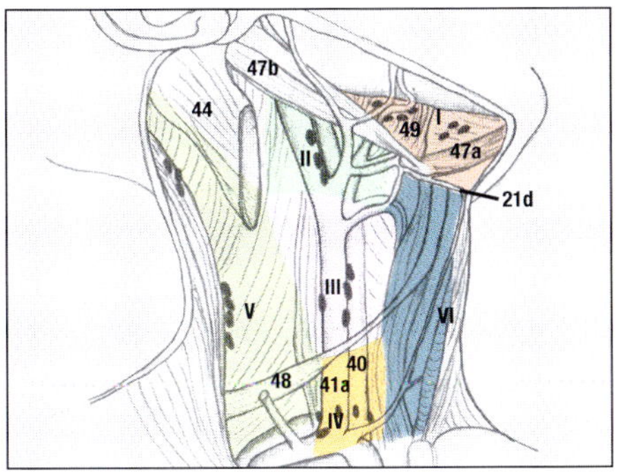

Abb. 25.1

Zur Suche nach zervikalen Lymphknoten (LK) unterteilt man den Hals in Regionen, die systematisch durchgemustert werden (Abb. 25.1). Das Trigonum submentale reicht vom Zungenbein **(21d)** bis zum Kinn und wird nach lateral durch die ventralen Bäuche der Mm. digastrici **(47a)** begrenzt. Lateral benachbart liegt das Trigonum submandibulare, welches von ventralem **(47a)** und dorsalem Bauch **(47b)** des M. digastricus und der Mandibula begrenzt wird. Beide LK-Stationen werden in der chirurgischen Terminologie (Neck dissection) als Level I zusammengefaßt. Anschließend untersucht man die LK entlang der V. jugularis int. **(41a)**, die von kranial nach kaudal mit Level II – IV bezeichnet werden. Das laterale Halsdreieck wird vom Hinterrand des M. sternocleidomastoideus **(44)**, vom Vorderrand des M. trapezius und von der Clavicula **(21c)** begrenzt (Level V) und schließt die Fossa supraclavicularis mit ein. Das ventrale Halsdreieck reicht vom Zungenbein **(21d)** bis zur Mohrenheimschen Grube und wird nach lateral vom M. sternocleidomastoideus **(44)** begrenzt (Level VI). Die Darstellung der nuchalen und mastoidalen LK komplettiert den Untersuchungsgang.

Untersuchungstechnik

Findet man bei der Untersuchung Lymphknoten (LK), werden diese einzeln beurteilt. Dazu dreht man den Schallkopf so, daß der jeweilige LK in seinem längsten Durchmesser (Größe) dargestellt wird (Abb. 26.1). Dieser maximale Längsdurchmesser wird durch den dazu senkrecht stehenden Querdurchmesser geteilt. Der daraus resultierende Maximal-zu-Querdurchmesser-Quotient (MQQ) beschreibt die Form des Lymphknotens. Ein LK mit einem MQQ < 2 gilt als kugelig umgewandelt (Malignitätskriterium). Für LK < 1 cm ist das Kriterium wegen des Meßfehlers unzuverlässig. Darüberhinaus sind LK-Metastasen < 1 cm und > 4 cm häufig nicht kugelig. Lymphknoten > 4 cm sind allerdings allein aufgrund ihres Maximaldurchmessers als metastasensuspekt einzuschätzen. Besonderen Wert hat der MQQ daher gerade bei LK mit Maximaldurchmessern zwischen 1 und 2 cm, da hier ein breiter Overlap zwischen benignen und malignen Lymphknoten besteht [3.5]. Physiologische LK und Lymphknoten bei unspezifischer Lymphadenitis sind sonographisch aus einem echoärmeren Kortex (50b) und einem echoreichen zentralen Hilusreflex (50a) aufgebaut (Abb. 26.5). Bei Metastasen und malignen Lymphomen fehlt der Hilusreflex in 50–80% vollständig. Die Echogenität des Kortex ist bei malignen Lymphomen meist sehr echoarm, häufig sogar pseudozystisch. Bei Metastasen ist die Echogenität häufig durch regressive Veränderungen komplex. Lymphknoten sind fast immer scharf abgrenzbar, nur gelegentlich weisen Metastasen unscharfe Randkonturen auf.

Beurteilungskriterien B-Bild
Größe
Form (MQQ)
Zentraler Hilusreflex
Echogenität
Randkonturen (Begrenzung)

Tab. 26.1

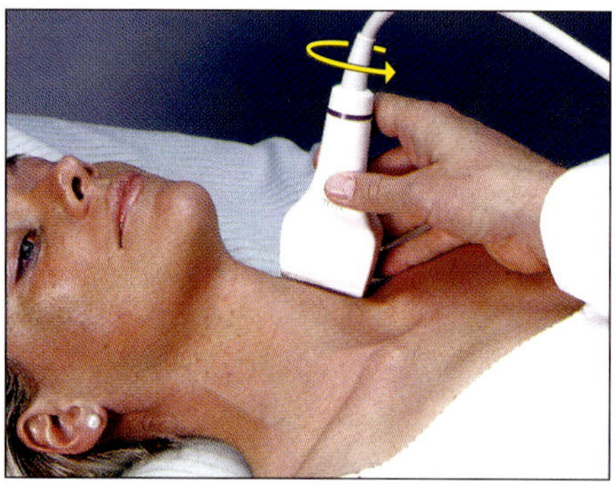

Abb. 26.1a

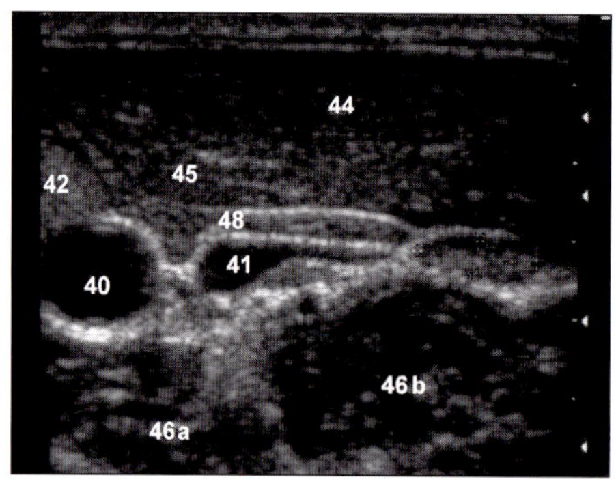

Abb. 26.1b

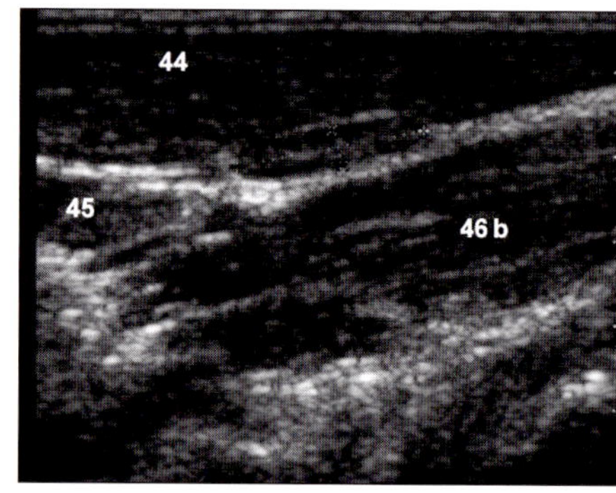

Abb. 26.1c

Beurteilungskriterien FKDS
Stärke der Vaskularisation
Verteilungsmuster der Vaskularisation
Pulsatilität des intranodalen Blutflußes

Tab. 26.2

Zur farbduplexsonographischen Beurteilung eines LK stellt man im Farbdoppler-Mode die intranodalen Gefäße dar. Man beurteilt die Stärke und das Muster der Vaskularisation. Dann plaziert man in den kräftigsten Gefäßen (51a) das sample volume und leitet ein Doppler-Frequenz-Spektrum ab (Abb.26.4). Eine Winkelkorrektur ist unnötig, da nur die Pulsatilitätsparameter RI und PI relevant sind. Lymphknotenmetastasen von Plattenepithelcarzinomen (PEC) weisen höhere Widerstandsindizes auf als benigne LK. Bei einem RI > 0,8 und einem PI > 1,6 kann man mit einer Sensitivität von ca. 55 % und einer Spezifität von ca. 95 % in der Detektion von LK-Metastasen ausgehen [3.3]. Man erklärt sich den höheren Widerstand bei LK-Metastasen mit einer Verlegung der peripheren Strombahn durch Gefäßinvasion von Tumorzellen. Sowohl maligne Lymphome, als auch entzündlich veränderte LK weisen niedrige Widerstandsindizes auf (RI < 0,8).

Steckbrief physiologischer Lymphknoten
Größe < 1,5 cm
Längliche Form (MQQ > 2)
Echoreicher Hilusreflex
Scharfe Begrenzung
Keine erkennbare Vaskularisation im farbkodierten Bild

Tab. 26.3

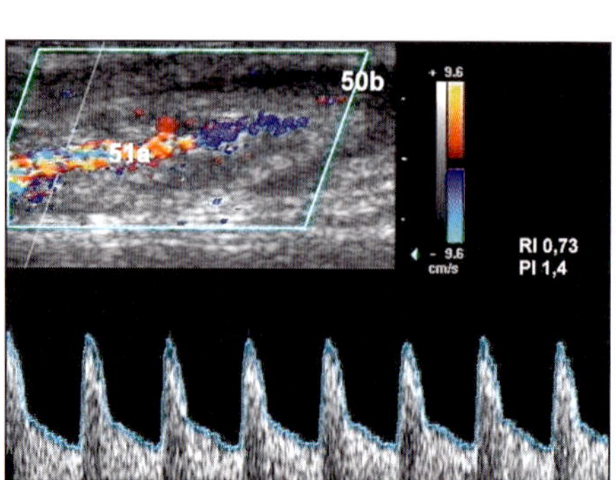

Abb. 26.4

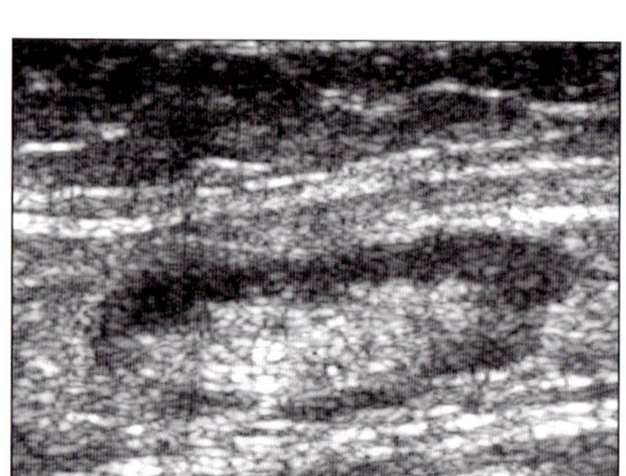

Abb. 26.5a

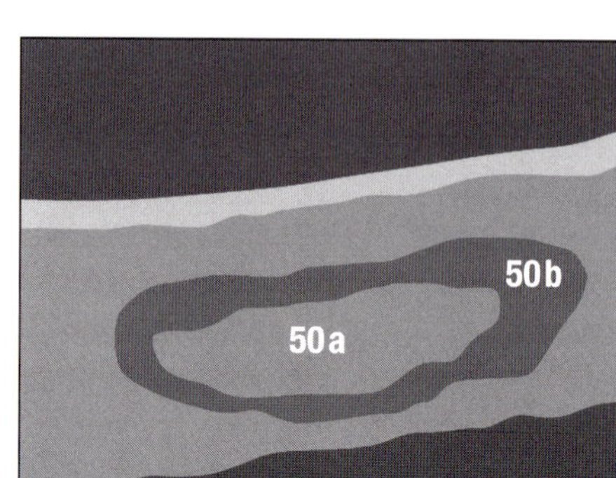

Abb. 26.5b

Steckbrief malignes Lymphom

- Meist kugelige Form (MQQ < 2)
- Ausgeprägte Echoarmut
- Oft fehlender Hilusreflex
- Scharfe Begrenzung
- Ausgeprägte Hypervaskularisation
- Baumartiges intranodales Gefäßmuster
- Intranodaler RI < 0,8

Tab. 27.1

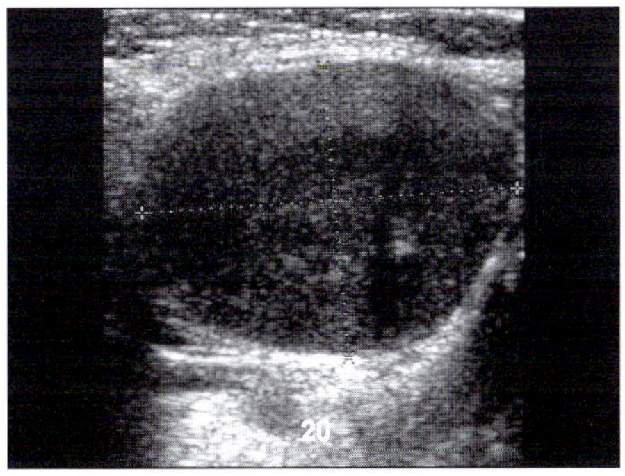

Abb. 27.1a

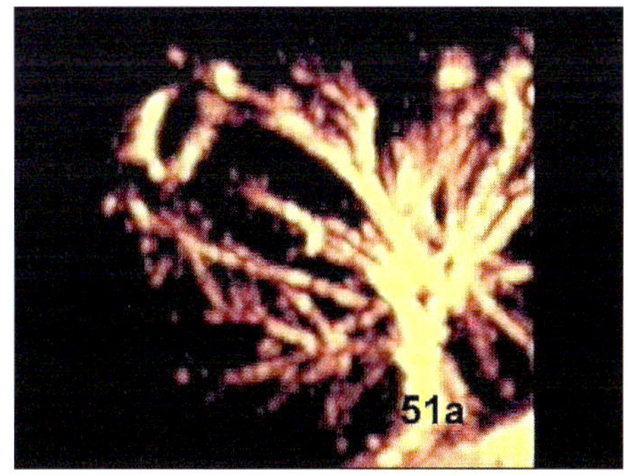

Abb. 27.1b

Steckbrief LK-Metastase eines PEC

- Kugelige Form (MQQ < 2)
- Echoarm, regressive Veränderung
- Kein Hilusreflex
- Manchmal unscharfe Begrenzung
- Schwache Vaskularisation
- Irreguläres Vaskularisationsmuster
- Intranodaler RI > 0,8

Tab. 27.2

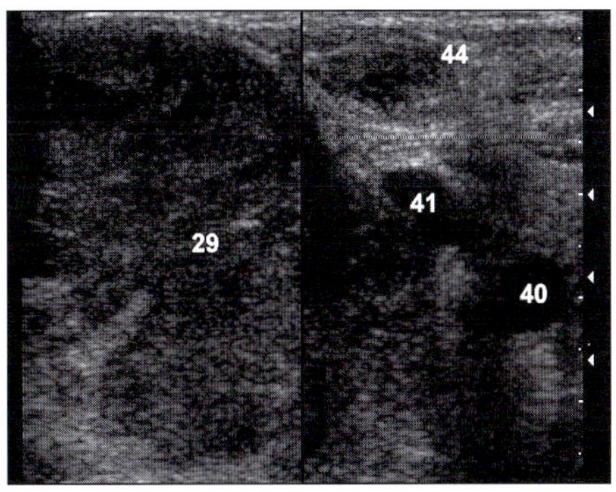

Abb. 27.2a

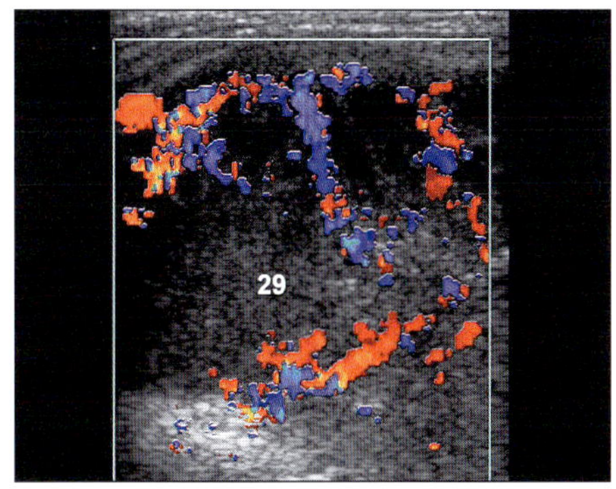

Abb. 27.2b

Steckbrief akute Lymphadenitis

- Längsovale Form (MQQ >> 2)
- Kortex leicht echoarm
- Zentraler Hilusreflex
- Scharfe Begrenzung
- Hypervaskularisation
- Zentrales Hilusgefäß
- Intranodaler RI < 0,8

Tab. 27.3

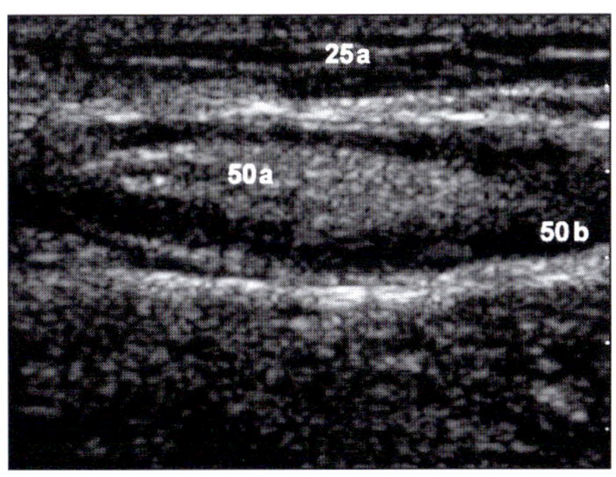

Abb. 27.3a

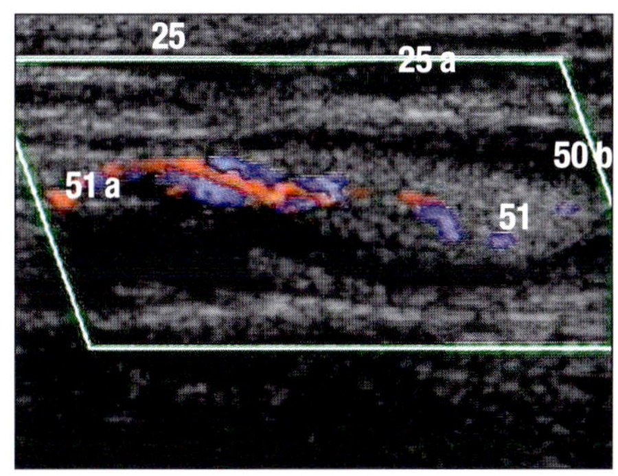

Abb. 27.3b

Steckbrief chronische Lymphadenitis

- Längsovale Form (MQQ >> 2)
- Kortex leicht echoarm
- Zentraler Hilusreflex
- Scharfe Begrenzung
- Keine erkennbare Vaskularisation

Tab. 27.4

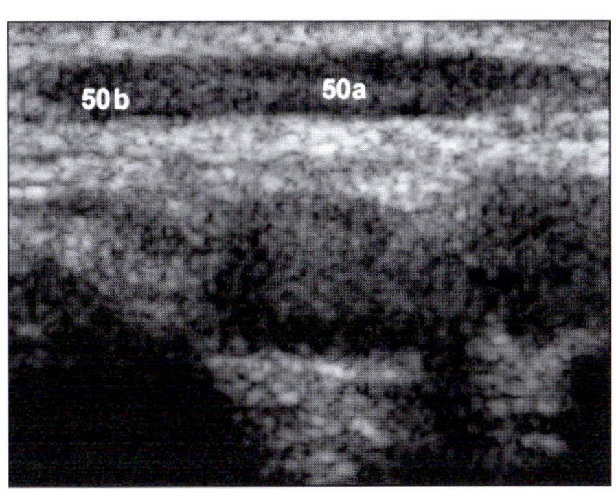

Abb. 27.4a

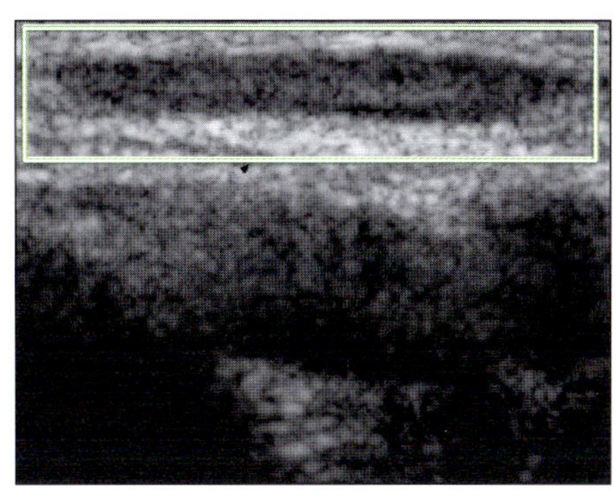

Abb. 27.4b

Einen 3,5 cm großen zervikalen Lymphknoten bei M. Hodgkin zeigt die Abb. 27.1a. Er ist so echoarm, daß eine deutliche dorsale Schallverstärkung **(20)** auftritt. Ein Hilusreflex ist nicht abgrenzbar. Die Abb. 27.1b zeigt eine 3D-Rekonstruktion der intranodalen Gefäße. Bei ausgeprägter Hypervaskularisation (Gefäße bis in die LK-Peripherie) zeigt sich ein geordnetes, baumartiges Verzweigungsmuster.

Eine 5,5 cm große zervikale LK-Metastase eines Plattenepithel-Carcinoms (PEC, Abb. 27.2) ist unscharf begrenzt, wodurch man unten und rechts im Bild nur ahnen kann, wo die Grenze zu gesundem Gewebe verläuft (vgl. den scharf begrenzten LK in Abb. 27.1). Die Vaskularisation ist, gemessen an der Größe, mäßig. Die Gefäße strahlen von der Peripherie nach zentral ein (Radspeichentyp). Dieses Vaskularisationsmuster ist immer pathologisch. Ein Hilusreflex ist nicht nachweisbar.

Die Abb. 27.3 zeigt einen LK bei akuter Lymphadenitis. Er unterscheidet sich von der chronischen Lymphadenitis (Abb. 27.4) nur durch die stärkere Vaskularisation. Ein Lymphknoten bei chronischer Lymphadenitis unterscheidet sich von einem physiologischen Lymphknoten (Abb. 26.3) nur durch die Größe.

Doppler-Untersuchungstechnik

Die Vaskularisation der Schilddrüse **(42)** kann mit der farbkodierten Duplexsonographie und mit der PW-Doppler-Sonographie gemessen werden. Je nach Fragestellung (diffuse/ fokale Schilddrüsenerkrankung) geht es bei der Untersuchung um eine Quantifizierung der Schilddrüsenvaskularisation oder um eine Darstellung der Angioarchitektur.

Die PW-Doppler-Sonographie dient der Messung der systolischen Spitzengeschwindigkeit und des Stromzeitvolumens in den Schilddrüsenarterien. Die A. thyroidea inf. **(43b)** beschreibt dorsal der A. carotis communis **(**ACC, **40)** einen Bogen. Die Kuppe des Bogens findet sich als Gefäßquerschnitt (↑) regelhaft in einem Längsschnitt über der ACC (Abb. 28.1). Durch leichte Drehung des Schallkopfes stellt man den absteigenden Teil der A. thyroidea inf. dar, in den das Meßvolumen plaziert wird (Abb. 28.3). Die A. thyroidea sup. **(43a)** sucht man in einem leicht modifizierten Längsschnitt (Abb. 28.4), unmittelbar medial der ACC am oberen SD-Pol auf. Anhand der im Vergleich zur benachbarten ACC umgekehrten Flußrichtung kann sie leicht erkannt werden. Die systolischen Spitzengeschwindigkeiten in den Schilddrüsengefäßen liegen im Normalfall bei 25 cm/s, die Stromzeitvolumina bei 6 ml/min pro Gefäß [3.1].

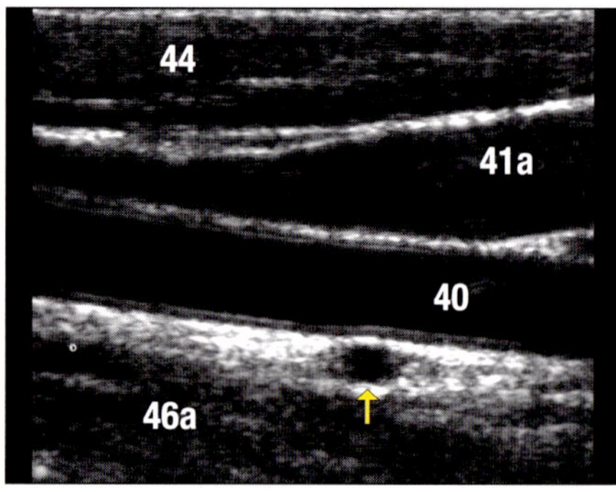

Abb. 28.1

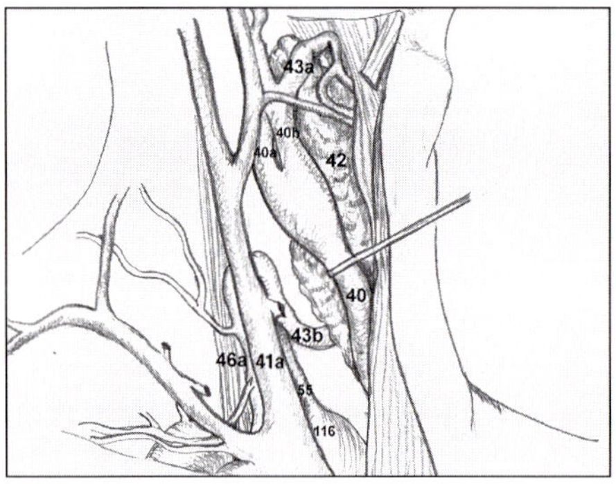

Abb. 28.2

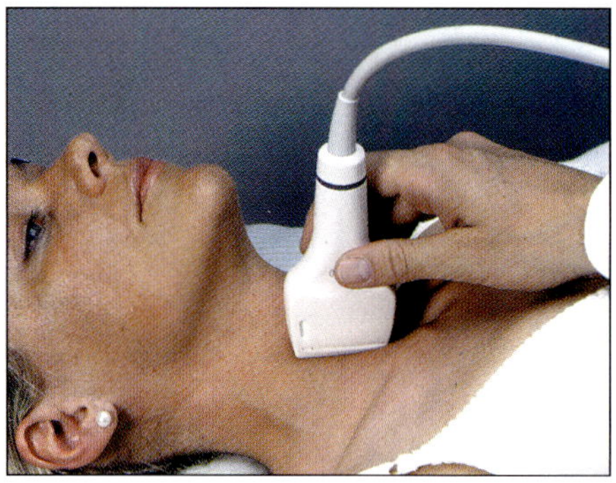
Abb. 28.3a

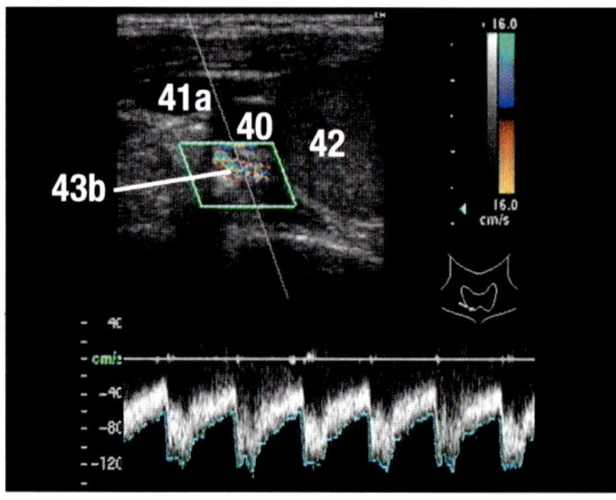

Abb. 28.3b

Zur Beurteilung einer diffusen Schilddrüsenerkrankung kann ein Farbdoppler-Fenster über einen repräsentativen Schnitt der Schilddrüse **(42)** gelegt werden. Dabei wird das Ausmaß der Parenchymdurchblutung semiquantitativ bestimmt. Um eine inter- und intraindividuelle Vergleichbarkeit zu gewährleisten, muß die Geräteeinstellung standardisiert sein. Untersuchungen an verschiedenen Geräten oder mit unterschiedlichen Geräteeinstellungen sind nicht vergleichbar. Jeder Untersucher muß daher zunächst Erfahrung an seinem Gerät sammeln, bevor er das Ausmaß einer Mehrdurchblutung abschätzen kann. In diesem Kapitel sind die Abb. entweder mit einer flußsensitiven (PRF 1000 Hz, Color-Gain 78 %) oder einer unsensitiven (PRF 2500 Hz, Color-Gain 60 %) Geräteeinstellung angefertigt. Die Abbildungen einer Kategorie sind daher vergleichbar. Die Abb. 28.5 zeigen einen Normalbefund in der sensitiven (b) und der unsensitiven Einstellung (c).

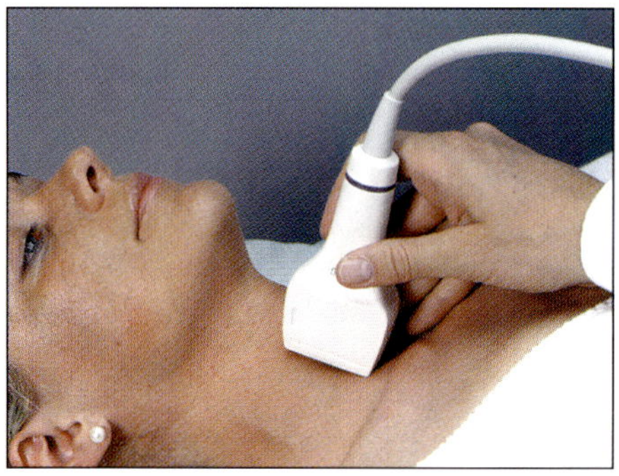
Abb. 28.4a

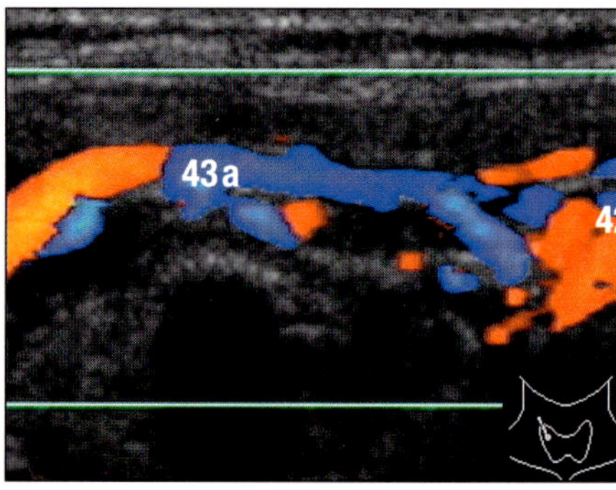

Abb. 28.4b

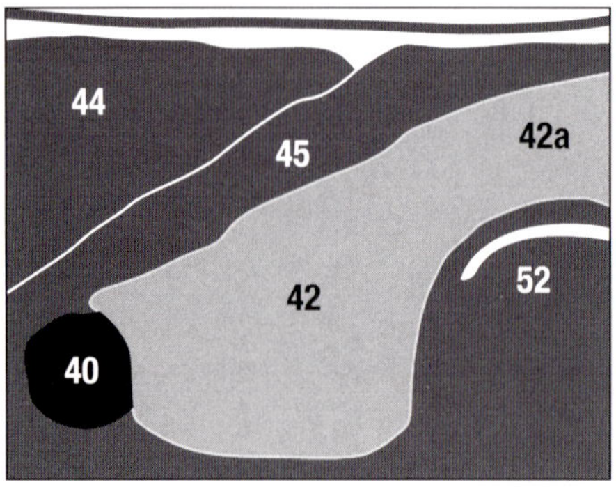

Abb. 28.5a

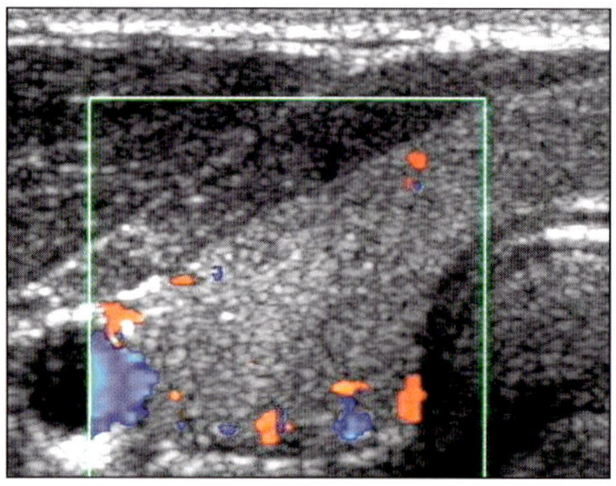
Abb. 28.5b

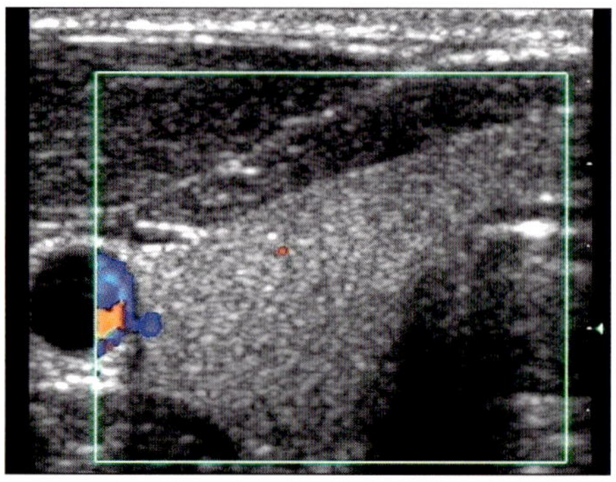
Abb. 28.5c

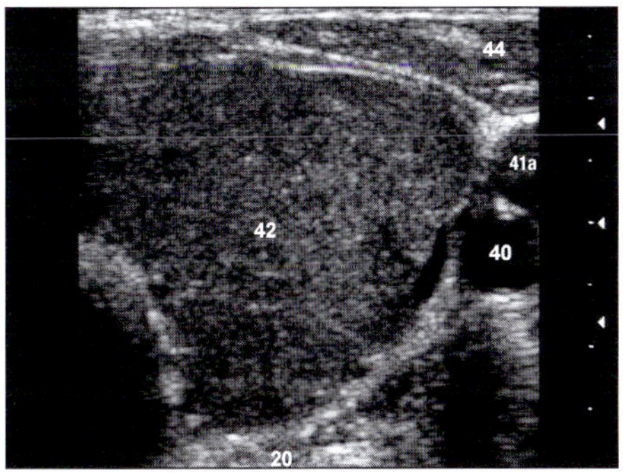

Abb. 29.1a

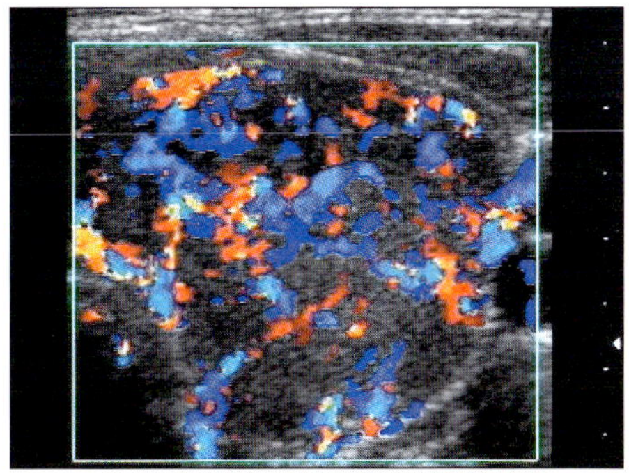

Abb. 29.1b

Die diffuse Hypervaskularisation bei floridem M. Basedow ist so ausgeprägt, daß sie als pathognomonisch für diese Krankheit gelten kann [3.4]. Die systolischen Spitzengeschwindigkeiten liegen im Durchschnitt >100 cm/s, die Stromzeitvolumina >150 ml/min. Die Abb. 29.1 zeigt das typische B-Bild und die farbkodierte Darstellung einer Basedow-Struma bei unsensitiver Farbeinstellung (vgl. Abb. 28.5c). Auch nach medikamentöser Einstellung einer Euthyreose persistiert die gesteigerte Durchblutung der Schilddrüse zunächst, und nimmt erst im späteren Verlauf der Erkrankung ab.

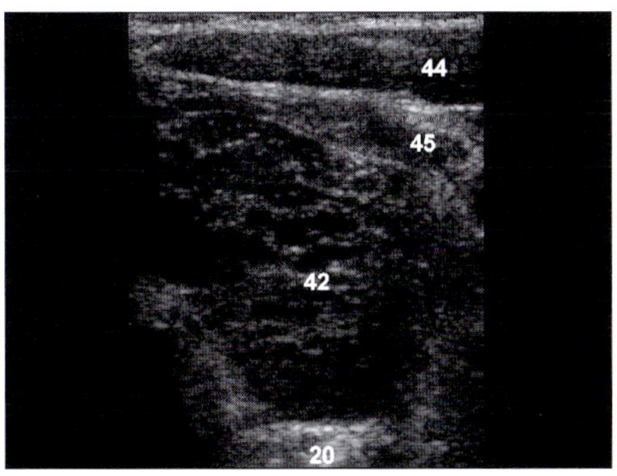

Abb. 29.2a

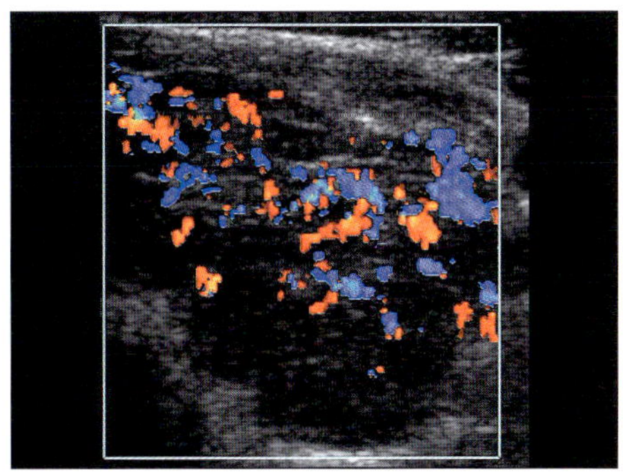

Abb. 29.2b

Die Hashimoto-Thyreoiditis (Abb. 29.2) zeigt ein ähnliches B-Bild. Die farbkodierte Darstellung ist bei sensitiver Geräteeinstellung aufgenommen. Gegenüber der Norm ist eine Mehrdurchblutung erkennbar (vgl. Abb. 28.5b), die aber deutlich geringer ausfällt als beim floriden M. Basedow.

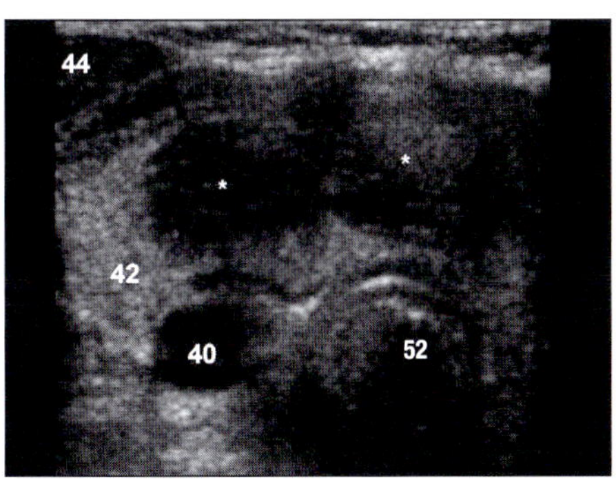

Abb. 29.3a

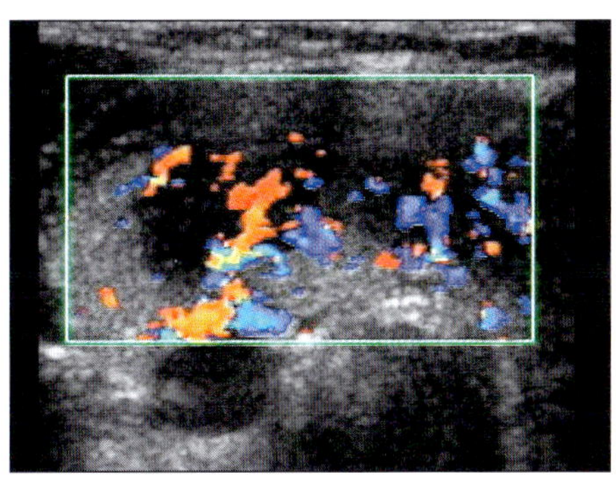

Abb. 29.3b

Bei der Thyreoiditis de Quervain (Abb. 29.3) umfaßt die Entzündung meist nicht die gesamte Schilddrüse, sondern infiltiert das Organ ungleichmäßig. Das sonographische Korrelat dazu sind regellos geformte echoarme und hypervaskularisierte Areale (*).

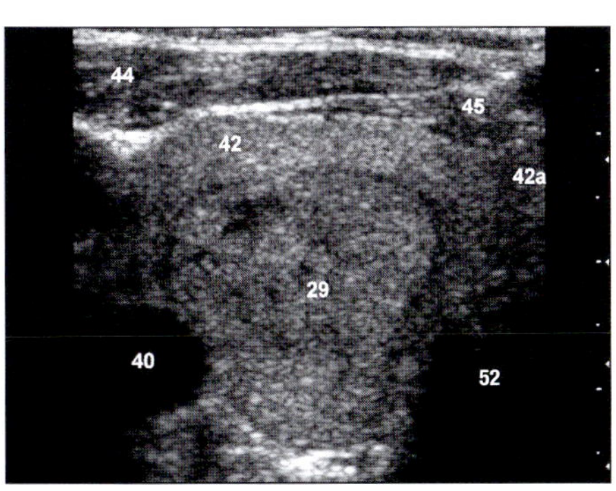

Abb. 29.4a

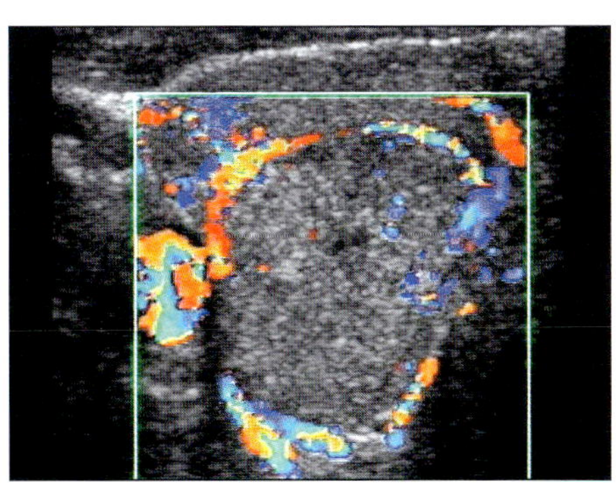

Abb. 29.4b

Knotige Hyperplasien führen meist zu echoreichen und echogleichen Knoten. Der dabei häufige echoarme Randsaum (Halo) ist, im Gegensatz zu fokalen Leberläsionen, kein typisches Zeichen für Malignität. Der Halo entspricht nicht immer einer ringförmigen Hypervaskularisation wie in Abb. 29.4b. Andererseits kann diese auch ohne einen Halo im B-Bild auftreten. Wenngleich die meisten fokalen Autonomien (Abb. 29.4) eine ringförmige Hypervaskularisation aufweisen, ist diese aber unspezifisch und auch bei knotigen Hyperplasien und Karzinomen zu beobachten.

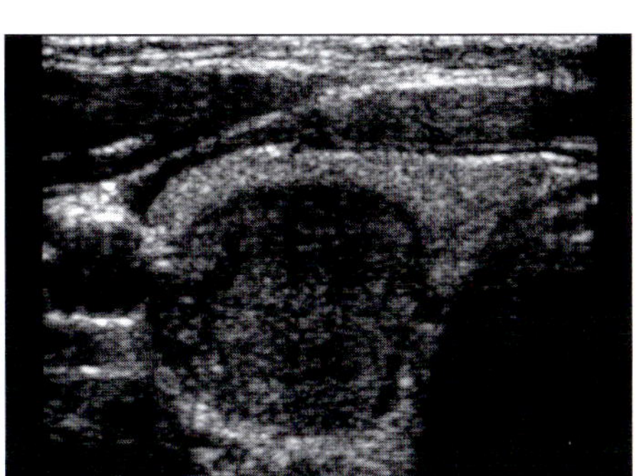

Abb. 29.5a

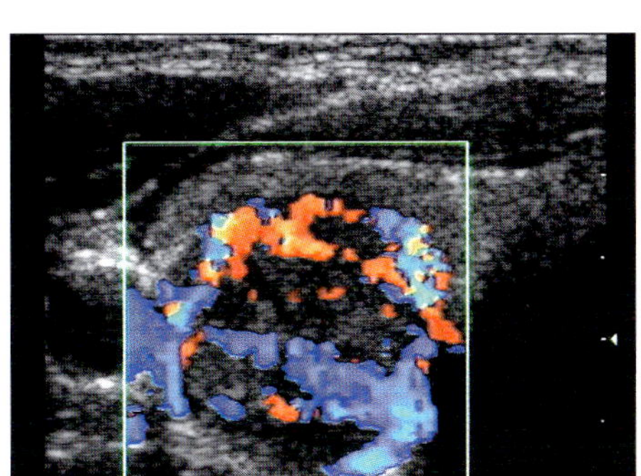

Abb. 29.5b

Die meisten Karzinome sind echoarm und peripher und zentral hypervaskularisiert (Abb. 29.5). Um einen Malignomverdacht zu begründen, müssen die sonographischen Malignitätskriterien in Zusammenschau mit der Szintigraphie (Speicherdefekt) und klinischen Parametern gesehen werden.

Kritische Wertung

Standardverfahren zur Bildgebung von Kopf-Hals-Tumoren ist die CT. Dabei können in einem Untersuchungsgang Primärtumor und regionäre LK-Stationen untersucht werden. Zur Beurteilung stehen der CT aber nur die Kriterien der Größe und einer evtl. vorhandenen ringförmigen Kontrastmittelanreicherung der Lymphknoten als Malignitätskriterien zur Verfügung. Bei Lymphknotengrößen im „Graubereich" kann daher eine ergänzende Sonographie wegen der Vielzahl der Beurteilungskriterien häufig ein eindeutiges Ergebnis herbeiführen.

Bei malignen Lymphomen ist die Sonographie gut als Staging-Untersuchung für den Hals geeignet. Ein Nachteil ist die gegenüber der CT schlechtere Dokumentierbarkeit der Untersuchungsergebnisse. Außerdem kann sonographisch das lymphatische Gewebe des Waldeyerschen Rachenringes nicht beurteilt werden, welches bei lymphatischen Systemerkrankungen bis zur gefährlichen Einengung des Rachens anschwellen kann (Abb. 30.1, Pfeilspitzen).

Zur Funktionslage und zur Dignität von Schilddrüsenknoten kann die farbkodierte Duplexsonographie keine eindeutige Aussage machen. Sie tritt hier weder zur Feinnadelaspirationsbiopsie noch zur Szintigraphie in Konkurrenz. Bei diffusen Schilddrüsenerkrankungen, insbesondere bei M. Basedow, kann sie zur Einschätzung der entzündlichen Aktivität der Erkrankung beitragen und eignet sich daher in Kombination mit Laborparametern zur Diagnose und Verlaufsbeurteilung.

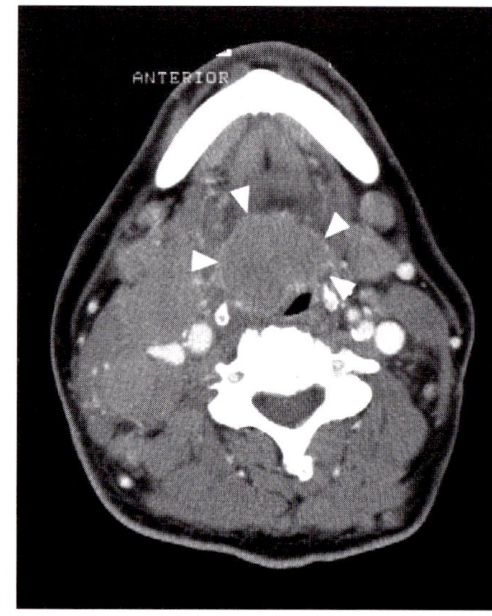

Abb. 30.1

Quiz – Testen Sie sich selbst:

1. Beschreiben Sie die Sonomorphologie:
- **a.** eines physiologischen Lymphknotens.
- **b.** eines Lymphknotens bei malignem Lymphom.
- **c.** einer Lymphknotenmetastase eines PEC.
- **d.** einer akuten Lymphadenitis.
- **e.** einer chronischen Lymphadenitis.

2. Beschreiben Sie die Sonomorphologie:
- **a.** des M. Basedow
- **b.** einer Hashimoto-Thyreoiditis
- **c.** einer Thyreoiditis de Quervain
- **d.** einer knotigen Hyperplasie

3. Eine hyperthyreot wirkende Patientin zeigt bei unsensitiver Einstellung der Farbkodierung folgenden Sonographiebefund (Abb. 30.2): Beschreiben Sie den Befund. Wie lautet die Diagnose?

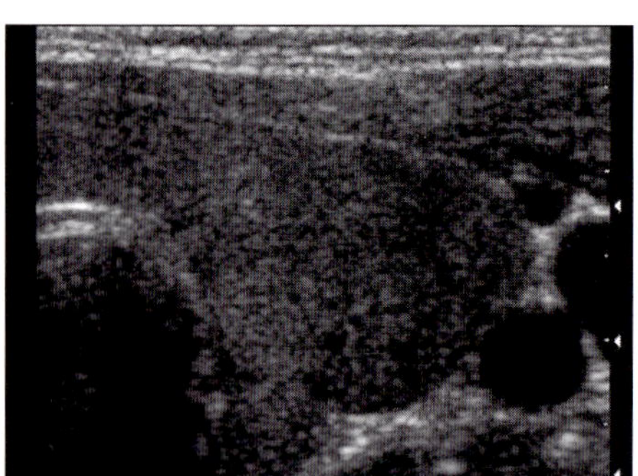

Abb. 30.2a

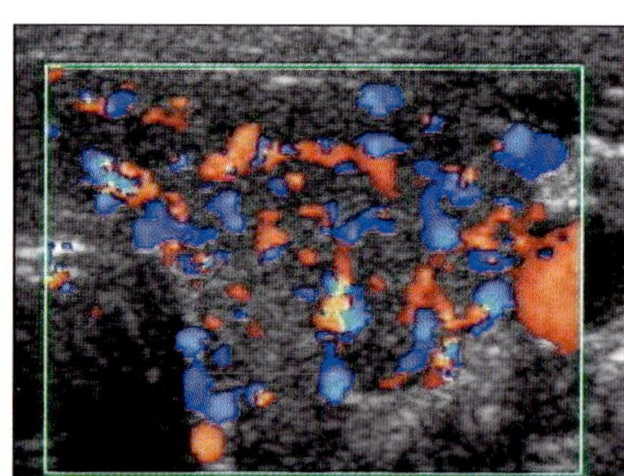

Abb. 30.2b

4. Die Abb. 30.3 zeigt einen Leisten-LK bei diabetischem Fußulkus. Die Abb. 30.4 zeigt zervikale LKs bei klinisch unklaren Halsschwellungen. Beschreiben Sie beide Befunde nach allen Beurteilungskriterien. Wie lauten Ihre Diagnosen?

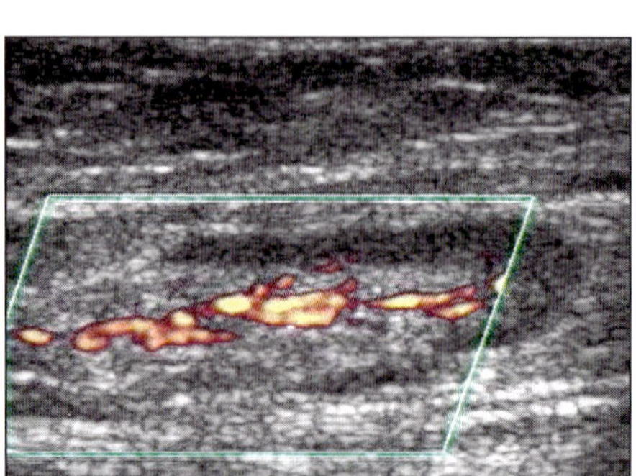

Abb. 30.3

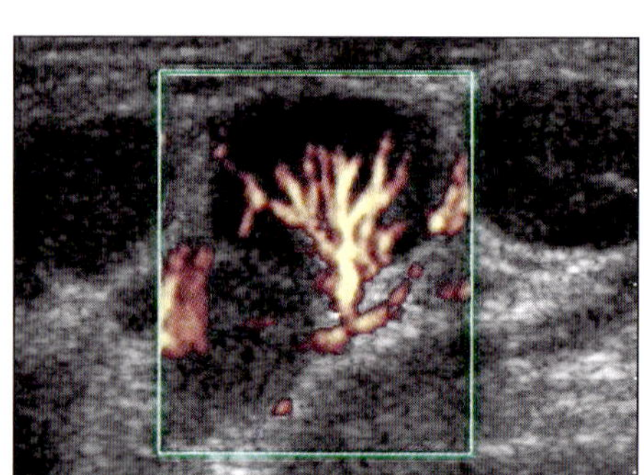

Abb. 30.4

Die Lösungen finden Sie auf Seite 27, 29 und am Ende des Buches.

Abdomen

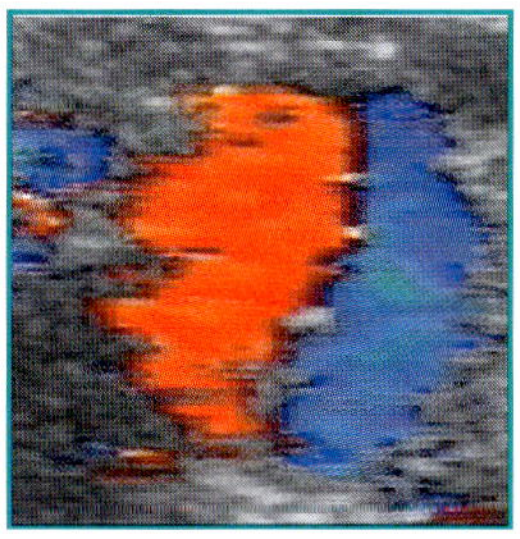

Jörg Kambergs
Ghazaleh Tabatabai

Einleitung

Die Flußdetektion mittels FKDS hat die Möglichkeiten der sonographischen Diagnostik im Abdomen erweitert. Für den Einsatz gibt es etablierte klinische Indikationen, die einen vorgegebenen Untersuchungsablauf und eine Quantifizierung des Flusses erfordern, wie etwa bei der postinterventionellen Kontrolle nach TIPSS-Insertion (S. 39). Darüber hinaus läßt sich durch unspezifisches Zuschalten der Farbkodierung schnell der vaskuläre Charakter unklarer echoarmer bzw. echofreier Strukturen bestimmen.

Der Untersucher wird im Abdomen mit sehr unterschiedlichen Gefäßprovinzen und Fragestellungen konfrontiert. Die Geräteeinstellung muß immer wieder sorgfältig angepaßt werden, um die Darstellung zu optimieren. Die bekannten Standardebenen werden häufig variiert, damit die Gefäße in ihrem oft geschlängelten Verlauf mit günstigem Dopplerwinkel geschallt werden.

Im vorliegenden Kapitel sind die abdominalen Gefäßprovinzen im Normalbefund und anhand ausgewählter pathologischer Fallbeispiele dargestellt. Die Diagnostik parenchymatöser Prozesse beschränkt sich der klinischen Wertigkeit entsprechend auf Läsionen der Leber. Es ist nicht beabsichtigt, eine vollständige Abhandlung der FKDS des Abdomens darzulegen, sondern die wichtigsten Aspekte zu erarbeiten, damit der Einstieg in dieses komplexe Gebiet erleichtert wird.

Sonographische Anatomie der Aorta und ihrer Abgänge

Die Aorta abdominalis **(AO, 30)** verläuft links prävertebral vom Hiatus aorticus bis zur Aufteilung in die Aa.iliacae communes **(127)** in Höhe LWK 4. Der Durchmesser beträgt je nach Körperkonstitution subdiaphragmal < 25 mm und in Höhe der Bifurkation < 20 mm [4.1].

Der erste unpaare viszerale Ast, der Truncus coeliacus **(TC, 71)** entspringt meist links paramedian **(Abb. 34.2)**. Er beschreibt einen nach links konvexen Bogen, bevor er sich in die etwa gleich starken A. hepatica communis **(AHC, 67a)** und A. lienalis **(AL, 71c)** sowie die kleinkalibrige A. gastrica sinistra **(71a)** aufteilt. Die AHC verläuft mäanderförmig im Lig. hepatoduodenale ventral der V. portae **(VP, 62)** zur Leber. Die A. lienalis zieht mit der gleichnamigen Vene am dorsalen Rand des Pankreas zum Milzhilus.

Die A. mesenterica superior **(AMS, 72a)** geht meist etwa 1 cm kaudal des Truncus coeliacus aus der AO hervor. Ihr Hauptstamm verläuft parallel zur AO und läßt sich langstreckig verfolgen **(Abb. 32.2)**, während die mesenterialen Gefäßarkaden häufig nicht mehr darstellbar sind.

32 Ventrolateral, etwa 4 cm proximal der Bifurkation **(30d)** entspringt die A. mesenterica inferior **(AMI, 72b)** **(Abb. 34.4)**, die sich links der AO nach kurzem Verlauf aufteilt. Die sogenannte Bühler'sche Anastomose verbindet TC und AMS über die Aa. pancreaticoduodenales. AMS und AMI anastomsieren über die Aa. colica media und sinistra (Riolan'sche Anastomose).

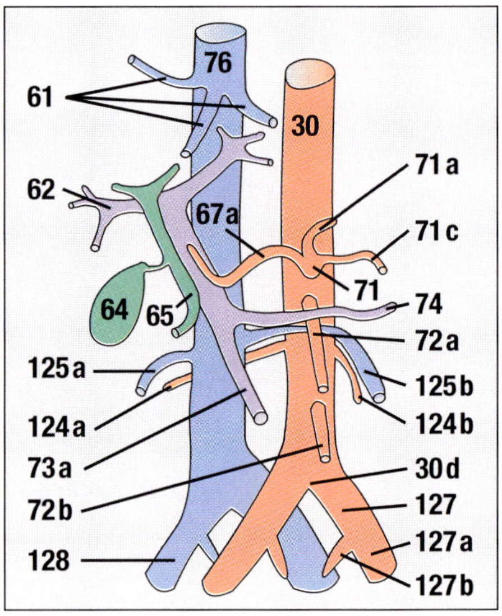

Abb. 32.1

Klinischer Untersuchungsablauf

Der Patient wird in Rückenlage mit einem Konvexschallkopf mittlerer Frequenz (in der Regel 3,5 MHz) untersucht. Eine Knierolle ist für die Patienten bequem und verbessert die Schallbedingungen durch Entspannung der Bauchdecke. Die Darstellung der gesamten AO im Längs- und Querschnitt erfolgt erst im B-Bild, dann in der Farbkodierung. Zur Stenosequantifizierung werden schließlich Frequenzspektren abgeleitet. **Abb. 32.2a** zeigt den typischen OBB-Längsschnitt mit proximaler AO **(30)**, Abgang des TC **(71)** und der AMS **(72a)**.

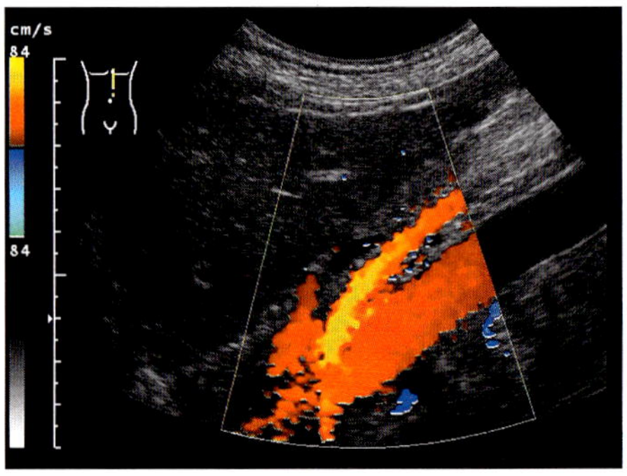

Abb. 32.2a

Normalbefund

Das Strömungsmuster der AO ist nicht einheitlich: Suprarenal **(Abb. 32.3a)** folgt dem systolischen Peak (⇒) ein kontinuierlicher diastolischer Vorwärtsfluß (↑), infrarenal hingegen erscheint **(Abb. 32.3b)** ein physiologischer frühdiastolischer Rückfluß (↖) wie bei peripheren Arterien, der nicht mit einer pathologischen Flußumkehr oder Aliasing verwechselt werden darf.

Die Strömungsgeschwindigkeiten in der AO sind aufgrund des weiten Kalibers mit ca. 50 cm/s insgesamt niedriger als in peripheren Arterien mit großen interindividuellen Unterschieden hinsichtlich Geschwindigkeit und Rückflußkomponente [4.1].

Die farbkodierte Darstellung der infrarenalen Aortenabschnitte gelingt im Oberbauchlängsschnitt oft nicht (↘ **Abb. 32.3a)**, da bei Konvexschallköpfen der Winkel zwischen Schallausbreitung (↘) und Flußrichtung (↗) in diesem Bereich ungünstig ist (90°) und durch Kippung kaum verbessert werden kann. Durch Verschieben des Schallkopfes nach kaudal entstehen günstigere Winkel **(Abb. 32.3b)**, oft stört jedoch das luftgefüllte Quercolon im Mittelbauch.

Die häufigste pathologische Veränderung der Aorta ist die Arteriosklerose. Die FKDS kann die Hämodynamik von Folgeveränderungen wie Stenosen, Okklusion oder Aneurysmata zeigen.

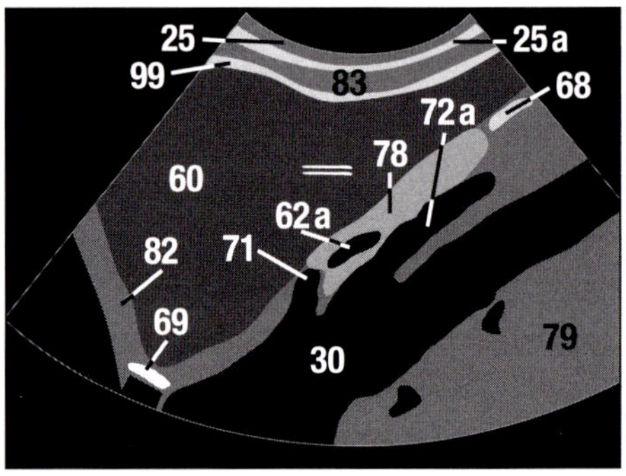

Abb. 32.2b

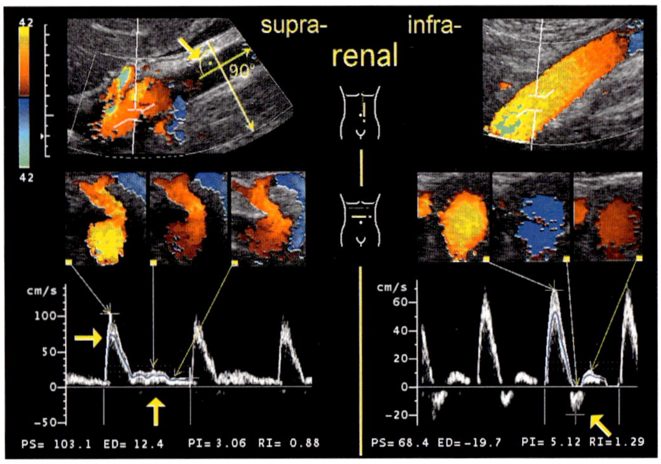

Abb. 32.3a **Abb. 32.3b**

Checkliste bei Aortenaufweitung / Kriterien Rupturgefahr

1. Fluß laminar oder **turbulent**
2. max. AO-Durchmesser: < 2,5 cm
   Operationsindikation: **> 5 cm, Progression > 0,5 cm / anno**
3. Weite und Lage des durchflossenen, ggfs. des thrombosierten oder falschen Lumens: **exentrische Lage**
4. Nieren-, Visceral- oder Iliakalarterien beteiligt ? (Operationstrategie und Prothesenwahl)
5. Periphere Aneurysmose? (s. Kap. 8)
6. Spektren im wahren und ggfs. falschen Lumen? (drohende Ischämie, Operationsindikation)

Tab. 32.4

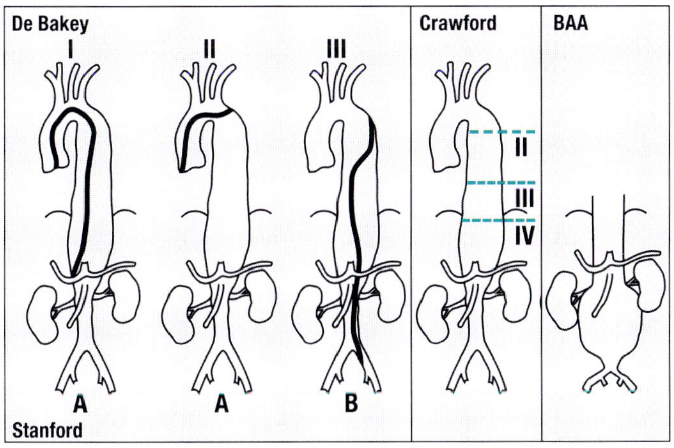

Abb. 33.1a b c

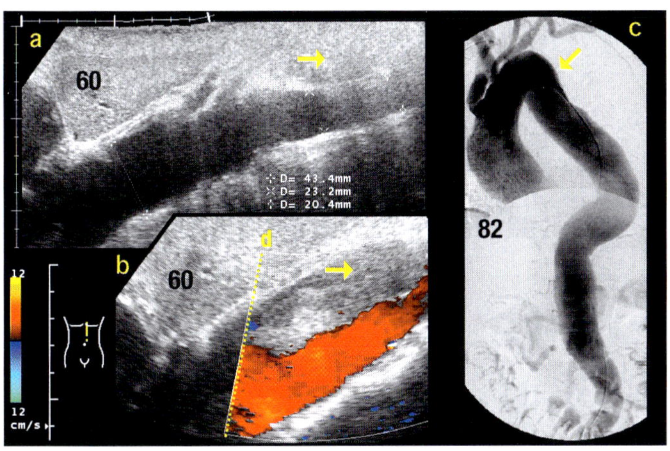

Abb. 33.2a – 2c

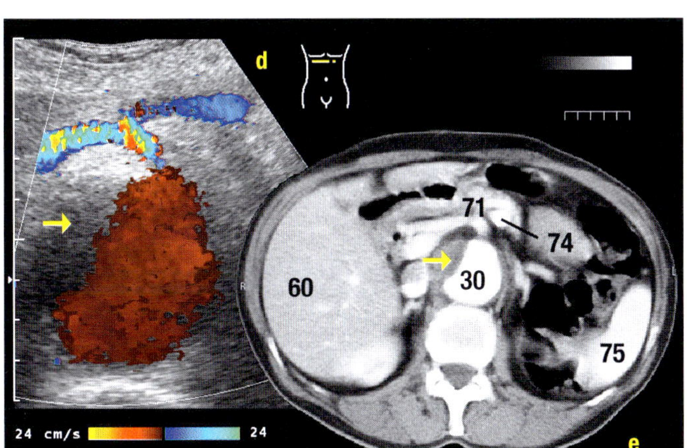

Abb. 33.2d, 2e

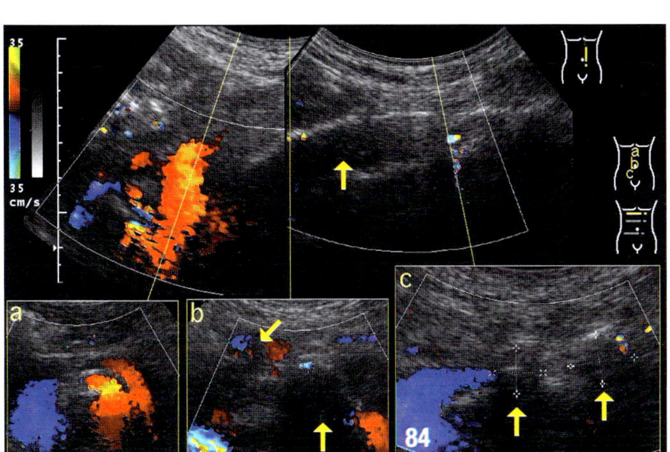

Abb. 33.4

Aneurysmata

Oft bleibt ein Bauchaortenaneurysma (BAA) klinisch stumm. Erst zunehmendes Wachstum und periphere Embolien führen zu unspezifischen Symptomen wie Rücken- oder Bauchschmerzen. Bei sonographischem Zufallsbefund und zur elektiven Abklärung werden die in Tab. 32.4 aufgeführten Kriterien dokumentiert, um im Verlauf die Wachstumstendenz und Rupturgefahr objektiv zu bewerten und gegebenenfalls die OP-Indikation zu überprüfen.

Klassifikation

Das isolierte BAA ist häufig und liegt meist infrarenal, die Iliakalstrombahn kann mit beteiligt sein. Die topographische Ausdehnung der selteneren thorakoabdominalen Aneurysmata ist Grundlage der Stadieneinteilung I – IV nach Crawford (Abb. 33.1b). Beim Typ I (nicht abgebildet) sind die infrarenalen Abschnitte nicht involviert. Die Stadien II – IV unterscheiden die Höhe (--) des thorakalen Befalls eines bis infrarenal reichenden Aneurysmas.

Ein thorakoabdominales Aneurysma mit partieller, marginaler Thrombosierung zeigt die Abb. 33.2 in der DSA (c), im CT (e), im Siescape® (a) und im Farb-Mode längs (b) bzw. quer (d). Die aneurysmatische AO und der Thrombosesaum (⇒) werden sonographisch zuverlässig diagnostiziert. Aussagen über das Ausmaß des thorakalen Befalls und die topographischen Verhältnisse zur präoperativen Planung liefern DSA (c, ↙ = Katheter) und CT (e).

Beim Aneurysma dissecans (Abb. 33.5) wird die eingerissene Gefäßwand durch eine Wühlblutung entlang der Intima-Mediagrenze aufgespalten. Diese Dissektionsmembran (↗) trennt wahres und falsches Lumen und flottiert im Blutstrom (↗ Dopplersignal). Die Ausdehnung wird durch CT oder DSA nach Stanford und De Bakey klassifiziert (Abb. 33.1a). Die FKDS kann Zusatzinformationen bei Beteiligung von Viszeral- und Beckenarterien liefern und ggf. zur engmaschigen Verlaufskontrolle eingesetzt werden.

Leriche-Syndrom

Als Leriche-Syndrom wird die Okklusion der AO mit Einbeziehung der Bifurkation bezeichnet (Abb. 33.4). Längs- und Querschnitt (a) auf Höhe des AMS-Abgangs zeigen noch Fluß. Im weiteren Verlauf fehlen jedoch Flußsignale (↑), wie die Querschnitte auf Höhe der Mesenterialwurzel (↙ b) und kaudal der Bifurkation (c, Meßmarken) zeigen. Denken Sie daran, daß abschnittsweise fehlende Farbkodierung auch auf ungünstige Winkel oder ventral gelegene Plaques mit Schallschatten zurückzuführen sein kann! Mangelnde Geräteanpassung kann zu falsch positiven Befunden führen. Die Kollateralisation über epigastrische Gefäße zum Bein zeigt Abb. 72.3 Kap. 7.

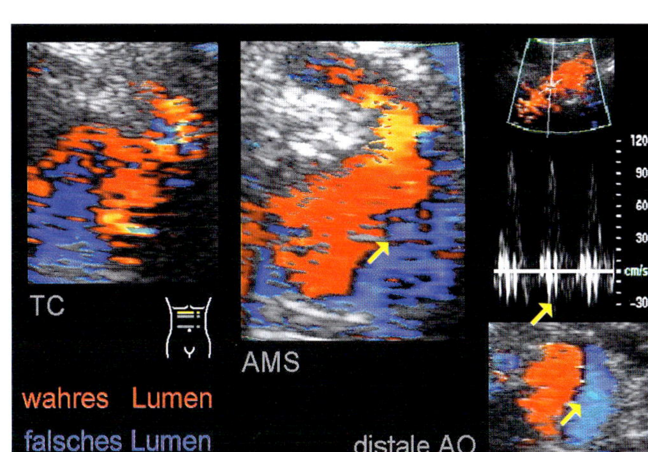

Abb. 33.5

Die Untersuchung der Viszeralarterien
sollte am nüchternen Patienten erfolgen, da das Flußvolumen abhängig von der Nahrungszufuhr ist (s. u.). Alternativ zur Inspirationsstellung führt die maximale Exspiration oft zu guter Darstellbarkeit. Pathologische Befunde werden durch Flußspektren dokumentiert und die gemessenen Geschwindigkeiten in Beziehung zum Aortenfluß gewertet. Der direkte Einsatz des Farb-Mode erleichtert gelegentlich das Auffinden kleinerer Gefäße. Dadurch wird jedoch die Echtzeitdarstellung verzögert (wissen Sie noch warum? – s. Grundlagenkapitel), und es treten vermehrt Farbartefakte durch Suchbewegungen mit dem Schallkopf auf. Abb. 34.2a zeigt das Aufsuchen der jeweiligen Transversalebenen, deren Lage im Oberbauchlängsschnitt (Abb. 34.1) durch Linien markiert ist.

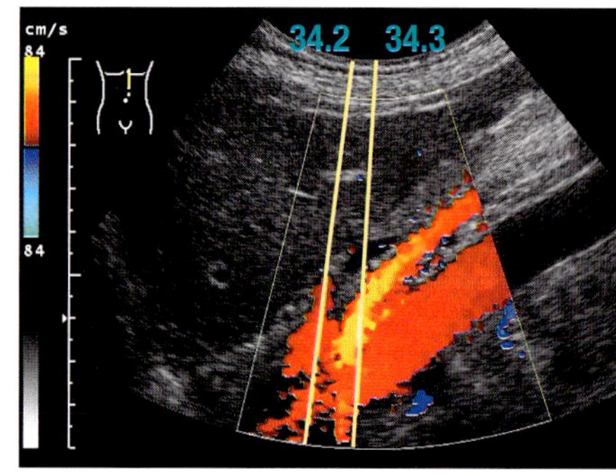

Abb. 34.1

34

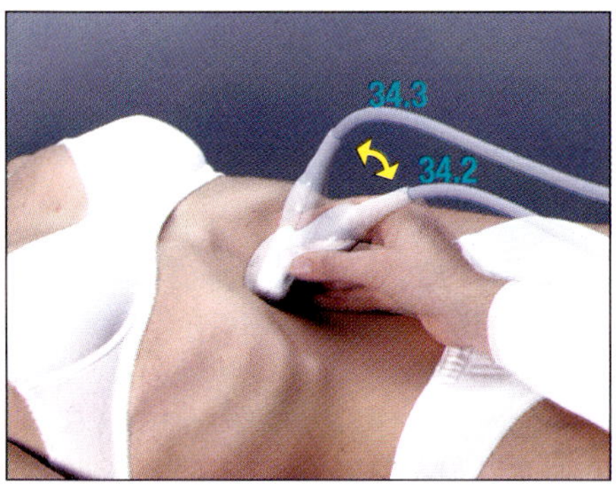

Abb. 34.2a

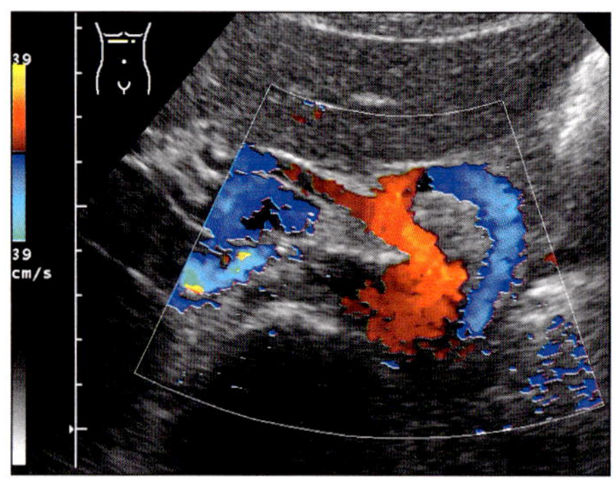
Abb. 34.2b

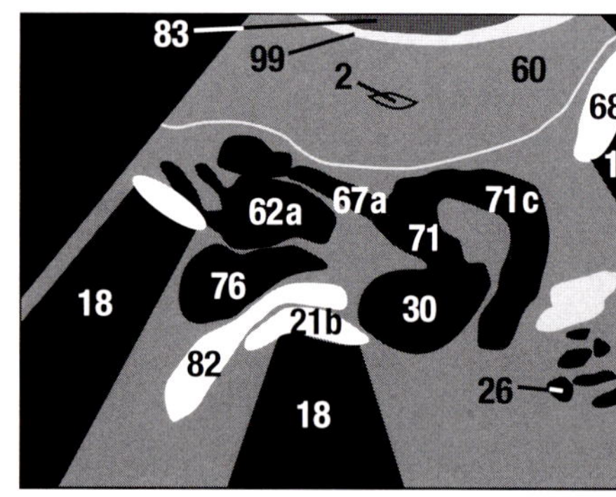

Abb. 34.2c

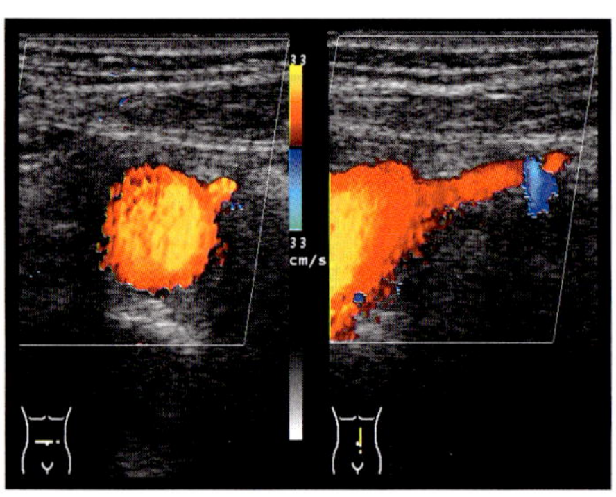
Abb. 34.4

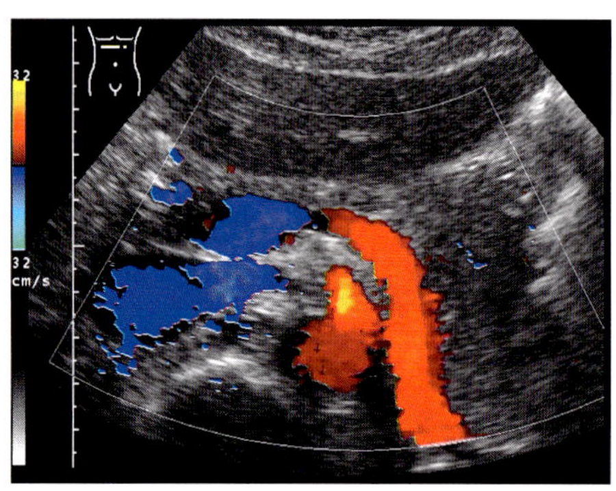
Abb. 34.3a

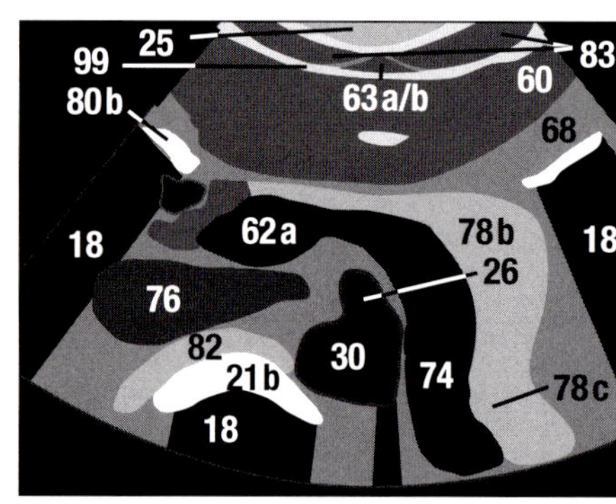

Abb. 34.3b

Normalbefunde
Intestinale Arterien werden durch ihren gebogenen Verlauf abschnittsweise rot oder blau kodiert, abhängig davon, ob der Blutstrom auf den Schallkopf zu oder von ihm wegführt (s. 71c, Abb. 34.2b). Auf scheinbare Geschwindigkeitszunahmen muß geachtet werden, wie sie beispielweise im Abgangsbereich der AMS auftreten: Hier fließt das Blut direkt auf den Schallkopf zu und bewirkt eine hellere Farbkodierung (26, Abb. 34.1 u. Abb. 34.3) oder sogar Aliasing (⇩ Abb. 34.5). Da gerade auch an dieser Prädilektionsstelle nach stenosebedingten Flußbeschleunigungen gesucht wird, muß durch Analyse des Geschwindigkeitsspektrums sorgfältig zwischen echter Stenose und Artefakt unterschieden werden (s. Tab. 35.3).

Bei schlanken Personen bietet ein 5 MHz-Schallkopf Vorteile: Die höhere Auflösung und die Möglichkeit des Beamsteering bei Linear-Schallköpfen verbessern die Darstellbarkeit z. B. des AMI-Abganges (Abb. 34.4) [4.2].

Bei den intestinalen Arterien ist der Fluß von Nahrungszufuhr und Atemlage abhängig. Postprandial steigt neben der systolischen Spitzengeschwindigkeit (PSV) auch das (end-) diastolische Flußniveau (ED) signifikant an, beim TC jedoch weniger ausgeprägt als z. B. in der AMS [4.3]. Das im nüchternen Zustand oft deutlich triphasische AMS-Spektrum wird postprandial biphasisch (Abb. 34.5 – vgl. ED in a und b!). Mangelnde Anpassung des Flußniveaus nach Verabreichung einer Testmahlzeit kann diagnostisch verwertet werden.

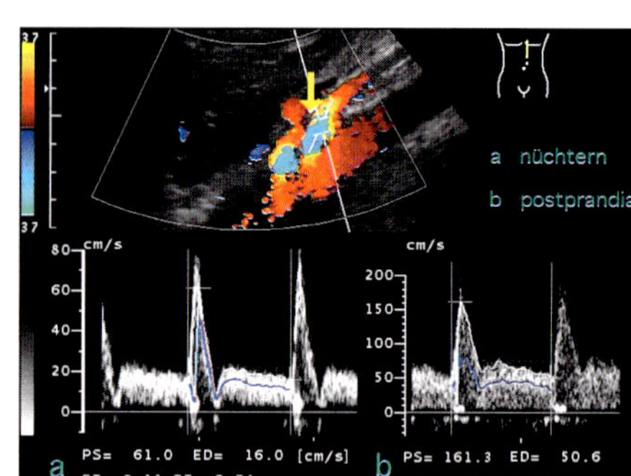

Abb. 34.5a Abb. 34.5b

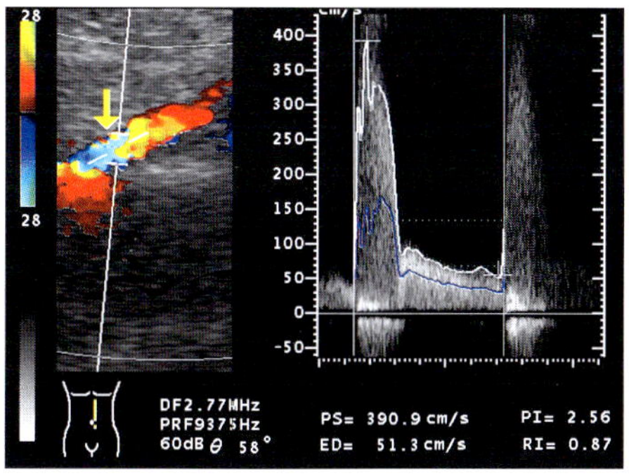

Abb. 35.1

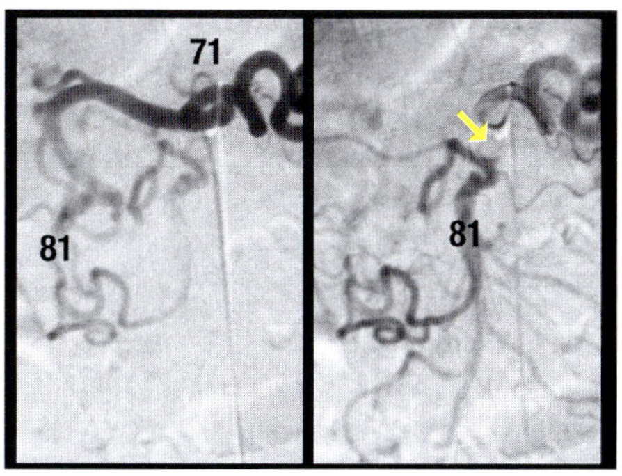

Abb. 35.2

Stenosekriterien für AMS und TC nüchtern gemessen			
PSV	TC	>	200 cm/s
	AMS	>	270 cm/s
PDV	TC	>	100 cm/s
	AMS	>	70 cm/s
PSV-Ratio	PSV AMS / PSV AO	>	3,5

Tab. 35.3

Intestinale Ischämie

Bei chronischem Verlauf können durch Ausbildung präformierter Kollateralen Symptome lange fehlen. Pfropft sich auf einen Plaque ein Thrombus auf, oder wird ein Embolus gestreut, kommt es zur akuten Ischämie. Dem Gefäßverlauf folgend, ist meist die AMS betroffen.

Differentialdiagnostisch kann u. a. postoperativ oder medikamentös induziert eine spastisch bedingte, nicht okkludierende Darmischämie vorliegen, die mittels DSA nachgewiesen wird. Der Ausschluß des akuten Mesenterialverschlusses ist durch die FKDS nicht möglich, da oft nur die Abgänge der Viszeralarterien eingesehen werden können, insbesondere bei begleitendem Meteorismus und Schmerzen. Bei Abbruch der Farbkodierung und fehlendem spektralen Flußsignal im AMS-Stamm kann unter Berücksichtigung von Klinik und Labor (Serum-Lactat-Erhöhung) von einem Verschluß ausgegangen werden.

Kollateralen sind oft nachweisbar. Die zusammenhängende Darstellung erfordert aber eine DSA (Abb. 35.2): Die okkludierte AMS (↘) wird über die Bühler'sche Anastomose **(81)** retrograd aufgefüllt.

Bei chronischer intestinaler Ischämie kann die FKDS zur Abklärung beitragen: Stenosen liegen oft an den meist gut einsehbaren Prädilektionsstellen im Abgangsbereich. Zur Stenosequantifizierung sind systolische und diastolische Geschwindigkeiten (s. Tab. 35.3) bedeutend. Abb. 35.1 zeigt eine hochgradige AMS-Stenose mit Aliasing (↓) und starker intrastenotischer Flußbeschleunigung auf bis zu 400 cm/s.

Die gemessenen Spitzengeschwindigkeiten werden in Relation zur PSV in der AO gesetzt: Dieser Quotient korrigiert eine erhöhte systemische Flußbeschleunigung durch Hyperzirkulation z. B. bei Hyperthyreose. Auch entzündliche Darmerkrankungen, Tumoren (s. S. 41) oder eine Pfortaderthrombose (s. S. 38) führen zu einer Hyperämie in den Visceralarterien [4.15]. Neben der PSV gilt die maximale diastolische Geschwindigkeit (PDV) als guter Indikator für eine Stenose. Eine Quantifizierung des Stenosegrades ist bislang problematisch [4.3; 4.4]. Normwerte bzw. Stenosekriterien sind im Kap. 1 und in der Checkliste Tab. 35.3 aufgeführt.

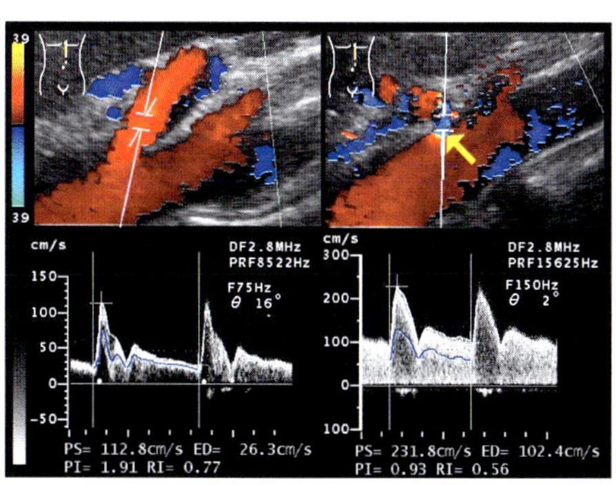

Abb. 35.4a

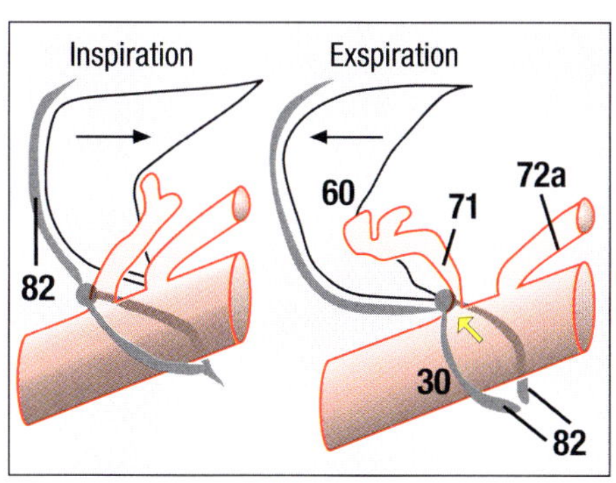

Abb. 35.4b

Ligamentum-arcuatum-Syndrom

Die Patienten, bevorzugt junge schlanke Frauen, zeigen oft unspezifische abdominale Symptome, die meist günstig spontan remitieren. In Expiration kommt es abgangsnah zur Abknickung (↖) des TC durch die Zwerchfellschenkel **(82)** [4.5]. Beachten Sie das unterschiedliche Flußniveau je nach Atemstellung in Abb. 35.4a.

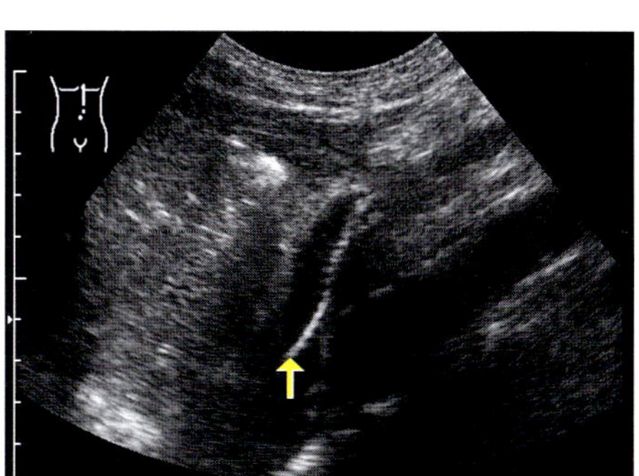

Abb. 35.5

Aneurysmata

Aneurysmata der Viszeralarterien sind selten und werden meist zufällig entdeckt. Am häufigsten betroffen sind A. lienalis und A. hepatica. Falsche Aneurysmata (s. Kap. 7) können hier z. B. durch Tumorarrosion oder Entzündung vorkommen (s. Abb. 41.5a).

Gefäßprothesen

zeigen eine echoreiche Wandbegrenzung (↑ Abb. 35.5), hier bei Interponat nach Verschluß des TC-Abgangs. Die FKDS eignet sich zur nichtinvasiven, postoperativen Verlaufskontrolle möglicher Komplikationen wie Nahtaneurysma, Anastomoseninsuffizienz oder Verschluß.

Sonographische Anatomie

Die V. cava inferior **(VCI, 76)** zieht rechts prävertebral nach kranial durch das Zwerchfell **(82)** in den re. Vorhof **(33a)**. Unter den zufließenden Venen sind neben den Iliakalvenen regelmäßig die Vv. renales und die drei unmittelbar subdiaphragmal einmündenden Vv. hepaticae **(61)** darstellbar **(Abb. 36.1)**. Mehr als drei Lebervenen können vorkommen, oft hat der Lobus caudatus **(60a)** einen separaten Abfluß.

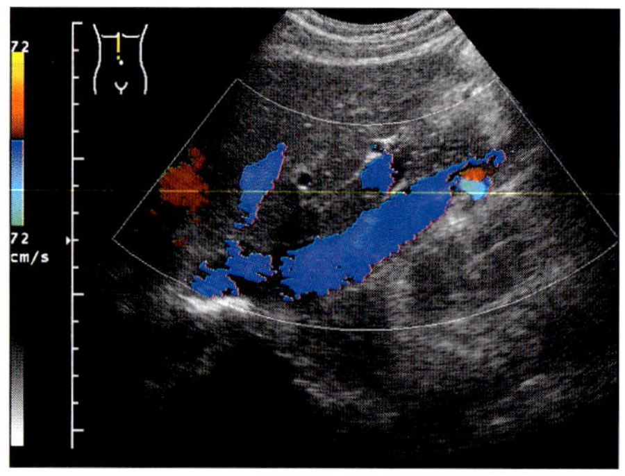

Abb. 36.1a

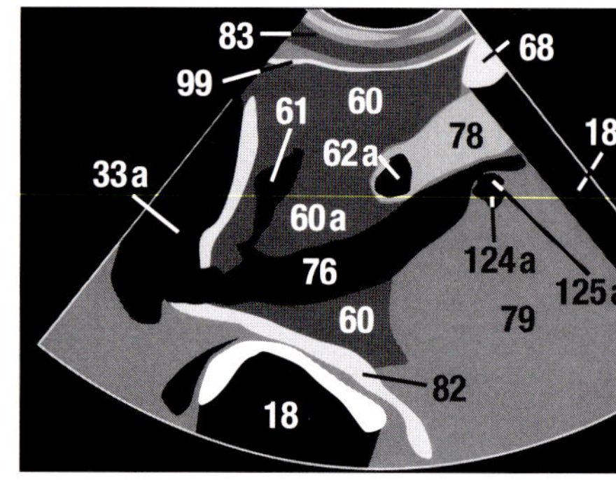

Abb. 36.1b

Klinischer Untersuchungsablauf

In die Untersuchung der VCI werden meist Iliacal-, Nieren- und Lebervenen (LVv) mit einbezogen. Der Orientierung im B-Mode folgt im Farbmodus die Darstellung der VCI in zwei Ebenen entlang des typischen Verlaufes. Durch quantifizierende Flußspektren wird die Untersuchung bei auffälligen Befunden komplettiert.

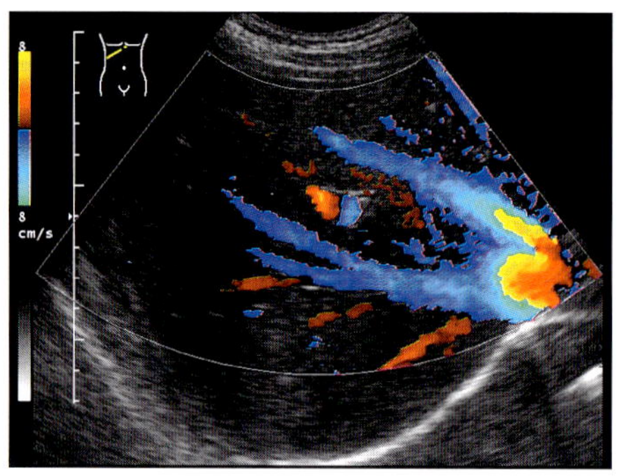

Abb. 36.2a

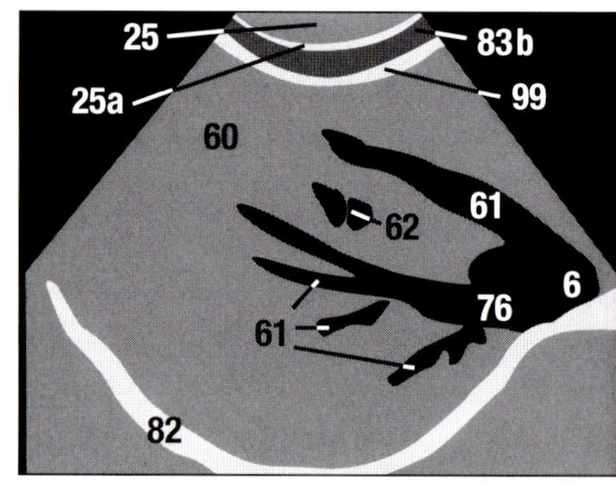

Abb. 36.2b

Normalbefund

Der Fluß in VCI und LVv **(Abb. 36.3a)** ist deutlich kardial moduliert. In der Systole tritt die Ventilebene des Herzens herzspitzenwärts; dadurch entsteht ein starker Sog in den Vorhöfen, aus dem ein schneller kardiopetaler Fluß (↗) resultiert. Zu Beginn der Diastole ist der re. Vorhof gefüllt, der venöse Einstrom nimmt ab, kurzzeitig kann sogar ein Rückfluß (↙) auftreten. Nach Öffnen der AV-Klappen fließt das Blut in die Ventrikel, der Vorhof kann erneut venösen Zustrom aufnehmen (↖). Am Ende der Diastole kontrahiert der Vorhof. Da Klappen zwischen einmündenden Venen und Vorhof fehlen, führt dies zu einem vorübergehenden kardiofugalen Fluß (↘). Gelegentlich verursacht der enddiastolische AV-Klappenschluß eine diskrete Inzisur (⇐).

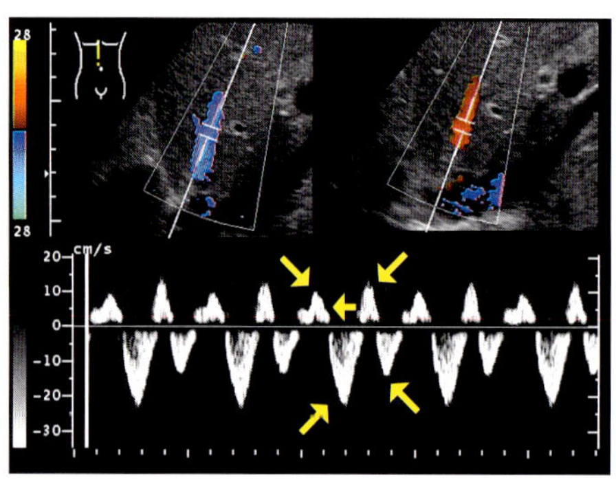

Abb. 36.3a

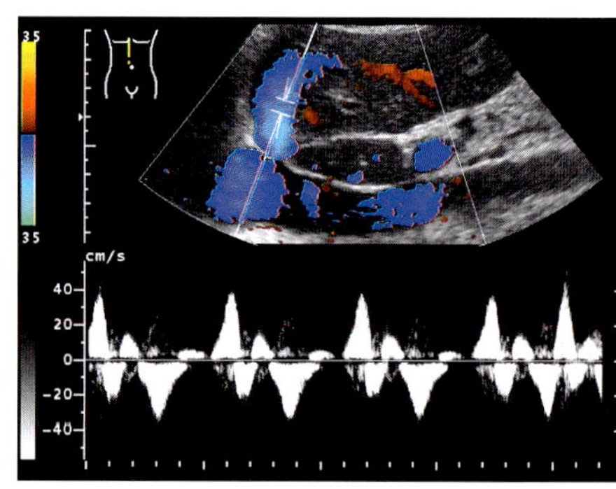

Abb. 36.3b

Bei Rechtsherzinsuffizienz können veränderte Flußprofile abgeleitet werden **(Abb. 36.3b)**, in denen der kardiopetale Zustrom verringert ist. Eine Trikuspidalinsuffizienz (s. Kap. 9) führt zu einem pathologischen systolischen Rückfluß in der VCI. Bandförmig veränderte Spektren können bei fortgeschrittener Leberzirrhose in den Lebervenen abgeleitet werden [4.6].

Thrombosen der VCI zeigen sich schon im B-Mode durch mangelnde Komprimierbarkeit, fehlende Pulsation und echoarmer Dilatation, die im Vergleich zu echofreien Lumina geringgradig echogener wirkt. Im Farb-Mode fehlt die Flußkodierung (⇓) im betroffenen Abschnitt, hier bei ascendierender Thrombose aus der linken Vena iliaca communis (VIC) (⇐) **(Abb. 36.4b)**. Die rechte VIC speist den sichelförmigen Restfluß (⇑) in der VCI.

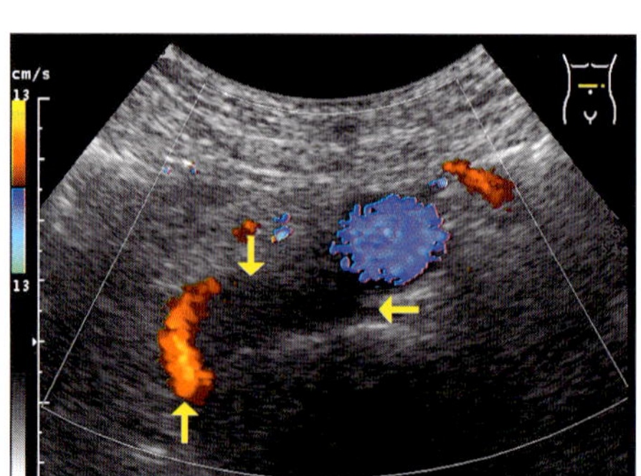

Abb. 36.4a

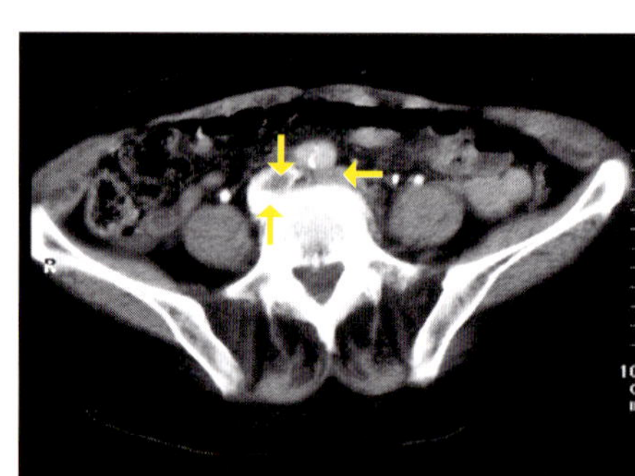

Abb. 36.4b

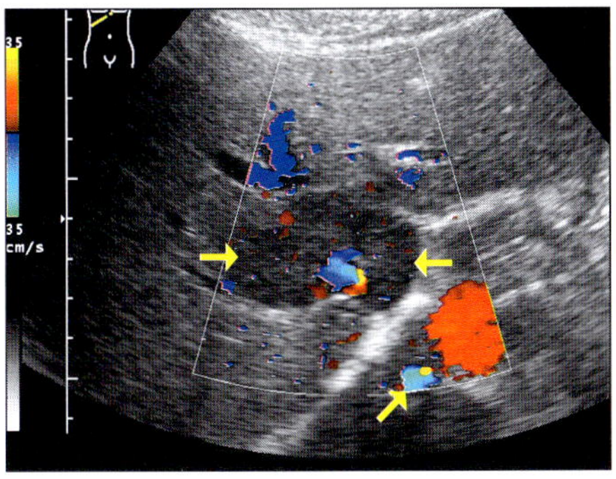

Abb. 37.1a

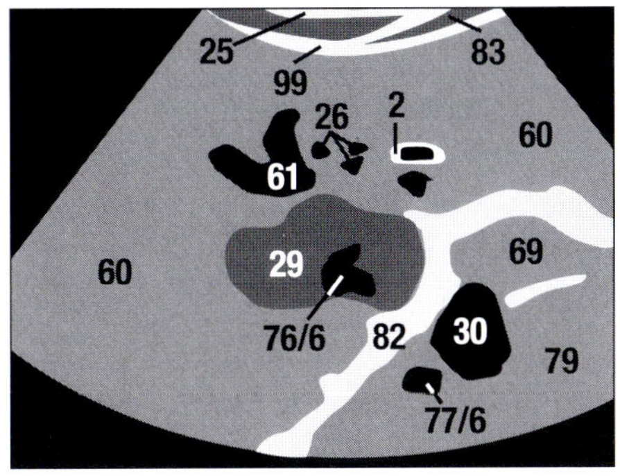

Abb. 37.1b

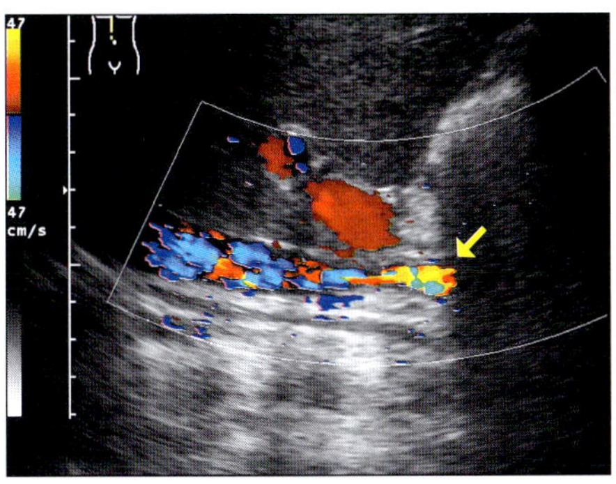

Abb. 37.2a

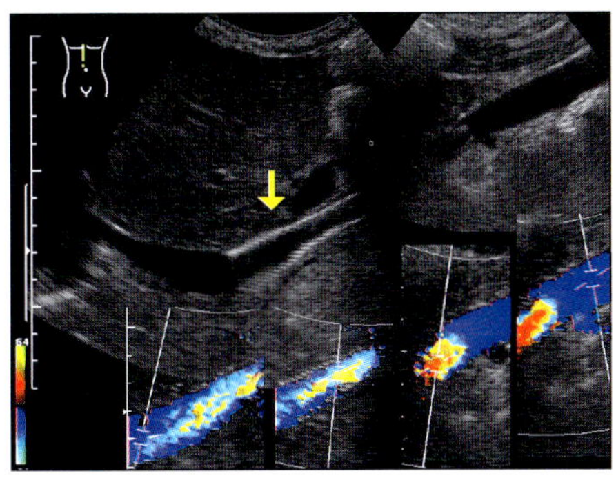

Abb. 37.2b

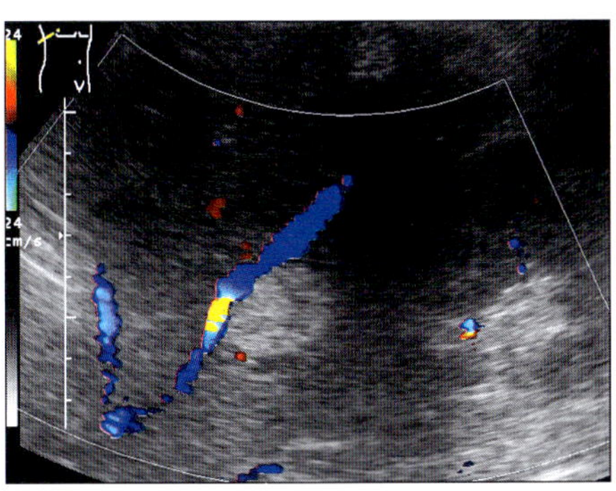

Abb. 37.3a

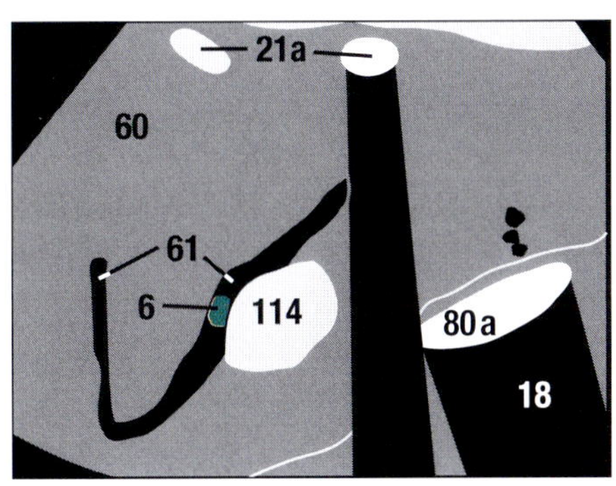

Abb. 37.3b

Die Gefahr venöser Emboli aus der Beckenstrombahn kann durch den Einsatz von Vena Cava-Sperrfiltern gemindert werden, Komplikationen sind jedoch häufig: Die transluminal platzierten Metallschirme können dislozieren oder thrombosieren und somit selber Emboli absetzen [4.7]. Die FKDS kann der Verlaufskontrolle, insbesondere zum Nachweis der Durchgängigkeit dienen.

Lumeneinengungen der VCI sind jedoch nicht nur thrombotischer Genese. Postoperative Komplikationen, Stenosen, intraluminale Tumorzapfen (s. Kap. 5) oder Tumorkompression sind mögliche Ursachen. In Abb. 37.1 ist die VCI **(76)** durch Lebermetastasen **(29)** ummauert (→ ←). Dies kann zu Symptomen einer unteren Einflußstauung führen – hier mit kompensatorisch erhöhtem Fluß (↗) in der V. azygos **(77)**. Eine therapeutische Option bei Stenosierung ist die Stent-Einlage (↓) mit verbessertem kardiopetalen Fluß (Abb. 37.2b). Die präinterventionelle Stenose (↙) zeigt Abb. 37.2a.

Lebervenen-Thrombosen können isoliert kleine LVv (veno-occlusive disease, VOD), oder die LVv-Hauptstämme (sog. Budd-Chiari-Syndrom) u. U. mit VCI-Beteiligung betreffen. Sind nur Abschnitte oder einzelne Venen betroffen, kann neben dem fehlenden Fluß eine intersegmentale Kollateralisation mit bandförmigem Spektrum nachgewiesen werden.

Raumfordernde Prozesse in der Leber, wie etwa ein Angiom (Abb. 37.3a), können die LVv im Verlauf verdrängen und einengen.

37

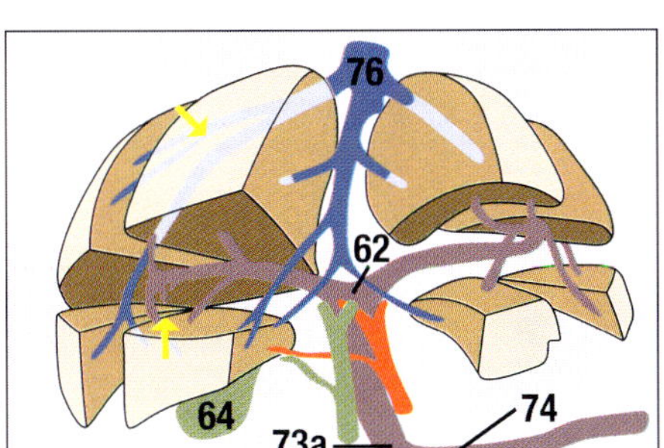

Abb. 37.4a

Pfortadersystem – Sonographische Anatomie

Die V. lienalis **(74)** verläuft vom Milzhilus mit der gleichnamigen Arterie dorsal entlang des Pankreas. Im Confluens bildet sie mit der V. mesenterica superior (VMS, **73a)** die V. portae (VP, **62a)** (Abb. 37.4a, Abb. 32.1). Die intrahepatischen Aufzweigungsmuster von VP (↑) und LVv (↘) bestimmen die Segmenteinteilung der Leber [4.8]. Das anatomische Schema (Abb. 37.4a) zeigt die Leber von ventral. Der Pfeil (↔ Abb. 37.4c) entspricht der Schwenkbewegung (↕ Abb. 37.4b) in der Abfolge von kranial (I) nach kaudal (II) beim Aufsuchen der aufeinanderfolgenden Ebenen im subcostalen Schrägschnitt (Abb. 37.4b). Die coronare Magnetresonanzangiographie zeigt alternativ das Pfortadersystem (Abb. 37.4d).

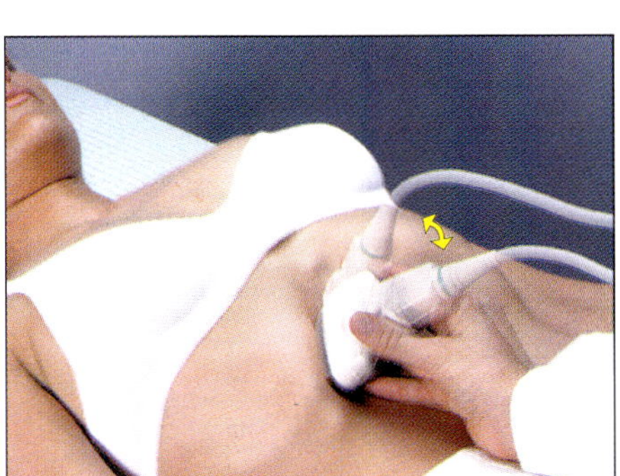

Abb. 37.4b

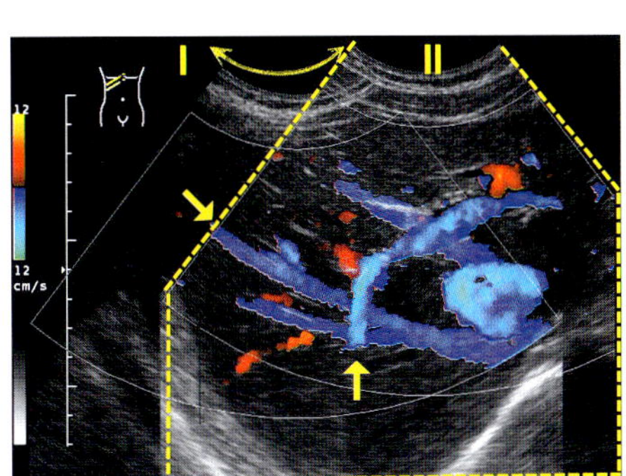

Abb. 37.4c

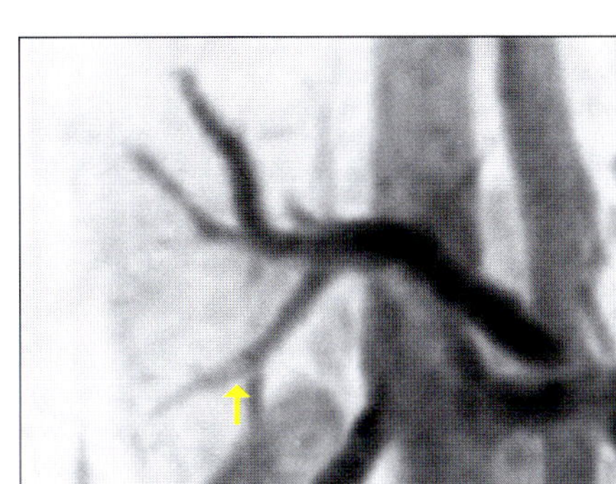

Abb. 37.4d

Klinischer Untersuchungsablauf

Die extrahepatischen Anteile der VP **(62)** werden im verlängerten Intercostalschnitt **(Abb. 38.1)** abgebildet. Gelingt dies aufgrund von Luftüberlagerung oder ungünstigem Dopplerwinkel nicht, kann die Ankopplung von rechts intercostal **(Abb. 38.2)** gewählt werden, zur Aufweitung der Intercostalräume sollte der rechte Arm eleviert werden. Der hilusnahe Hauptstamm (✐) ist durch das günstigere Schallfenster (Lebergewebe) oft erst in dieser Ebene darstellbar. Aufgrund des Gefäßverlaufes bietet sich für die weitere intrahepatische Aufzweigung der subcostale Schrägschnitt an **(s. Abb. 37.4b)**. Im Anschluß an die Untersuchung im B-Mode und in der Farbkodierung wird der Pfortaderfluß hilusnah durch Dopplerspektren quantifiziert.

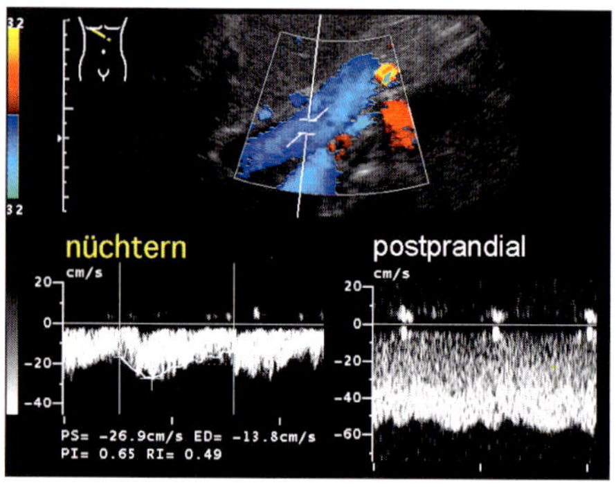

Abb. 38.1a

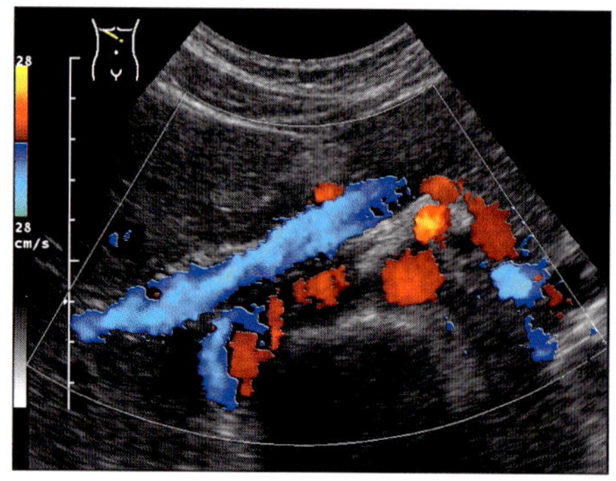

Abb. 38.1b

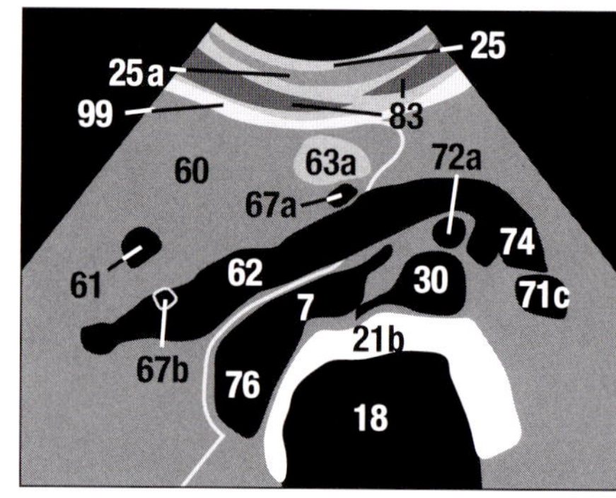

Abb. 38.1c

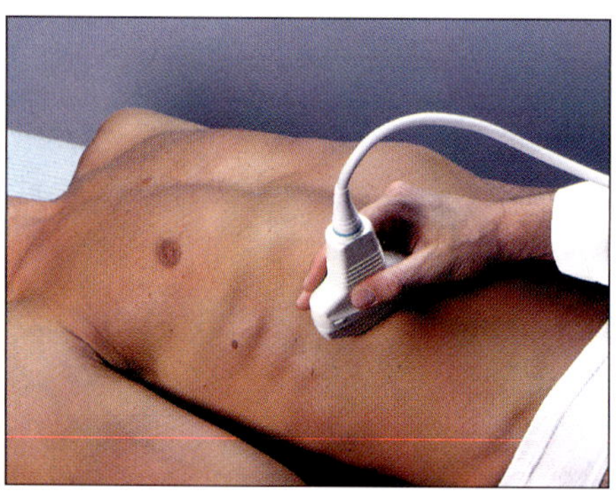

Abb. 38.2a

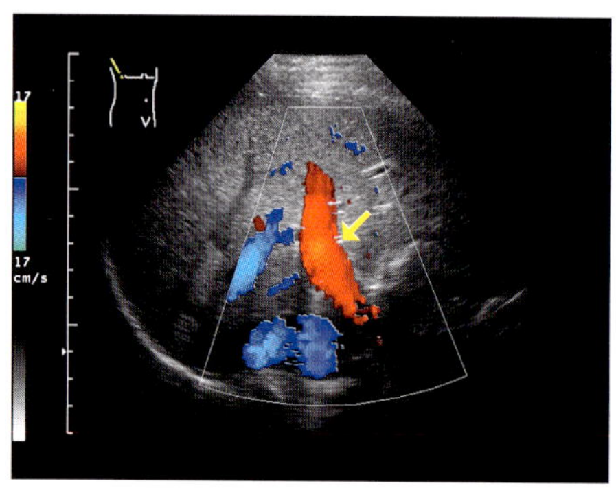

Abb. 38.2b

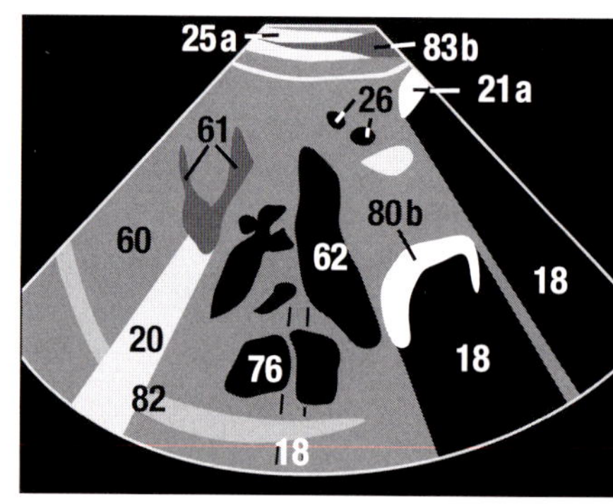

Abb. 38.2c

Normalbefund

Die Farbkodierung der VP zeigt einen kontinuierlichen hepatopetalen Fluß, der einem monophasischen, bandförmigen Dopplerspektrum entspricht. Eine Modulation kann durch Körperlage und Respirationszyklus erfolgen, insbesondere im Sitzen und bei tiefer Inspiration ist der Fluß deutlich verlangsamt [4.9]. Die Abhängigkeit der Perfusion von der Nahrungszufuhr verdeutlichen die maximalen Flußgeschwindigkeiten in **Abb. 38.1a**. Postprandial erhöht sich das Flußniveau mindestens auf das 1,5-fache.

Portale Hypertension

Der Farb-Modus liefert sicherere Zeichen wie hepatofugaler Fluß in der VP oder in der Milzvene und die Darstellung von Kollateralkreisläufen, deren Auffinden durch die Farbkodierung erleichtert wird **(Tab. 39.1)**.

Die Pfortaderthrombose **(Abb. 38.3)** führt zu einer Widerstandserhöhung im VP-Kreislauf. Sie tritt z. B. als Folge einer Zirrhose, eines Tumoreinbruches, bei Hyperkoagulabilität oder bei Entzündung auf. Durch Ausfall der portalen Perfusion kommt es zu einer Sauerstoffmangelversorgung, die über einen erhöhten Fluß in der A. hepatica propria kompensiert wird. Entlang der thrombosierten VP kann es durch sog. kavernöse Transformation wieder zu hepatopetalem Fluß kommen.

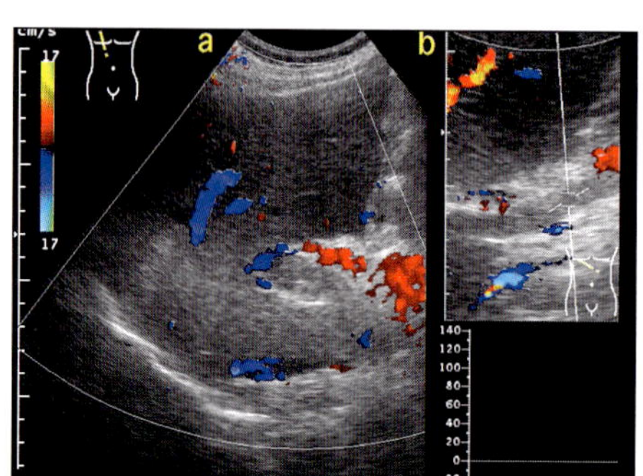

Abb. 38.3a

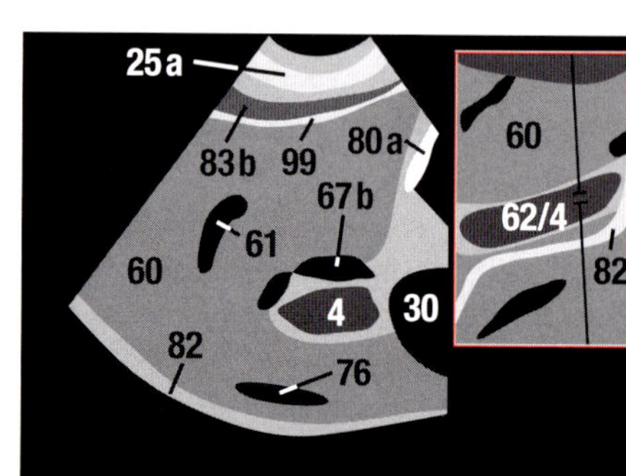

Abb. 38.3b

In **Abb. 39.3a – Abb. 39.3c** sind Gefäßkollateralen bei Pfortaderthrombose dargestellt. Hier ziehen die Gefäßkonvolute (↖) aus dem Milzhilus entlang der kleinen Magen-Kurvatur zum Ösophagus (↗). Den korrespondierenden Befund im CT zeigt die **Abb. 39.3b**. Zusätzlich oder alternativ kann sich aus kleinen präformierten Venen ein spontaner splenorenaler Shunt (**→, Abb. 39.2**) entwickeln, oder es bilden sich Venekonvolute entlang der obliterierten Nabelvene (Cruvelhier v. Baumgarten Syndrom) bis in die paraumbilikalen Venen (Caput medusae).

Checkliste portale Hypertension

Anhaltspunkte in der FKDS:
- Flußverlangsamung < 10 cm/s
- Thrombose
- kavernöse Transformation der VP

Sichere Zeichen in der FKDS:
- portocavale Anastomosen
- hepatofugaler Fluß

Tab. 39.1

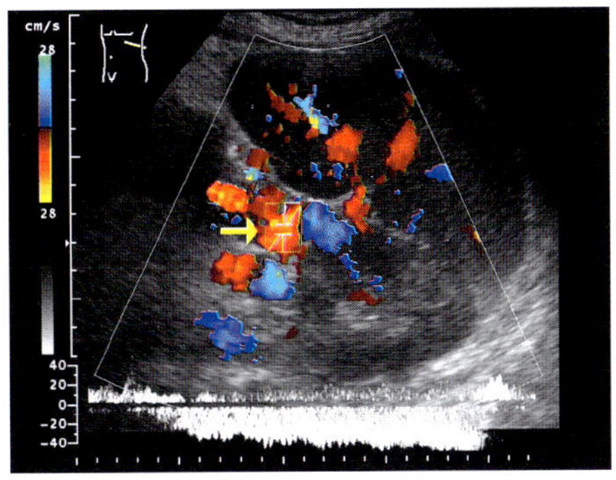

Abb. 39.2a

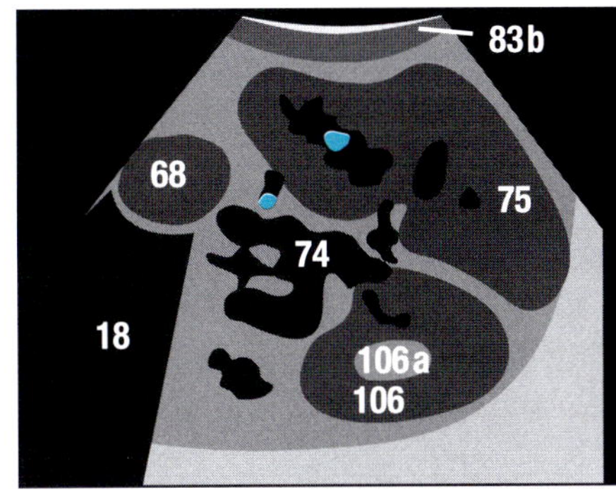

Abb. 39.2b

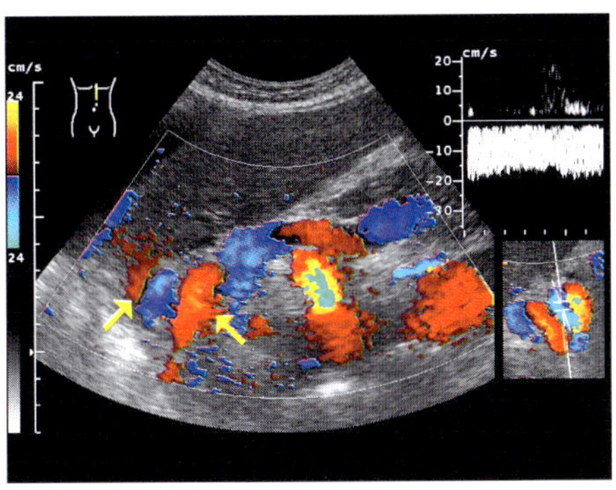

Abb. 39.3a

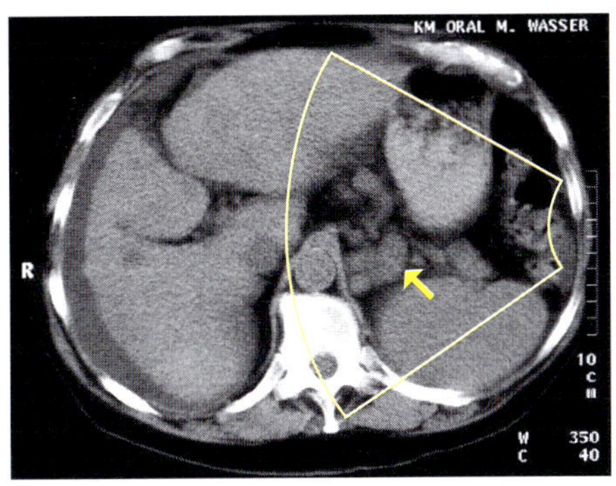

Abb. 39.3b

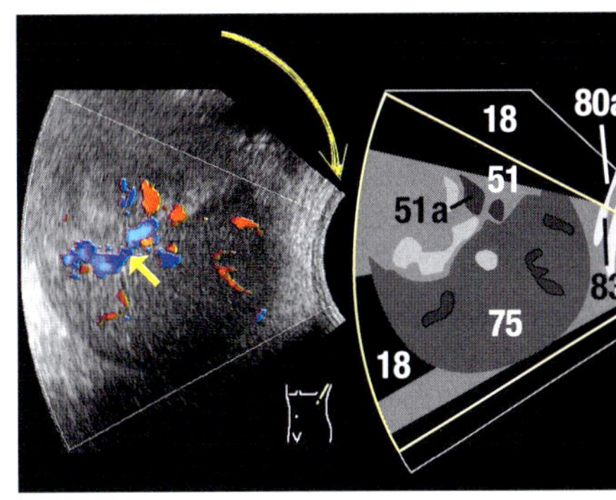

Abb. 39.3c

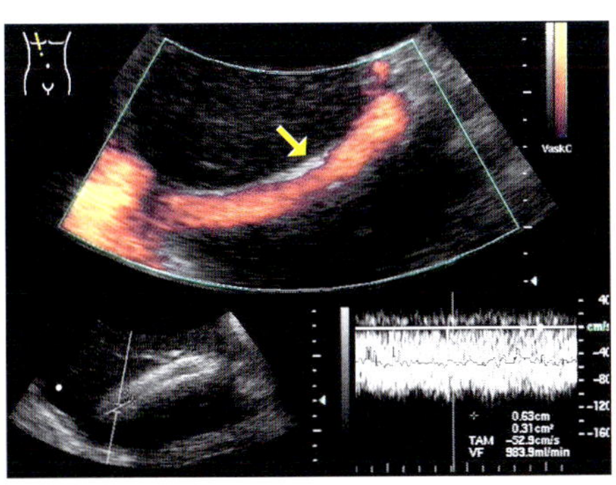

Abb. 39.4

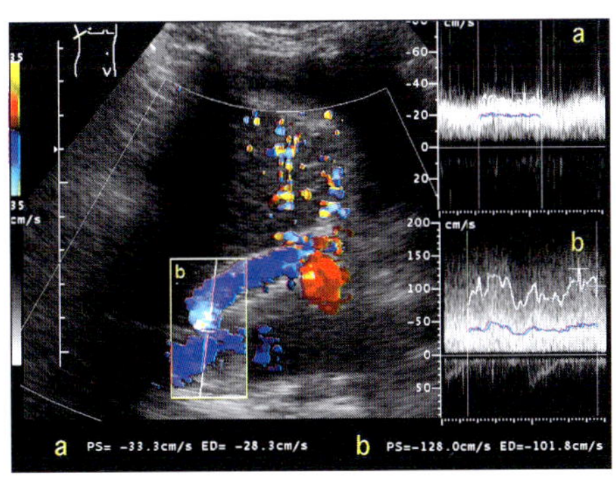

Abb. 39.5

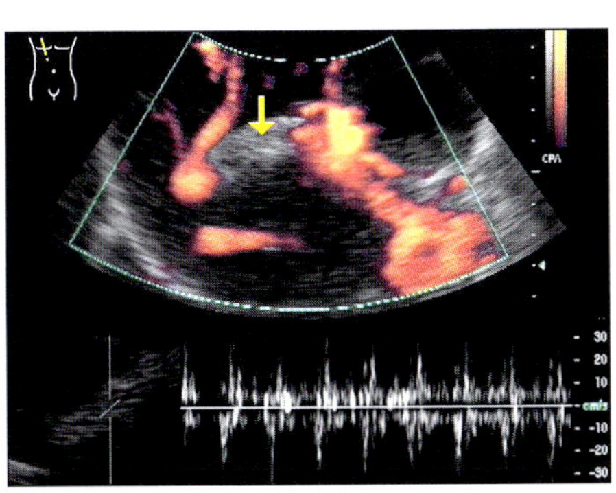

Abb. 39.6

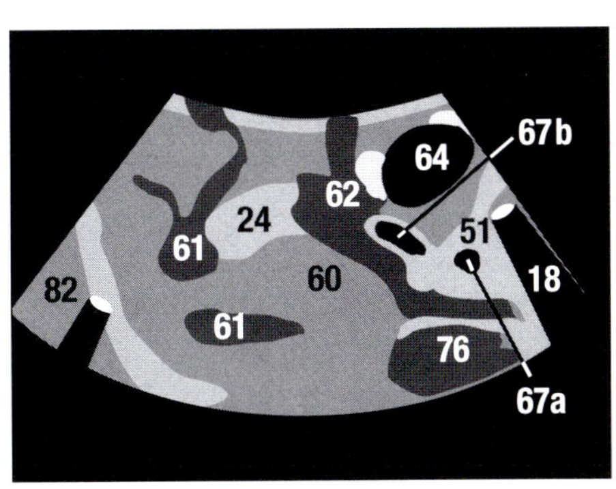

Abb. 39.6a

TIPSS

Die Druckentlastung im Pfortaderkreislauf wird heute durch die Einlage eines TIPSS (**t**ransjugulärer **i**ntrahepatischer **p**ortosystemischer **S**hunt mit **S**tent) erreicht. Dabei wird über die V. jugularis interna ein Katheter bis in die V. hepatica dextra vorgeschoben, um von dort durch das Lebergewebe zum hilusnahen Pfortaderabschnitt hindurch zu stoßen. Die so geschaffene Verbindung wird durch das eingebrachte Metallgitter (Stent) offengehalten. Kompensatorisch resultiert ein erhöhter Fluß in der AHC. Rezidivierende Stent-Stenosen bis hin zu Verschlüssen sind häufige Komplikationen und erfordern eine Re-Intervention [4.10]. Die FKDS, v. a. im Power-Mode, spielt daher in der postinterventionellen Verlaufskontrolle eine wichtige Rolle.

Abb. 39.4 zeigt einen durchgängigen Stent. Häufig tritt aufgrund einer Intimahyperplasie mittig eine Taillierung (↘) im Stent auf.

In **Abb. 39.5** liegt bereits eine Stenose vor, typischerweise an der Mündung des TIPSS (**b**) in die Lebervene. Sicherstes Zeichen ist ein Geschwindigkeitssprung (s. Spektrum **a** und **b**) im Stentverlauf und die Visualisierung der Einengung [4.10].

Im Dopplerspektrum in **Abb. 39.6** werden nicht etwa Flußsignale, sondern lediglich artefizielle Vibrationen des okkludierten Stents (↓) detektiert, erkennbar an dem typischen, symmetrischen Spikemuster.

Intrahepatische Tumoren

Die FKDS kann in der Unterscheidung unklarer vaskulärer und solider Raumforderungen des Abdomens hilfreich sein, insbesondere in der Leber. Adenome, die fokale noduläre Hyperplasie und Hämangiome können bei typischer Ausprägung von malignen Tumoren unterschieden werden. Fehlender Flußnachweis bei angepaßter Geräteeinstellung in einer homogen echoreichen Raumforderung spricht für ein Hämangiom [4.11, 4.12]. Jede durchblutete echoreiche Läsion bedarf also weiterer Abklärung mittels komplementärer Verfahren, wie z. B. der CT, MRT oder ggf. einer Punktion.

Die fokale noduläre Hyperplasie (FNH) tritt bevorzugt bei Frauen auf, die regelmäßig orale Kontrazeptiva einnehmen. Differentialdiagnostisch kommt ein Leberadenom in Betracht, das sonomorphologisch nahezu identisch zur Darstellung kommt und nur histologisch unterschieden werden kann. Sowohl in der Farbkodierung als auch im Power-Mode (Abb. 40.1a, b) wird das typische Flußmuster dieser benignen Raumforderung gut dargestellt: Das Gefäßgeflecht formiert sich radiär von einer zentralen Arterie (↘) ausgehend und zeigt einen zentrofugalen Fluß [4.12]. Beide Raumforderungen können zu Symptomen durch verdrängendes Wachstum oder intrahepatischen Blutungen führen, so daß eine Resektion indiziert sein kann. In der CT wird die FNH/das Adenom besonders in der früharteriellen Phase durch KM-Enhancement abgrenzbar (→ Abb. 40.1d). In der Parenchym-Phase ist die Darstellung dann isodens zum Lebergewebe.

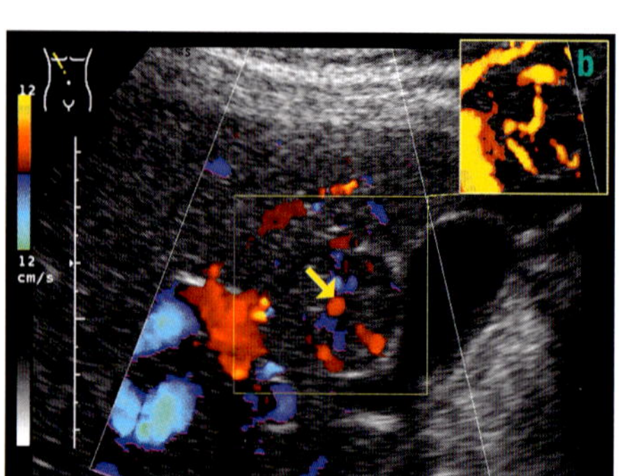

Abb. 40.1a, b

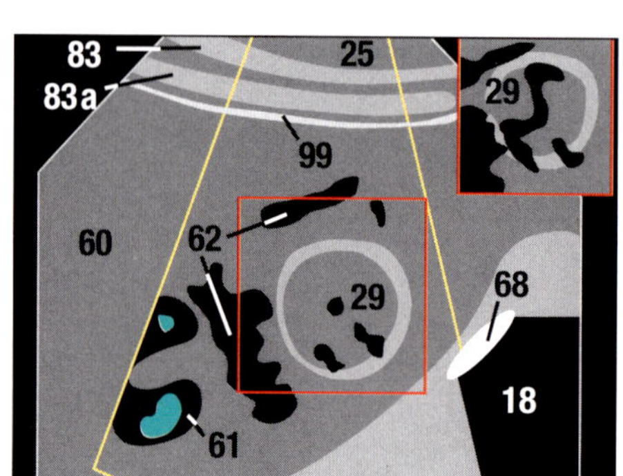

Abb. 40.1c

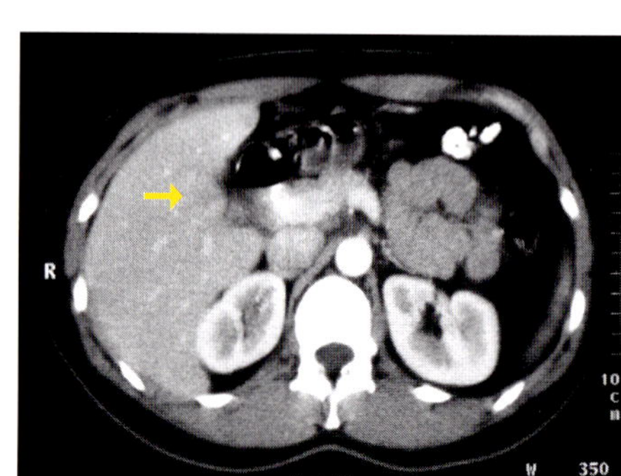

Abb. 40.1d

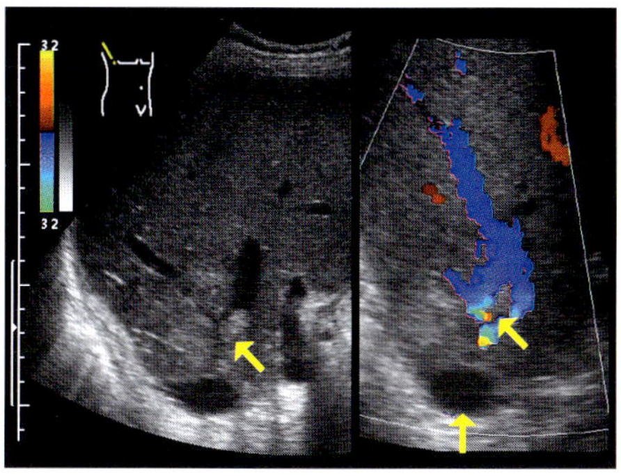

Abb. 41.1

Intra- und peritumoral ableitbare arterielle Dopplersignale [4.12, 4.13], Gefäßabbrüche und -einbrüche, korkenzieherartige Konfiguration und Shunts gelten allgemein als Malignitätskriterien in der FKDS. Ein korbgeflechtartiges Vaskularisationsmuster, in dem der Fluß von außen nach innen gerichtet wird mit der Tumorneoangiogenese im Rahmen eines hepatocellulären Carcinoms (HCC) assoziiert. Ohne Signalverstärker kann der Nachweis der oft ausgeprägten Hypervaskularisation erschwert sein, insbesondere bei tief intrahepatisch lokalisierten Läsionen. In Abb. 41.1 ist das HCC am Konfluens der LVv gelegen. Tumoranteile (↖) sind in die mittlere, aufgestaute Lebervene eingebrochen. Diese ist unmittelbar vor der Einmündung in die VCI (↑) stenosiert, so daß ein Budd-Chiari-Syndrom droht (s.S. 37).

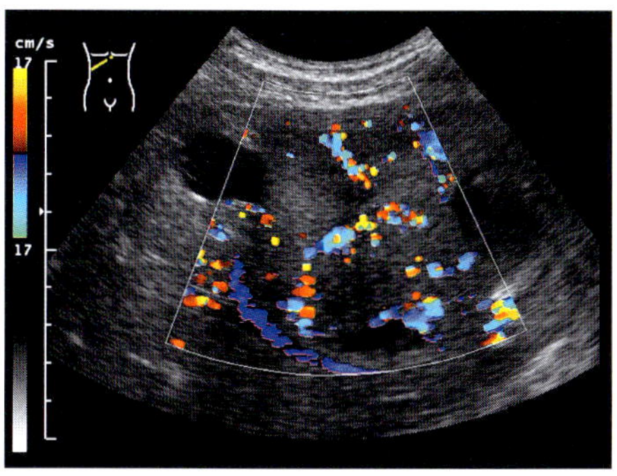

Abb. 41.2

Für Leber-Metastasen (Abb. 41.2) wurde bisher kein signifikantes Flußmuster beschrieben. Lediglich 30 % zeigen überhaupt eine Hypervaskularisation. Viele Arbeitsgruppen versuchen, diagnostisch wegweisende, quantifizierende Kriterien zu finden, die sich jedoch in der klinischen Routine bisher noch nicht etablieren konnten. Ein möglicher Ansatz ist der Dopplerperfusionsindex (DPI) als Quotient aus dem Flußvolumen in der AHP und der gesamten Leber (= Summe aus Flußvolumen in AHP und VP) [4.14]. Auch der Einsatz von Signalverstärkern bietet bisher keine anerkannten Kriterien für eine sichere artdiagnostische Zuordnung.

Entzündliche Darmerkrankungen

Trotz der schwierigen Ultraschallbedingungen im Gastrointestinaltrakt sind hier Diagnosen insbesondere bei pathologischen Veränderungen gut möglich. Bereits im B-Bild ist der Nachweis einer Exsudation und Darmwandverdickung hinweisend auf ein entzündliches Geschehen. Durch den Nachweis der Hypervaskularisation (→ Abb. 41.3) kann der Untersucher seinen Verdacht auf eine chronische oder akute entzündliche Darmerkrankung erhärten. Abb. 41.3a zeigt ein durch entzündliche Wandverdickung stenosiertes terminales Ileum (↙) bei M.Crohn im Querschnitt. In der korrespondierenden Röntgendurchleuchtung (Abb. 41.3b, Dünndarm-Passage nach Sellink) wird das Restlumen langstreckig dargestellt. Akute Enteritiden und die Strahlen-Enteritis (Abb. 41.4) sind ebenfalls durch eine unspezifische Hypervaskularisation (←) gekennzeichnet, die in der AMS zu erhöhtem Flußvolumen und erhöhter Geschwindigkeit führt [4.15]. Auch bei Appendicitis ist diese unspezifische Hypervaskularisation der entzündlich verdickten Darmwand nachweisbar.

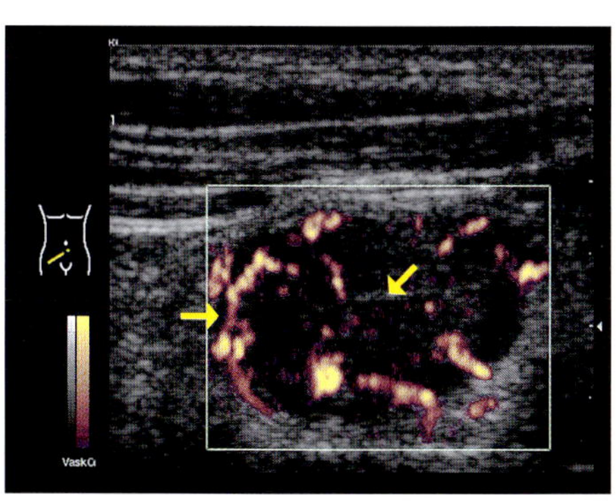

Abb. 41.3a

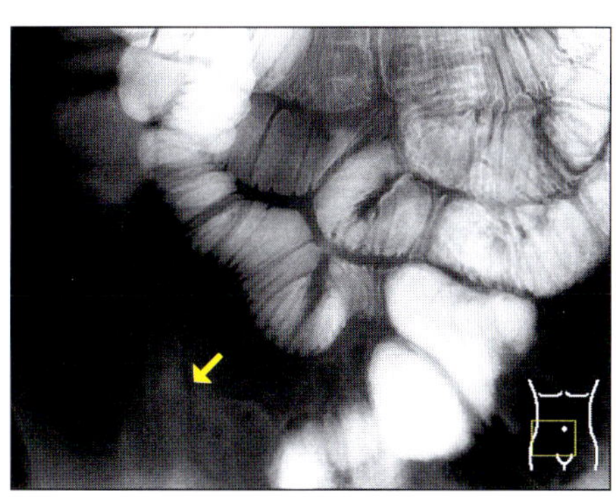

Abb. 41.3b

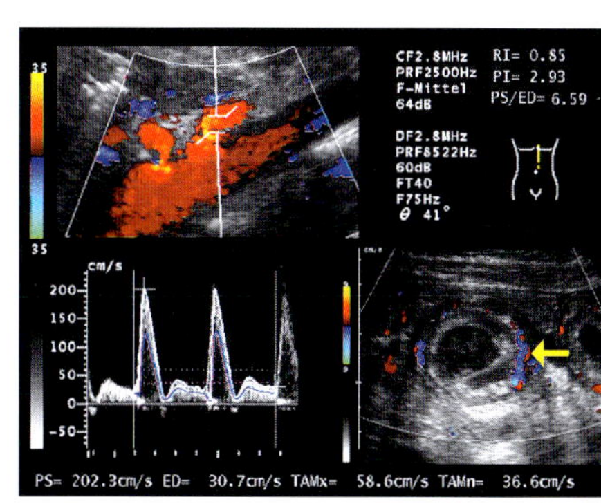

Abb. 41.4

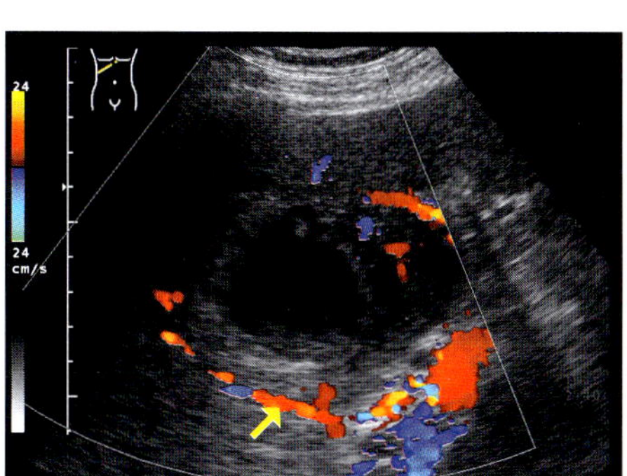

Abb. 41.5a

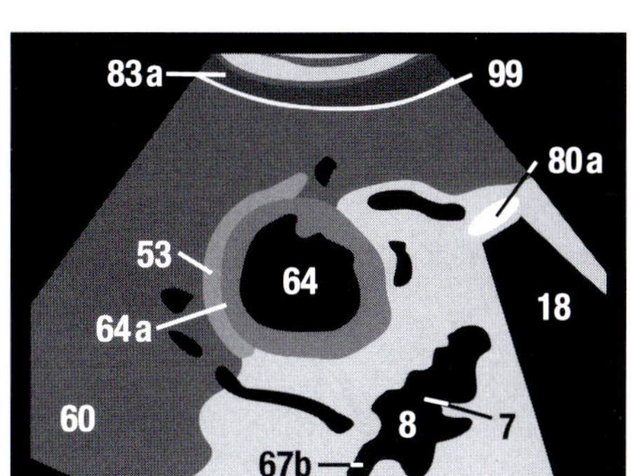

Abb. 41.5b

Abb. 41.5 zeigt eine perforierte Gallenblase **(64)** bei zugrundeliegender massiver Cholecystitis. Die Wand **(64a)** zeigt eine typische ausgeprägte Hypervaskularisation mit langstreckig darstellbarer Arteria cystica (↗); pericholecystär ist freie Gallenflüssigkeit **(53)** nachweisbar, die durch Andauung der Arteria hepatica propria **(67b)** zu einem Aneurysma spurium **(8)** geführt hat (s. S. 35).

Kritische Wertung

Die FKDS ist ein aussagekräftiges, nicht-invasives Verfahren, das in den verschiedenen Organ- und Gefäßsystemen des Abdomens jeweils einen unterschiedlichen Stellenwert hat. Insbesondere die Leber ist der Sonographie auch bei klinisch schwierigen Bedingungen meist gut zugänglich, so daß sich in der Beurteilung fokaler und diffuser Veränderungen des Leberparenchyms sowie der Lebergefäßsysteme spezielle Fragestellungen etablieren konnten: Bei Diagnose und Verlaufskontrolle der portalen Hypertension sowie der Therapieplanung und -kontrolle nach TIPSS-Anlage ist die FKDS mitterweile das bildgebene Verfahren der ersten Wahl. Die FKDS mißt nicht-invasiv Flußgeschwindigkeit und –volumen, zeigt zuverlässig Komplikationen wie Stenosen und Verschlüsse und dient gegebenfalls der Indikationsstellung zur Revision mittels interventioneller Angiographie.

Nach Lebertransplantatation kann die FKDS zur postoperativen Verlaufskontrolle eingesetzt werden, um die Perfusion zu zeigen. Im Gegensatz zum routinemäßigen Einsatz bei Nierentransplantaten, besteht zur Diagnose einer Abstoßungsreaktion jedoch kein typischer Grenzwert für die Widerstandserhöhung bei Lebertransplantaten [4.16, 4.17].

Die Charakterisierung fokaler Leberherde anhand des Vaskularisationsgrades und der Gefäßarchitektur wird weiterhin lebhaft diskutiert. Einzelne Malignitätskriterien tragen schon zu einer Verbesserung der Treffsicherheit bei fokalen Leberprozessen bei [4.12]. Der Einsatz von Ultraschallkontrastverstärkern verspricht dabei eine verbesserte Darstellung der Vaskularisation und des zeitlichen Perfusionsmusters.

In der abdominalen Gefäßdiagnostik wird die FKDS v.a. zum Screening und zur Verlaufskontrolle von Aneurysmata eingesetzt. Zur Therapie- und Operationsplanung werden gegebenenfalls komplementäre Verfahren wie CT, MRT und Angiographie erforderlich. Bei der chronisch intestinalen Ischämie hat sich die FKDS ebenfalls als Screeningmethode etabliert.

Der Nachweis einer Hypervaskularisation durch FKDS bei entzündlichen Erkrankungen wie Appendizitis und Cholezystitis führt zu einer weiteren Verbesserung der Ultraschalldiagnostik.

In der Hand des erfahrenen Untersuchers können auch spezielle nicht standardisierte Fragestellungen bei entsprechender Schallkopfwahl mit hoher Ortsauflösung herausgearbeitet werden. Die angesprochenen Bedingungen können leider auch als Einschränkung der Methode aufgefaßt werden: Zuverlässige Aussagen müssen mit entsprechend hohem Zeitaufwand erarbeitet werden. Ferner ist die Untersucherabhängigkeit aufgrund variabler Schallbedingungen vor allem im Abdomen hoch. Die Darstellbarkeit wird jedoch durch Fortschritte im Bereich der elektronischen Datenverarbeitung ständig weiter verbessert, woraus eine immer detailliertere und besser interpretierbare Abbildung der untersuchten Organe, etwa durch Panorama- (Siescape®) oder 3D-Verfahren, resultiert. Dennoch stellt die Präsentation und Vermittlung der Befunde immer noch ein Problem dar.

Neue Modalitäten wurden jüngst z.B. mit dem Tissue Harmonic Imaging® eingeführt, das u.U. eine verbesserte Bildgebung bei schlechten abdominalen Schallbedingungen bietet. Ebenso verbessert der Einsatz von Ultraschallkontrastverstärkern die Darstellung der Vaskularisation, insbesondere bei zusätzlichem Einsatz von Second Harmonic Imaging®.

Die FKDS ist somit ein nicht-invasives bildgebendes Verfahren mit hohem Entwicklungspotential, dem sich sicherlich zusätzliche Einsatzgebiete im Abdomen erschließen werden.

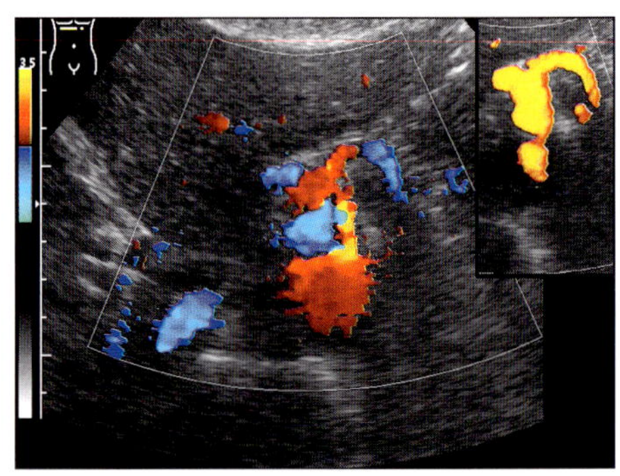

Abb. 42.1

Quiz – Testen Sie sich selbst:

Befunden Sie bitte Schritt für Schritt die zwei nebenstehenden pathologischen Bildbeispiele anhand der folgenden Fragen:

1. In welcher Ebene wurde geschallt?
2. Welche Leitstrukturen und Organe erleichtern Ihnen die Orientierung?
3. Welche Darstellungsmodi wurden gewählt?
4. Welche Gefäße sind dargestellt und wie ist die Flußrichtung?
5. Liegen charakteristische Flußphänomene vor? Liegen Meßwerte im Normbereich?
6. Was fällt Ihnen im Vergleich zum korrespondierenden Normalbefund auf?
7. Wie lautet Ihre Verdachtsdiagnose?

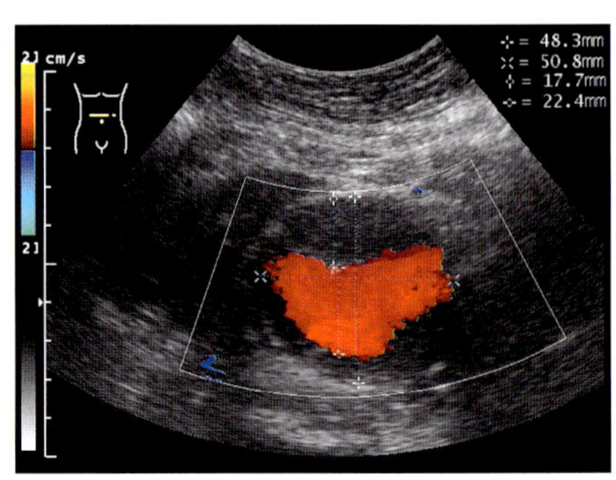

Abb. 42.2

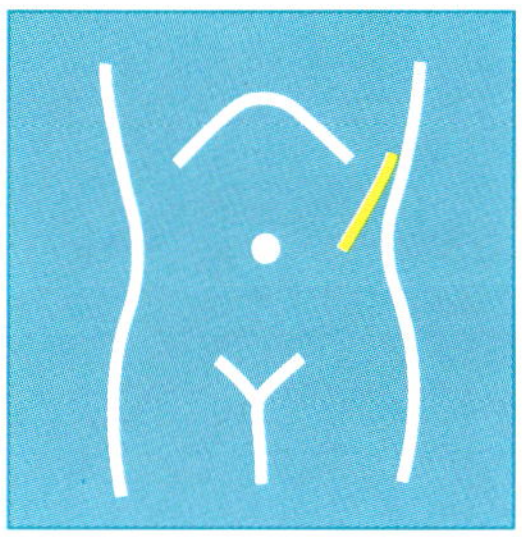

Markus Hollenbeck
Gerald Antoch

Einleitung

Durch Verwendung der farbkodierten Dopplersonographie (FKDS) ist die Sonographie der Niere um eine wichtige Dimension bereichert worden. So lassen sich mit der FKDS Nierenarterienstenosen (NAST) auf Grund klarer Befunde diagnostizieren, man muß sich nicht mehr mit der früher oft gewagten Diagnose einer „vaskulären Schrumpfniere“ begnügen. Dopplersonographische Befunde können bereits auf pathologische Veränderungen hinweisen, bevor sie zu strukturellen Gewebeveränderungen geführt haben.

Wegen der schallkopfnahen Lage in der Fossa iliaca lassen sich Transplantatnieren besonders gut untersuchen. Hier können bereits in frühen Stadien Hinweise auf Abstoßungsreaktionen gefunden werden. Vaskuläre Probleme der zuführenden Arterie und der Hauptvenen lassen sich sicher diagnostizieren. Bei Transplantatnieren (NTP) kann die FKDS praktisch alle nuklearmedizinischen und angiographischen Untersuchungen ersetzen.

Auch in der Urologie hat die FKDS in den letzten Jahren zunehmend an Bedeutung gewonnen. Aufgrund ihrer schnellen Verfügbarkeit gilt sie als wichtiger Bestandteil bei der Differentialdiagnose akut skrotaler Krankheitsbilder und erleichtert so die Entscheidung für ein operatives oder konservatives Vorgehen. Im Rahmen der Diagnostik einer Erektilen Dysfunktion liefert sie wichtige Hinweise auf die Ätiologie der Erkrankung. Die früher üblichen, invasiveren Untersuchungsmethoden,werden immer mehr durch die FKDS ersetzt.

Native Nieren - Untersuchungstechnik und Normalbefunde

Die Patienten werden nüchtern untersucht. Da die Nierenarterien tief liegen, benutzen wir niedrigfrequente Schallköpfe mit 2,0 bis 3,5 MHz.

Anatomie und Schallkopfhaltung

Die rechte Nierenarterie **(124a)** geht meistens etwas unterhalb des Abgangs der A. mesenterica superior bei ca. 10.00 Uhr aus der Aorta ab, zieht bogig nach dorsal, um dann die Vena cava zu unterkreuzen (Abb. 44.1a). Die linke Nierenarterie **(124b)** zieht meist auf gleicher Höhe wie die rechte Nierenarterie bei ca. 4.00 Uhr aus der Aorta **(30)**. Sie kann man meist über 3 cm weit verfolgen. Die Darstellbarkeit ist schlechter als die der rechten Nierenarterie, da hier häufiger Darmgas der Dünndarmschlingen **(80b)** stört.

Im Verlauf der Hauptarterien werden an 5 Punkten Geschwindigkeitsmessungen nach exakter Winkeleinstellung vorgenommen. Normale Spitzengeschwindigkeiten schwanken zwischen 50 und 160 cm/s.

Akzessorische Nierenarterien kommen in 20 % der Fälle vor. Daher sollte die Aorta auch kranial und kaudal der Nierenarterien-Abgänge auf das Vorliegen weiterer Nierenarterien untersucht werden.

Die Nierenarterien können entweder im sagittal gekippten, koronaren Längsschnitt (Abb. 44.1b) mit der Schallkopfposition in der rechten Medioclavikularlinie oder im abdominellen Querschnitt (Abb. 44.1a) dargestellt werden.

Die beste Darstellung gelingt bei der Positionierung des Schallkopfes knapp oberhalb der Mitte zwischen Xiphoid und Bauchnabel. Sollte die Sicht auf die Aorta hier durch enterale Luft verwehrt sein, kann man den Schallkopf subxiphoidal aufsetzen und nach unten kippen oder auch von einer caudalen Position schallen und entsprechend kippen. Meistens muß man sich je nach aktueller Darmgaslokalisation das optimale Schallfenster selbst suchen.

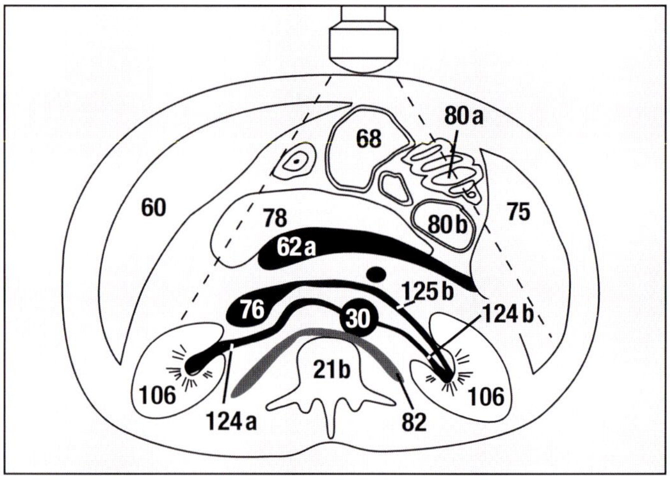

Abb. 44.1a

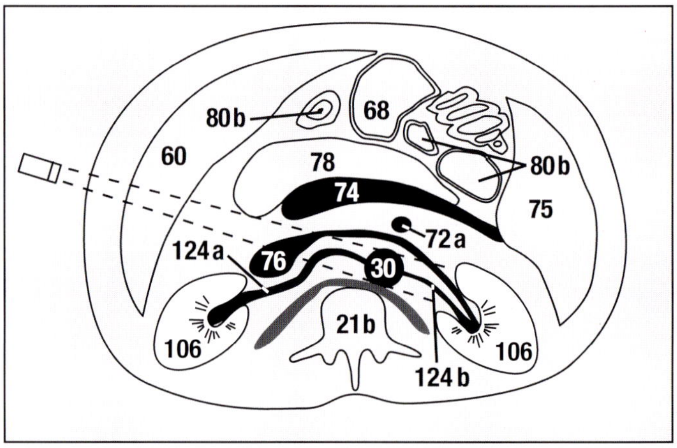

Abb. 44.1b

Normalbefunde

Unmittelbar am Abgang der rechten Nierenarterie **(124a)** entsteht wegen des gebogenen Gefäßverlaufs oft eine Farbumkehr (↑), jedoch stets über die dunklen Anteile der Farbskala (Abb. 44.2a). Ein Aliasing-Phänomen einer Abgangsstenose verliefe dagegen über die hellen Anteile der Farbskala. Beachten Sie das unauffällige Lumen dieses Normalbefundes. Die Abb. 44.2b zeigt vor der Wirbelsäule **(21b)** ebenfalls den Abgang einer normalen linken Nierenarterie **(124b)** aus der Aorta **(30)** mit steilem, systolischen Anstieg (↘), freiem spektralem Fenster (↖) und langsam abfallendem Flußniveau zur Diastole (↓). Der vermeintliche Unterschied in der Flußgeschwindigkeit entsteht lediglich durch die Verzerrung einer unterschiedlichen Skalierung des Flußspektrums beider Beispiele: In Wirklichkeit unterscheiden sich die systolischen Spitzengeschwindigkeiten mit 90 versus 98 cm/s kaum.

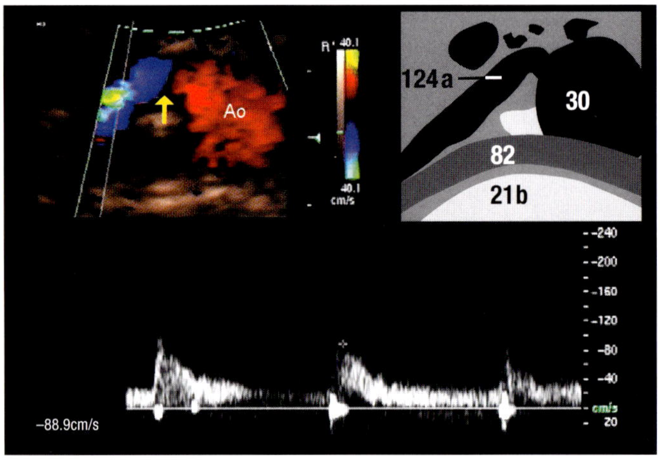

Abb. 44.2a

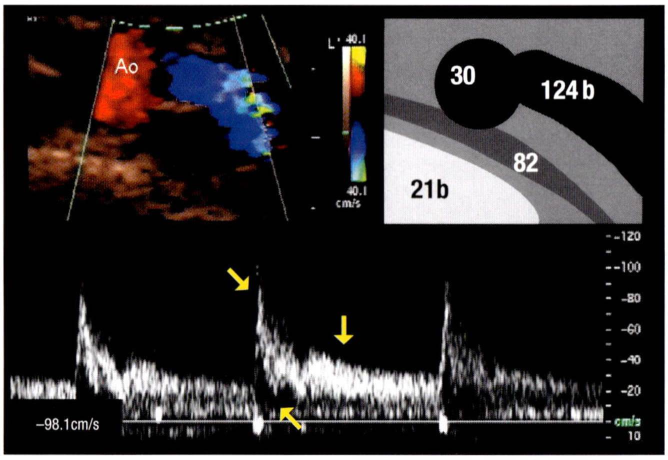

Abb. 44.2b

Untersuchungstechnik und Normalbefunde

Sagittal gekippte, koronare Längsschnitte werden in Linksseitenlage erstellt. Der Schallkopf wird längs in der Medioclavikularlinie (MCL) aufgesetzt (Abb. 45.1a). Man kippt ihn so lang, bis man die Vena cava im Längsschnitt sieht. Sollte der Blick durch Luft versperrt sein, muß auch hier der Schallkopf so lange auf der Haut verschoben und entsprechend anguliert werden, bis man die Gefäße durch ein Schallfenster darstellen kann. „Hinter" der Vena cava **(76)** stellt sich die Aorta **(30c)** dar. Die rechte Nierenarterie **(124a)** kommt direkt aus der Aorta auf den Schallkopf zu (Abb. 45.1b). Da das Blut direkt auf den Schallkopf zufließt, sind Farbe und Doppler-Spektren auf Grund der großen Dopplerfrequenzverschiebung gut kontrastiert. Die linke Nierenarterie **(124b)** zieht vom Schallkopf weg in die Tiefe. Diese Einstellung eignet sich am besten zur Überprüfung, ob eine oder mehrere Polarterien vorhanden sind!

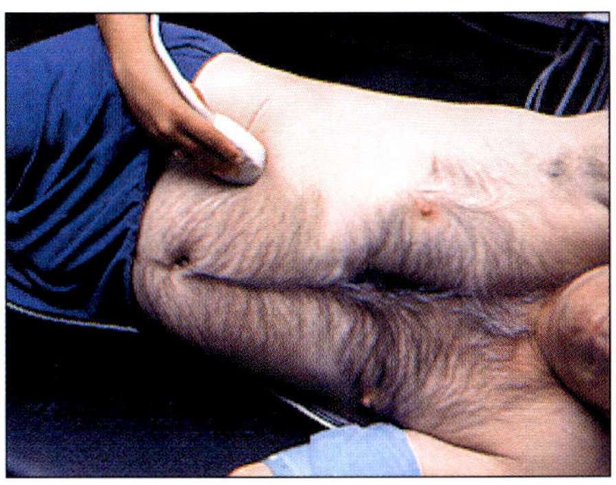

Abb. 45.1a

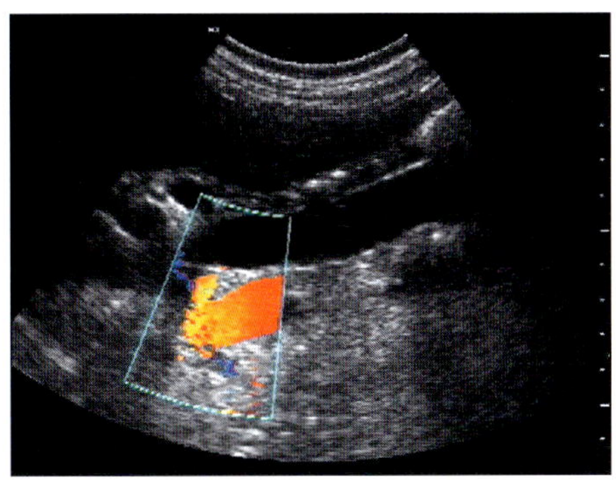

Abb. 45.1b

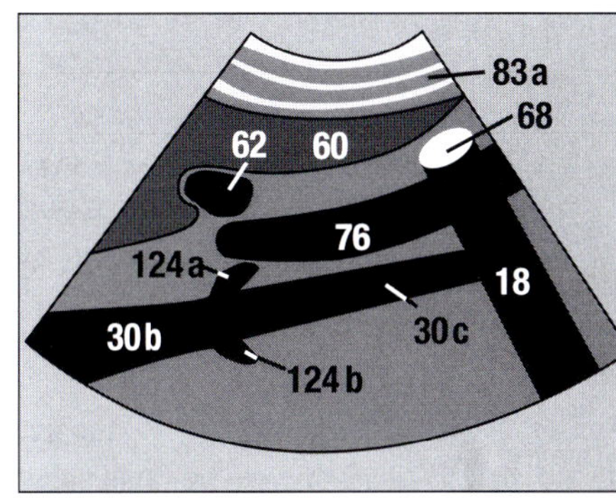

Abb. 45.1c

Dopplerspektren aus den intrarenalen Aa. interlobares

In linker und rechter Seitenlage werden die Nieren zunächst im s/w B-Bild optimal eingestellt. Dies gelingt in aller Regel in ganz normaler Rückenlage. Nach optimierter B-Bild Darstellung aktiviert man Farbkodierung und Duplex und mißt die RI-Werte nacheinander in mindestens 3 Interlobararterien im caudalen, mittleren und oberen Drittel. Die RI-Werte unterscheiden sich bei Gesunden innerhalb einer Niere oder zwischen den Nieren nur minimal. Aus den RI-Werten wird für die rechte und linke Niere der jeweilige Mittelwert berechnet.

Die Höhe der RI-Werte ist bei Gesunden insbesondere abhängig von Ableitregion und Alter. In der Hauptarterie im Hilusbereich sind sie höher (0,65±0,17) als in den folgenden, kleineren Arterien, am niedrigsten in den Interlobulararterien (0,54±0,20). Vergleichbare Werte erhält man nur, wenn man Arterien gleicher Ordnung untersucht. Am besten mißt man in Segment- oder Interlobararterien (Tab. 45.2), da diese an der Parenchym-/Pyelongrenze gut auffindbar sind. Sie ziehen meistens direkt auf den Schallkopf zu und erzeugen eine hohe Dopplerfrequenzverschiebung, so daß eine gute Farbkodierung und gute Dopplerspektren resultieren.

RI-Normwerte für Hypertoniker in Interlobararterien [5.1]

Alter (Jahre)	$\bar{m}$	$\bar{m}$ ± 2 SD
< 20	0,567	0,523-0,611
21-30	0,573	0,528-0,618
31-40	0,588	0,546-0,630
41-50	0,618	0,561-0,675
51-60	0,668	0,603-0,733
61-70	0,732	0,649-0,815
71-80	0,781	0,707-0,855
> 81	0,832	

Tab. 45.2

Altersabhängige Änderung des renalen RI

Darüber hinaus sind RI-Werte altersabhängig, sie sind bei alten Patienten höher. Der Blutfluß ist im Alter „pulsatiler", da die Windkesselfunktion abnimmt und der renale Flußwiderstand durch interstitielle Fibrosierung zunimmt. Altersabhängige RI-Normwerte für Messungen in Interlobararterien zeigt die Tab. 45.2.

Diesen altersbedingten Unterschied im Flußspektrum zwischen einem jüngeren, 42 jährigen (a) und einem 79 jährigen Patienten (b) demonstriert eindrucksvoll die Abb. 45.3: Der RI des jüngeren Patienten liegt mit 0.61 deutlich niedriger als bei dem älteren Patienten mit RI = 0,84.

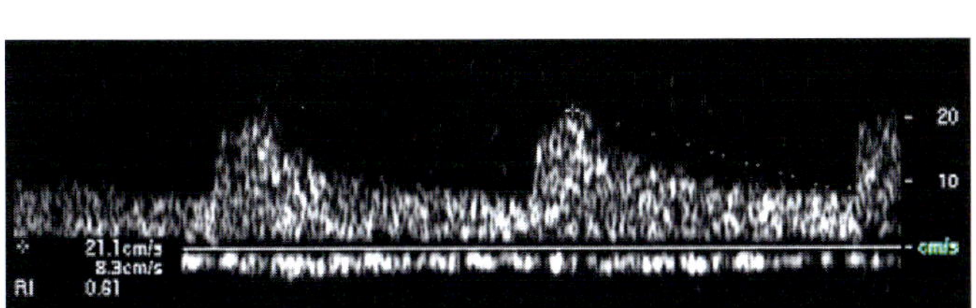

Abb. 45.3a

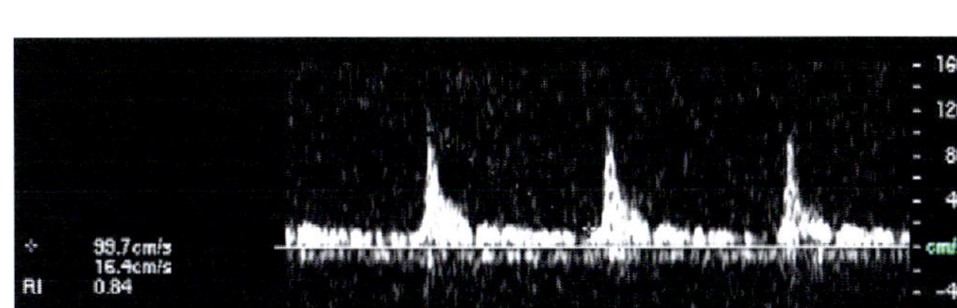

Abb. 45.3b

Einflußfaktoren der intrarenalen Perfusion

Das Alter ist jedoch keineswegs die einzige Einflußgröße der intrarenalen Widerstandsindizes. Tabelle 46.1 führt andere intra-, aber auch extrarenale Faktoren auf. Diese müssen bei der Interpretation der RI-Werte berücksichtigt werden. Sie treten jedoch bei nativen Nieren im Gegensatz zu Transplantatnieren nur sehr selten auf. Außerdem beieinträchtigen sie bei beidseitigem Vorliegen nicht den Seitenvergleich der RI-Werte im Rahmen der NAST-Diagnostik (s. u.).

Ursache für erhöhte Flußwiderstandswerte	Pathophysiologie
Akutes Nierenversagen	Organschwellung durch interstitielles Ödem, tubulo-juxtaglomerulärer Feedback mit mesangialer Kontraktion und Konstriktion der Vasa afferentia
Aufstau des Nierenbeckens	Interstitielles Ödem durch „backfiltration“ der intratubulären Flüssigkeit ins Interstitium
Extrarenale Kompression	Erhöhter interstitieller Druck, z.B. durch subcapsuläres Hämatom
Niedriger diastolischer Blutdruck	Mangelnde vorwärtstreibende Kraft in der Diastole (z.B. bei schwerer Aortenklappeninsuffizienz)
Bradykardie	Am Ende der langen Diastole fließt nur noch wenig
Interstitielle „Vernarbung“	Fibrosierung des Interstitiums oder Sklerosierung der kleinen Arterien führt zur Rarefizierung der arteriellen Endstrombahn mit Anstieg des Flußwiderstandes
Akute Abstoßungsreaktionen	Bei interstitieller Abstoßung: Organschwellung durch interstitielle Infiltration mit Lymphozyten, Bei vaskulärer Abstoßung: Widerstandserhöhung durch Einengung der kleinen intrarenalen Arterien
Cyclosporin A Überdosierung	Cyclosporin A wirkt vasokonstriktiv auf die Vasa afferentia

Tab. 46.1

Diagnostik der Nierenarterienstenose (NAST)

Stenosen führen ganz allgemein zu Flußbeschleunigungen. Während Stenosen unter 50 % nur zu geringen Flußbeschleunigungen führen, steigt die Geschwindigkeit bei hochgradigen Stenosen steil an (Abb. 46.2), um bei höchstgradigen Stenosen wieder steil abzufallen. In der Farbkodierung werden Stenosen daher durch hellere Farben farbkodiert. Poststenotisch kann man bei guten Untersuchungbedingungen und guter Auflösung Turbulenzen **(5)** in Form von gelb-grünen Mosaikmustern erkennen. Allein mit der Farbe kann man die sichere Diagnose jedoch nicht stellen. In suspekten Bezirken wird man deshalb immer die Flußgeschwindigkeit unter Berücksichtigung des Winkels dopplersonographisch messen müssen.

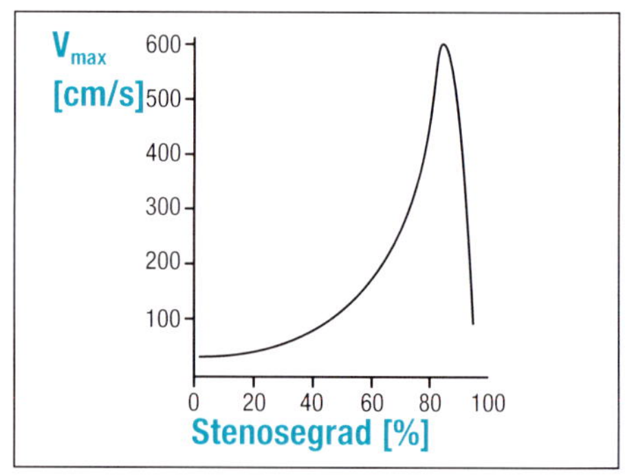

Abb. 46.2

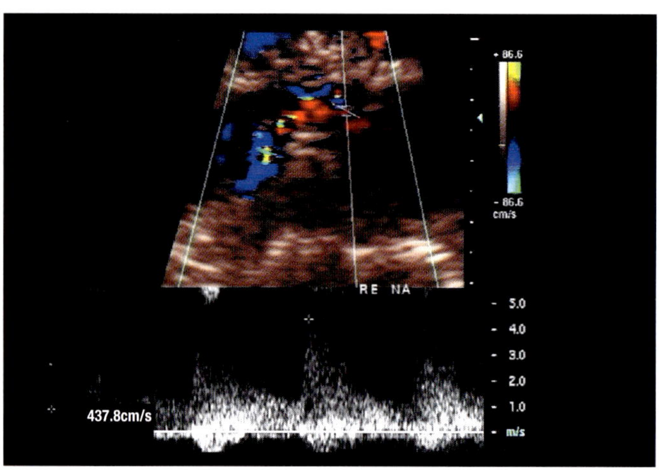

Abb. 46.3a

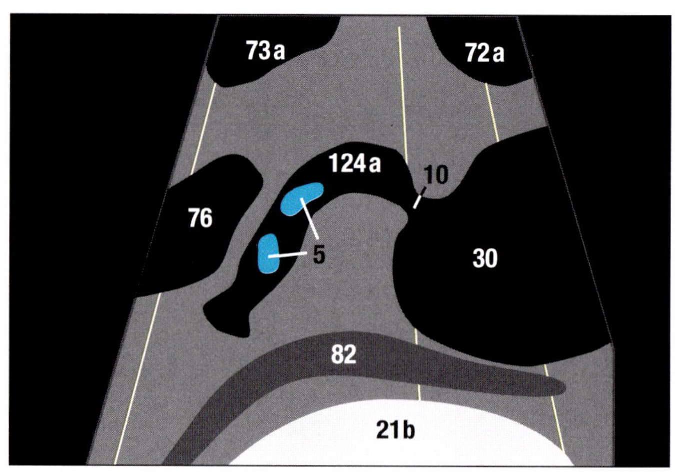

Abb. 46.3b

Mit modernen Geräten und ausreichender Untersuchungserfahrung (mehr als 500 Nierenarterien FKDS-Untersuchungen) sind 70-90% der Nierenhauptarterien darstellbar. Problematisch ist insbesondere die Darstellbarkeit akzessorischer Nierenarterien. Die Darstellungsraten liegen bei 20–50% [5.2]. Die Untersuchungsdauer beträgt beim routinierten Untersucher 30 bis 45 Minuten.

Typisch für einer höhergradige NAST (Abb. 46.3) sind die abgangsnahe Lokalisation an der Aorta **(30)**, eine Flußbeschleunigung über 200 cm/s (hier: 438 cm/s) sowie der Nachweis poststenotischer Turbulenzen **(5)** im Lumen der betroffenen Nierenarterie **(124a)**.

FKDS-Indikation gegeben bei:
Hypertonie im Alter < 30 Jahre
Differenz der Nierengröße rechts/links >1.5 cm
Diastolischer Blutdruck trotz 3-fach antihypertensiver Therapie > 105 mm Hg, insbesondere bei schwerer generalisierte Arteriosklerose
Kreatininanstieg unter Therapie mit ACE-Hemmern oder AT-1-Rezeptor-Antagonisten

Tab. 47.1

Checkliste NAST-Kriterien
a) direktes Kriterium:
V_{max} > 200 cm /s
b) indirekte Kriterien:
Differenz $RI_{re} - RI_{li} > 0.05$ => NAST der Niere mit dem niedrigeren RI
altersentsprechend unphysiologisch niedrige RI beidseits => beidseitige NAST

Tab. 47.2

Indikation zur FKDS der Nierenarterien

Indikation zur FKDS besteht nur bei klinisch begründetem Verdacht auf das Vorliegen einer renovaskulären Hypertonie. Es macht keinen Sinn, jeden Patienten mit einer Bluthochdruckerkrankung einer FKDS zu unterziehen. Hierdurch würde man zu viele falsch-positive Befunde erheben. Zur Indikationsstellung sollte mindestens eine in Tab. 47.1 genannten Verdachtsmomente auf das Vorliegen einer NAST vorliegen.

Kriterien zum Nachweis einer Nierenarterienstenose

Als direktes Stenosezeichen bezeichnet man die Flußbeschleunigung in der dargestellten Stenose. Die indirekten Stenosezeichen ergeben sich daraus, daß jede höhergradige, >70%ige Stenose zu Flußveränderungen im nachgeschalteten, poststenotischen Strömungsgebiet führt. Poststenotisch erscheinen die systolischen Spitzen des Flußprofils gekappt (↙), hier mit einer V_{max} von nur 8 cm/s (Abb. 47.3a). Hieraus resultieren erniedrigte (!!) RI-Werte im poststenotischen Stromgebiet.

Der Vergleich mit der kontralateralen Niere (Abb. 47.3b) zeigt dort ein unauffälliges Strömungsprofil in einer der rechten Interlobärarterien. Dadurch konnte in diesem Fall trotz Luftüberlagerung der stenosierten Nierenarterie die Diagnose einer dortigen NAST indirekt wegen der festgestellten RI-Seitendifferenz gestellt werden. Die Tab. 47.2 zeigt die drei wesentlichen NAST-Kriterien. Eine Stenose muß vermutet werden, wenn mindestens ein Kriterium erfüllt ist.

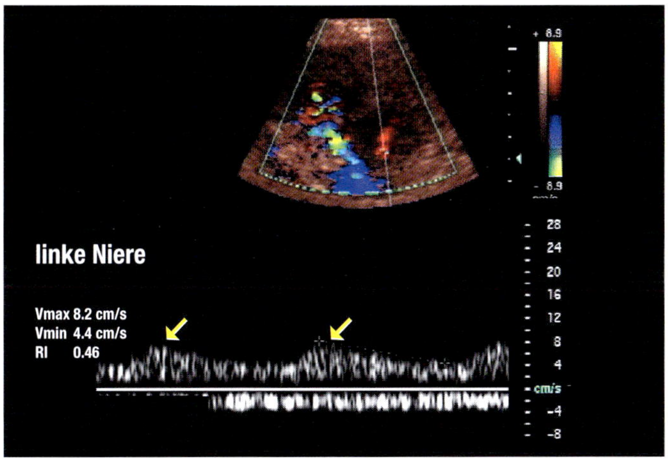

Abb. 47.3a

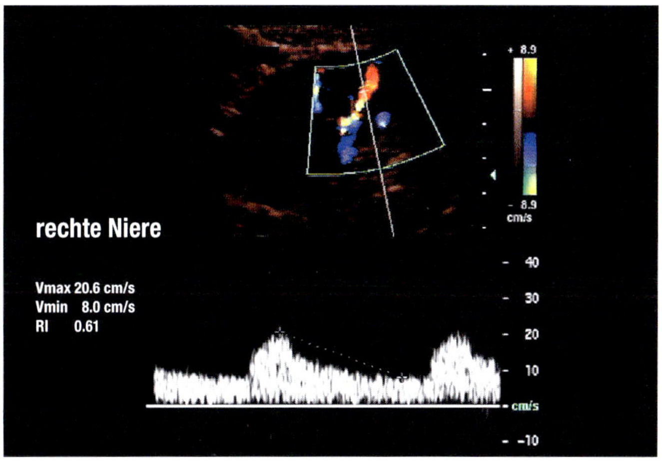

Abb. 47.3b

Bei Patienten mit absoluter Arrhythmie können die V_{max} je nach Auswurfleistung der einzelnen Herzkontraktion in den verschiedenen Pulszyklen zum Teil erheblich variieren (Abb. 47.4). Bei starker Adipositas war die Farbkodierung hier beidseits zwar nicht befriedigend, man erkennt jedoch deutlich die auf ca. 395 cm/s erhöhte Spitzengeschwindigkeit der rechten Nierenarterie (Abb. 47.4a) und mit ca. 410 cm/s auch der linken Nierenarterie (Abb. 47.4b). Zum Vergleich sehen Sie in Abb. 47.4c die verbesserte Farbkodierung der abgangsnahen Nierenarterien im amplituden-gesteuerten Power-Modus. Die Stärke diese Verfahrens liegt in der verbesserten Darstellung auch horizontal zur Beschallungsachse verlaufender Gefäßabschnitte, selbst wenn man dann auf die Information zur Flußrichtung und -geschwindigkeit verzichten muß.

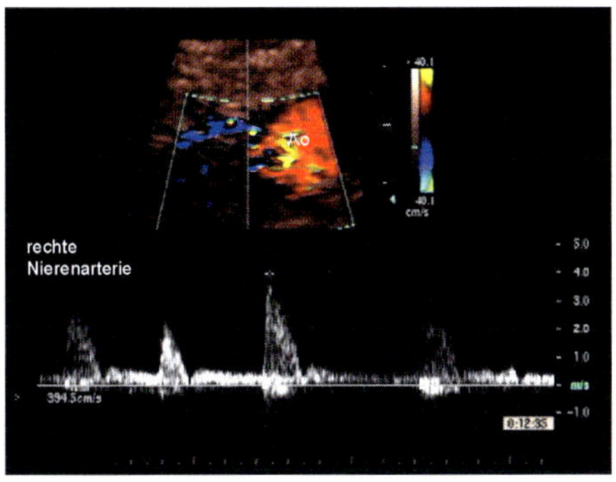

Abb. 47.4a

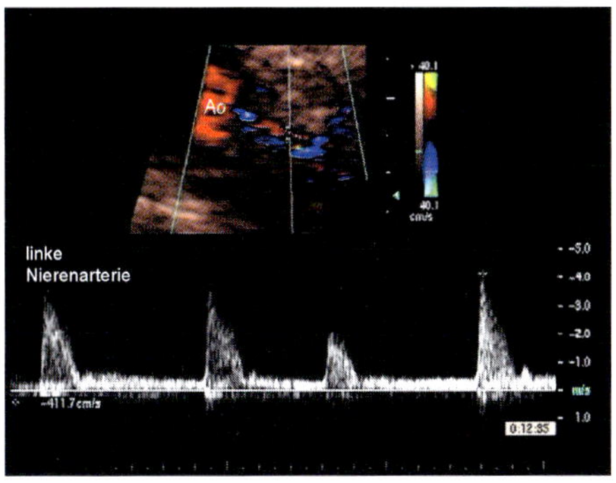

Abb. 47.4b

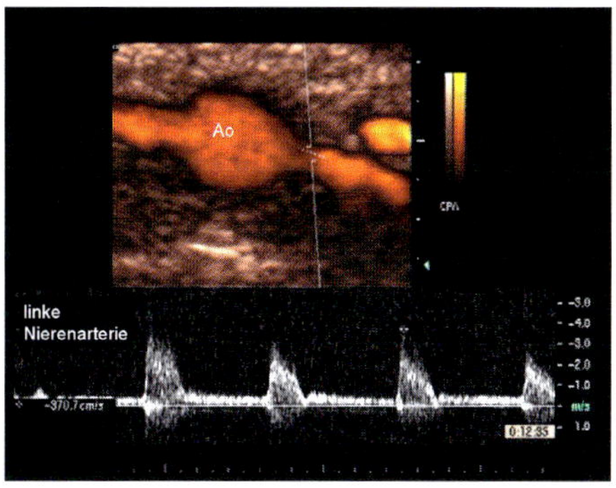

Abb. 47.4c

Nierentransplantate - Untersuchungstechnik

Die Untersuchungstechnik der Transplantatniere (NTP) muß berücksichtigen, daß die NTP-Arterie und -Vene nicht so gerade gestreckt verlaufen wie die nativer Nieren. Vielmehr sind stark geschlängelte Verläufe die Regel, die sich auf Grund der topographischen Gegebenheiten und der chirurgischen Anastomosenkonfiguration ergeben. Wegen der oberflächlicheren Lage sind NTP meist sehr gut darstellbar. Die Anzahl der Polarterien ist zudem aus dem OP-Bericht bekannt. Mit modernen Geräten sind über 95 % aller bekannten Transplantatarterien vollständig darstellbar.

Transplantat-Arterienstenosen

Das NTP ist eine funktionelle Einzelniere und kann eine erhebliche kompensatorische Hypertrophie erreichen. Da der renale Blutfluß erheblich von der Nierenfunktion abhängt, kann hier im Gegensatz zu den Verhältnissen bei nativen Nieren kein fixer Grenzwert für das Vorliegen einer Transplantatarterienstenose gegeben werden. In hypertrophierten, gut funktionierenden Transplantaten kann die Flußgeschwindigkeit im gesamten Verlauf der nicht-stenosierten Arterie mehr als 250 cm/s betragen. Im Kontrast dazu kann bei chronischer Transplantatdysfunktion und geschrumpfter Niere eine regionale Flußbeschleunigung auf 200 cm/s eine relevante NAST anzeigen, wenn die Flußgeschwindigkeiten in den anderen Arealen der Hauptarterie nur 50 cm/s betragen.

Somit ergibt sich als direktes Stenosekriterium einer Transplantatarterie eine lokalisierte Flußbeschleunigungen um mehr als das 2,5 fache verglichen mit prästenotischen oder weit poststenotischen Geschwindigkeiten (z. B. 260 versus 100 cm/sec). Die Sensitivität und Spezifität des Stenosenachweises durch die FKDS beträgt mehr als 90 % [5.3]. Indirekte Zeichen einer NAST, wie sie bei den nativen Nieren bestehen, eignen sich jedoch nicht, da kein Seitenvergleich möglich ist und weil die Höhe des Flußwiderstandes von vielen anderen Faktoren abhängt (s. Tab. 46.1).

Die Abb. 48.1 zeigt den Einfluß der Position des Meßfensters **(11)** auf die gemessene V_{max} bei einer hochgradigen Stenose der Transplantatarterie **(124c)** am Abgang aus der A. iliaca externa **(127a)**: Die Flußgeschwindigkeit fällt von intrastenotisch (Abb. 48.1a) 450 cm/s auf ca. 80 cm/s poststenotisch (Abb. 48.1c) stark ab.

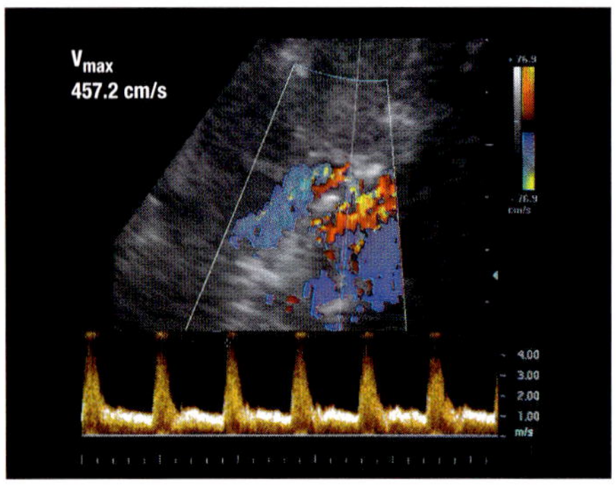

Abb. 48.1a

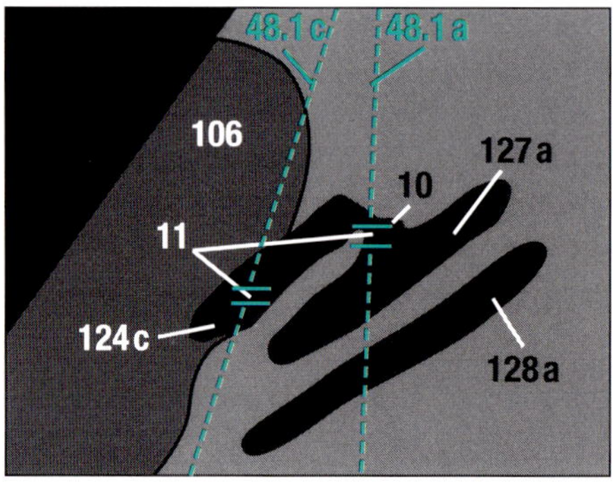

Abb. 48.1b

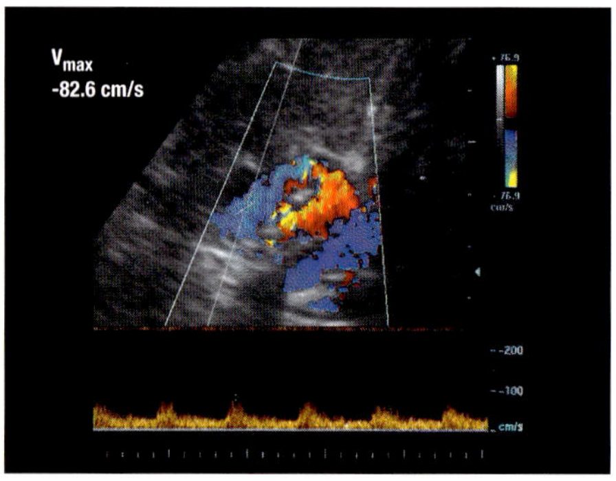

Abb. 48.1c

Transplantat-Venenthrombose

Komplette Transplantatvenen-Thrombose können sicher erkannt werden, wenn sich intrarenal keine Venen im Hilus darstellen lassen und ein pathognomonischer Pendelfluß in den intrarenalen Arterien besteht.

Dieser Pendelfluß entsteht durch die maximale Steigerung des Flußwiderstandes durch die komplette Nierenvenenthrombosen. Netto fließt kein Blut mehr durch die Niere! Blut, das während der Systole in die Nierenarterien fließt, strömt in der Diastole retrograd wieder heraus. Die durchschnittliche Flußgeschwindigkeit über einen Pulszyclus beträgt exakt Null! Das bedeutet für das Spektrum, daß die Flächen oberhalb der Nullinie in der Phase des kurzzeitigen systolischen Einstroms (↙) gleich groß sind wie die Flächen des diastolischen Rückstroms (↑) unterhalb der Nullinie (Abb. 48.2). Dieser FKDS-Befund ist so hochspezifisch für eine NTP-Venenthrombose, daß man ohne weitere Diagnostik die Indikation zur sofortigen operativen Revision stellen kann.

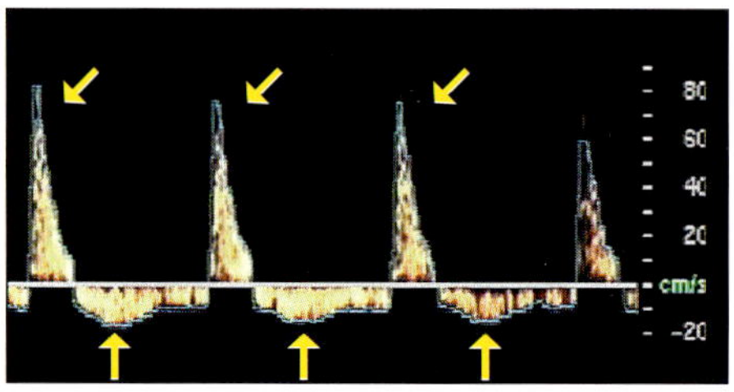

Abb. 48.2

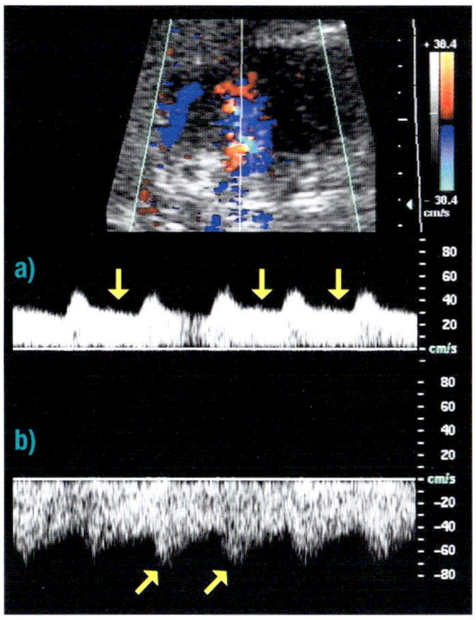

Abb. 49.1a, b

Arteriovenöse Fisteln bei Nierentransplantaten

Arteriovenöse Fisteln sind in aller Regel durch Nierenbiopsien verursacht. Hinweisend ist oft ein uncharakteristisches, rot-blaues Mosaikmuster zu erkennen. Der Nachweis ist gegeben, wenn die zuführenden Arterien einen erniedrigten Flußwiderstand bei erhöhtem diastolischem Flußniveau (↓) zeigen (Abb. 49.1a) und die drainierenden Venen einen pulsatilen (↗) und beschleunigten Fluß aufweisen (Abb. 49.1b). Patienten mit größeren Fisteln erleiden bei erneuten Biopsien häufiger Blutungskomplikationen.

In diesem Beispiel fallen je eine lumenstarke Interlobararterie und -vene ins Auge. Der RI-Wert in der zuführenden Arterie (a) lag bei 0.50, während er in anderen Regionen des Transplantates ca. 0.80 betrug. Das unten abgebildete, venöse Spektrum (b) ist ausgeprägt pulsatil. Eine solche pulssynchrone Flußcharakteristik wiesen andere Interlobarvenen nicht auf.

Nierentransplantat-Abstoßungsreaktion

Der besondere Wert der FKDS liegt in der Möglichkeit, bereits frühzeitig Hinweise auf eine Abstoßungsreaktion zu entdecken. Bei Abstoßungen kommt es bereits sehr früh zu einer Erhöhung des Flußwiderstandes, die der Verschlechterung der Nierenfunktion (Serumkreatinin) circa zwei Tage vorausgeht. Die Widerstandserhöhung ist kein spezifisches Zeichen einer Abstoßung, da eine PI- oder RI-Erhöhung bei Transplantatnieren auch durch andere, intra- und extrarenale Ursachen beeinflußt wird (vergl. Tab. 46.1).

Hier sehen Sie das Beispiel einer unauffälligen NTP-Perfusion (Abb. 49.2a) am 10. postoperativen Tag. Der RI war in den Tagen vorher parallel mit der Rückbildung des akuten postischämischen Nierenversagens und des Abfalls des Serumkreatinins von 0.84 auf 0.75 abgefallen. Im weiteren Verlauf zeigte sich am 13. postoperativen Tag (Abb. 49.2b) bei nun konstanten Serumkreatininwerten (1.5 mg/dl) ein Anstieg des RI auf 1.00. Durch den Anstieg des intraparenchymalen Druckes sistiert der enddiastolische Blutfluß (↘). Unter dem klinischen Verdacht einer akuten Abstoßungsreaktion erfolgte eine Nierenbiopsie, die histologisch den Verdacht bestätigte, und eine Behandlung mit hochdosierten Steroiden. Im weiteren Verlauf fielen die RI-Werte wieder ab.

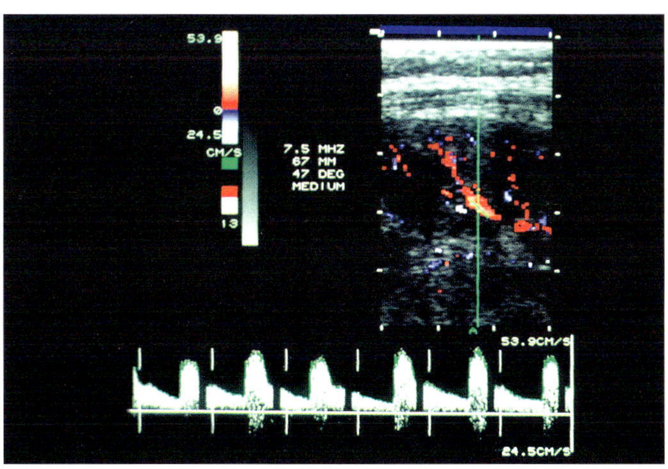

Abb. 49.2a

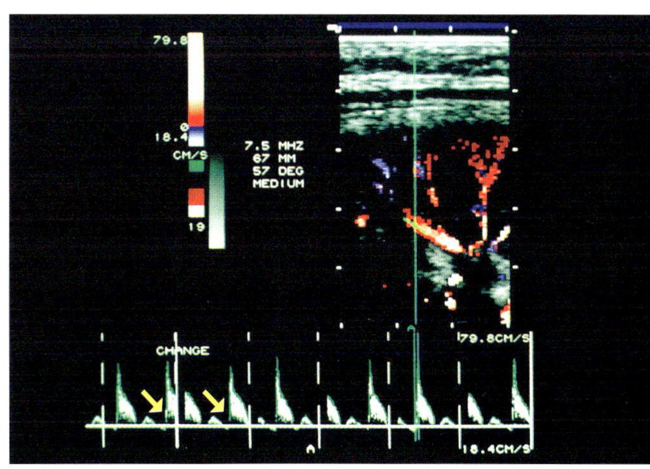

Abb. 49.2b

Bei einem nur einmalig bestimmten, erhöhten Widerstandsindex ist es jedoch nicht möglich zu entscheiden, ob dieser z.B. aus einem postischämisch akutem Nierenversagen oder aus einer Abstoßung resultiert. Bei seriellen Untersuchungen (alle 3–4 Tage) kann man Abstoßungsreaktionen an einem ansteigenden Widerstandsindex deutlich besser erkennen als an einem Einzelwert. Während bei allen anderen Untersuchungen Resistance und Pulsatility Index gleichwertig erscheinen, ist bei Abstoßungsreaktionen der PI-Anstieg pro Tag besser geeignet als der RI-Anstieg, da bei konstantem diastolischen Nullfluß der PI kleinere Veränderungen des systolischen Einstroms besser anzeigt als der RI (vgl. S. 11).

Bei PI-Anstiegen stellen wir frühzeitig die Indikation zur Transplantatbiopsie, falls nicht der gesamte klinische Verlauf gegen eine Abstoßung spricht. So können Abstoßungen frühzeitig histologisch gesichert und behandelt werden.

Fällt ein erhöhter PI im Laufe eine Abstoßungstherapie nicht ab, besteht der Verdacht auf eine unzureichend behandelte Abstoßung. Auch hier sollte frühzeitig durch Rebiopsie geklärt werden, ob eine weitere Steigerung der Immunsuppression notwendig ist.

Erektile Dysfunktion

Anatomische Orientierung

Der Aufbau des Penis gliedert sich in zwei Corpora cavernosa **(95)** und das die Urethra **(104)** umgebende Corpus spongiosum **(95a)**, welches proximal den Bulbus und distal die Glans penis formt. Die glatte Muskulatur der Corpora cavernosa bildet endothelialisierte Hohlräume (Sinusoide), die mit dem arteriellen Gefäßsystem des Penis kommunizieren. Beide Corpora cavernosa werden von einer derben Faszie, der Tunica albuginea **(105)**, umgeben (Abb. 50.1).

Die Blutversorgung erfolgt über zwei Aa. penis **(94)**, die als Endäste aus den Aa. pudendae internae hervorgehen. Nach Abgang der A. bulbi penis **(100)** teilt sich die A. penis jeder Seite in die im Corpus spongiosum verlaufende A. urethralis **(103)**, die oberflächlich verlaufende A. dorsalis penis **(94b)** und die A. profunda penis **(94a)** des Corpus cavernosum auf. Innerhalb des Corpus cavernosum gibt die A. profunda penis zahlreiche Aa. helicinae **(102)** ab, die in die Sinusoide der Schwellkörper münden (Abb. 50.2a). Abb. 50.2b zeigt die farbduplexsonographische Darstellung beider Aa. profundae penis (↑ + ↓) mit ihren Aa. helicinae (←) im Power-Doppler Verfahren (vergl. S. 14). Der venöse Abfluß aus den Corpora cavernosa erfolgt über subtunical gelegene Venolen, die in die V. dorsalis penis profunda **(96a)** drainieren.

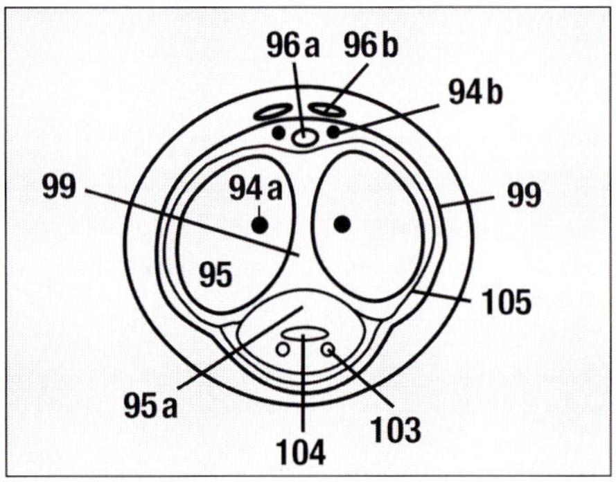

Abb. 50.1

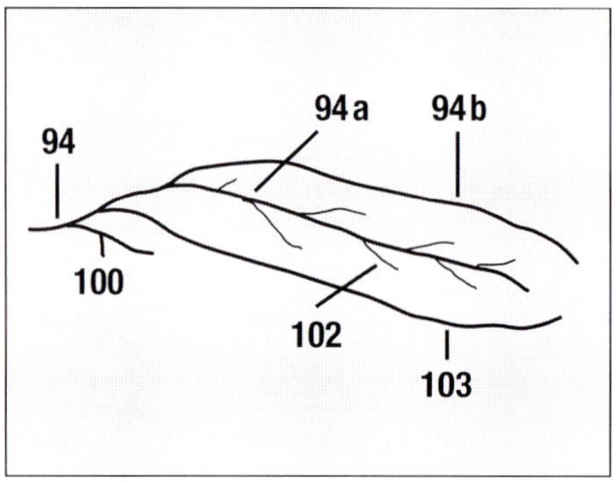

Abb. 50.2a

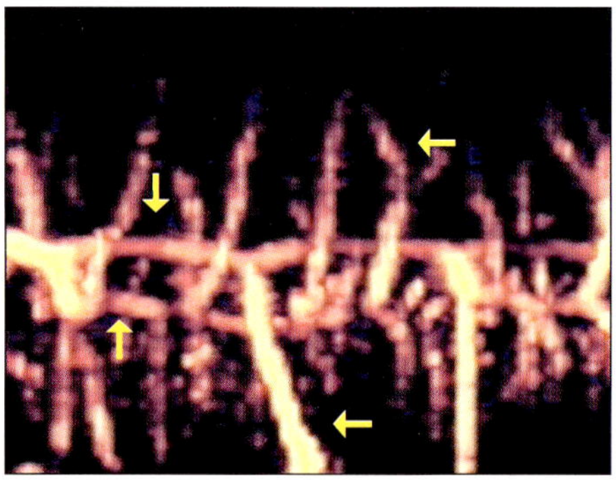
Abb. 50.2b

Physiologie der Erektion

Im nicht-eregierten Zustand ist die glatte Muskulatur der Corpora cavernosa maximal kontrahiert. Aufgrund des hohen peripheren Widerstandes ist der arterielle Zustrom zum Penis gering. Zu Beginn der Erektion kommt es durch eine neurotransmitter-vermittelte Relaxation glatter Muskulatur zur Widerstandserniedrigung in den Corpora cavernosa und Dilatation der zuführenden Arterien. Konsekutiv nehmen der arterielle Blutfluß und das penile Volumen zu (sog. Tumeszenzphase). Da die derbe Tunica albuginea **(105)** nur bedingt dehnungsfähig ist, führt dies mit zunehmendem Blutvolumen zur Kompression ableitender Venolen zwischen den blutgefüllten Sinusoiden und der Tunica. Der venöse Abfluß sistiert, und es kommt zur Ausbildung peniler Rigidität.

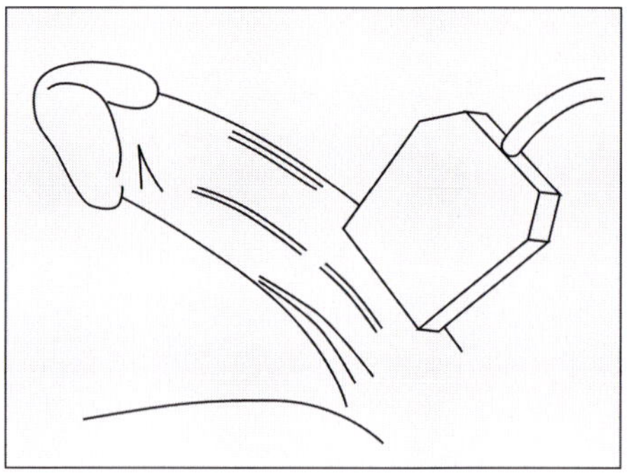
Abb. 50.3a

Untersuchungsablauf und Normalbefunde

Die Untersuchung des Patienten erfolgt in Rückenlage unter Verwendung eines hochfrequenten Linearschallkopfes. Die Aa. profundae penis werden im Bereich der ventralen Penisbasis im Längs- und Querschnitt (Abb.50.3a+b) dargestellt und die Dopplerspektren abgeleitet. Eine Standardisierung der Messungen auf den Bereich der Penisbasis ist erforderlich, da mit abnehmendem Gefäßquerschnitt in der Peripherie auch die maximale systolische Spitzengeschwindigkeit (peak systolic velocity, PSV) physiologischerweise reduziert ist.

Die Untersuchung der penilen Gefäße im Nativzustand (vor intrakavernöser Injektion des Pharmakons) erfolgt nur fakultativ, da sich bei fehlender Erektion die arteriellen Flußprofile von gesunden Probanden und Patienten mit erektiler Dysfunktion nicht signifikant unterscheiden [5.5].

Entsprechend dem hohen penilen Widerstand im nicht-eregierten Zustand ist die PSV mit 5–20 cm/s gering. Es ist kein antegrader diastolischer Fluß nachweisbar (end diastolic velocity EDV: 0 cm/s). Der Widerstandsindex (RI) beträgt 1,0 (Abb.51.1a). Um eine gute Farbkodierung und adäquate Spektren zu generieren, müssen die Pulsrepetitionsfrequenz und der Wandfilter minimiert werden.

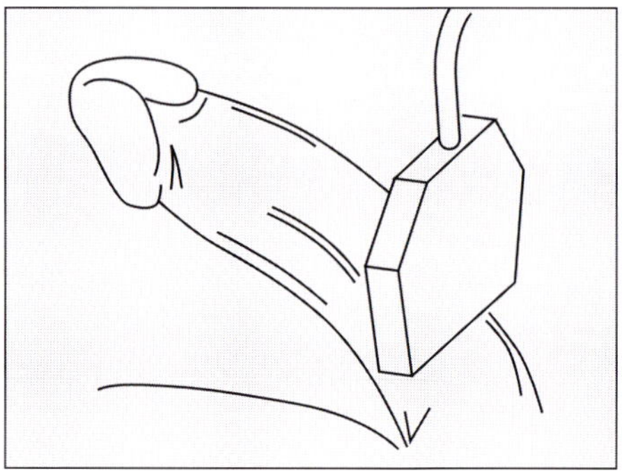
Abb. 50.3b

Nach Anlegen eines Stauschlauches im Bereich der Penisbasis erfolgt die Injektion einer vasoaktiven Substanz, die durch glattmuskuläre Relaxation zur Erweiterung der Sinusoide im Bereich der Corpora cavernosa und zur arteriellen Dilatation führt. Die Injektion erfolgt an der Dorsalseite der Penisbasis in das Corpus cavernosum einer Seite. Die Verteilung wird über Anastomosen zwischen den Corpora cavernosa beider Seiten gewährleistet. Wegen eines verminderten Risikos prolongierter Erektionen hat sich in den letzten Jahren **Prostaglandin E1** (10-20 mg) gegenüber Papaverin bzw. einem Papaverin/Phentolamin-Gemisch durchgesetzt. Nach Applikation des Prostaglandins und Entfernung des Stauschlauches werden die Aa. profundae penis wechselseitig dargestellt und kontinuierlich die PSV, die EDV und der RI bestimmt. Bedingt durch arterielle und sinusoidale Dilatation kommt es nach der Injektion zu einer **Zunahme der PSV** auf über 40 cm/s [5.7; 5.8]. Durch den massiven **Abfall des peripheren Widerstandes** läßt sich im diastolischen Flußprofil ein deutlicher Anstieg auf Flußgeschwindigkeiten >10 cm/s nachweisen (↓ in Abb. 51.1b). Der RI nimmt so auf Werte <0,7 ab (Abb. 51.1b). Mit zunehmender Füllung der Sinusoide kommt es im weiteren Verlauf zum **erneuten Anstieg des penilen Widerstandes**. Die systolische Spitzengeschwindigkeit fällt ab, das Flußniveau liegt jedoch immer noch deutlich oberhalb der PSV im nicht-eregierten Zustand. Das diastolische Flußprofil nähert sich der Nullinie und wird schließlich holodiastolisch negativ (↓ in Abb. 51.1c). Es entsteht so ein **Pendelfluß** in den Aa. profundae penis. Der RI steigt auf Werte >1,0 an (Abb. 51.1c). Auf eine regelmäßige Messung der Parameter PSV, EDV und RI und eine ausreichende Dauer der Untersuchung (ca. 30 Minuten) ist zu achten, da der zeitliche Verlauf der Blutflußveränderungen interindividuell stark variiert [5.6].

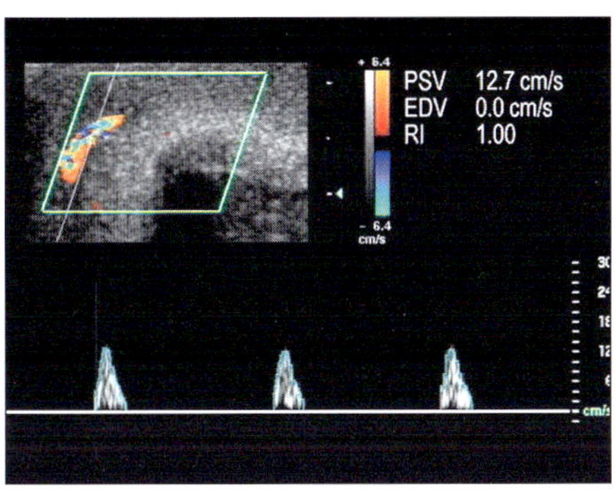

Abb. 51.1a

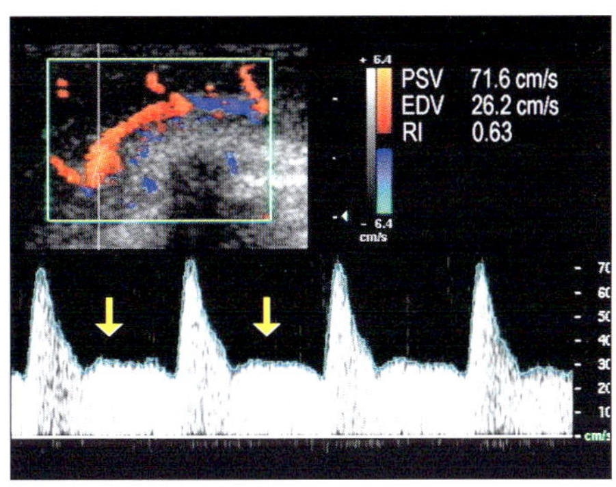

Abb. 51.1b

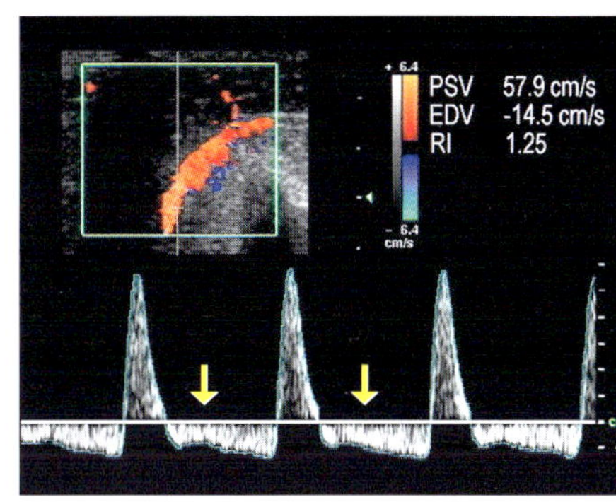

Abb. 51.1c

Die Aa. dorsales penis sind für das Erlangen einer vollen Erektion nur von untergeordneter Bedeutung, so daß auf Messungen aus diesen Gefäßen verzichtet werden kann [5.9]. Nach Ableiten aller Spektren wird der Penis im farbkodierten Bild systematisch untersucht, um eventuelle Verlaufsanomalien des arteriellen Gefäßbaumes nicht zu übersehen. Am Ende der Untersuchung ist der Patient darauf hinzuweisen, daß er sich im Falle einer prolongierten Erektion spätestens nach 4 Stunden in urologische Behandlung begeben muß, da sonst ein irreversibler Verlust der Erektionsfähigkeit droht.

Normvarianten

Abb. 51.2 zeigt eine angeborene Hypoplasie **(111)** der linken A. profunda penis im Bereich der Penisbasis. Die distal der Hypoplasie gelegenen Anteile des Corpus cavernosum **(95)** werden bei diesem Patienten über eine Anastomose aus der A. dorsalis penis **(94b)** versorgt (hier nicht dargestellt). Erst bei Nachweis derartiger Verlaufsanomalien sollten auch die oberflächlichen Arterien genau untersucht und auf eine Suffizienz der Anastomosen geachtet werden.

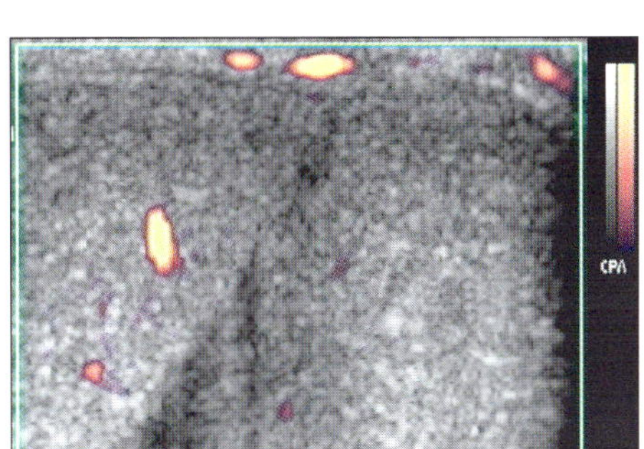

Abb. 51.2a

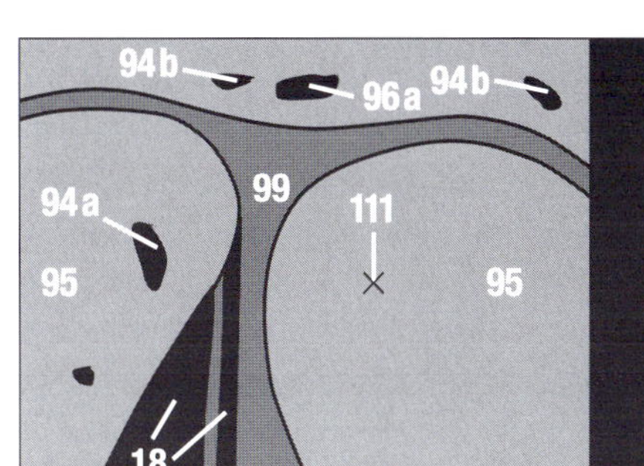

Abb. 51.2b

Arterielle erektile Dysfunktion

Während angeborene Veränderungen des penilen Gefäßbaumes schon im farbkodierten Bild deutlich sichtbar werden, stützt sich die Diagnose einer arteriell bedingten erektilen Dysfunktion besonders auf die Analyse der Doppler-Spektren aus den Aa. profundae penis. Bei Patienten mit arteriellen Stenosen im Bereich des kleinen Beckens läßt sich nach Injektion des Prostaglandins eine im Vergleich zum Normalbefund reduzierte systolische Spitzengeschwindigkeit in der Tumeszenzphase nachweisen (Abb. 52.1). Als sicher pathologisch gilt eine PSV in der A. profunda penis von <25 cm/s. Werte zwischen 25 und 35 cm/s stellen einen Grenzbefund dar [5.10]. Der systolische Anstieg ist deutlich abgeflacht, so daß das Spektrum verbreitert und wellenförmig deformiert zur Darstellung kommt (↘ ↙ in Abb. 52.1). Das Ausmaß arterieller Dilatation nach pharmakologischer Stimulation hat sich im Gegensatz zur PSV als unzuverlässiger Parameter bei der Beurteilung einer erektilen Dysfunktion erwiesen [5.7; 5.10] und ist heute nicht mehr Bestandteil der sonographischen Routineuntersuchung.

Aufgrund der vom Patienten meist als unangenehm empfundenen Untersuchungssituation kommt es häufig nur zur Ausbildung subtotaler Erektionen. Dem Patienten muß daher, vor Diagnose einer vaskulär bedingten erektilen Dysfunktion, die Möglichkeit einer 2–3 minütigen Selbststimulation gegeben werden, während der der Untersucher den Raum verläßt. Es folgt die erneute Darstellung der penilen Gefäße und die Beurteilung der Dopplerspektren.

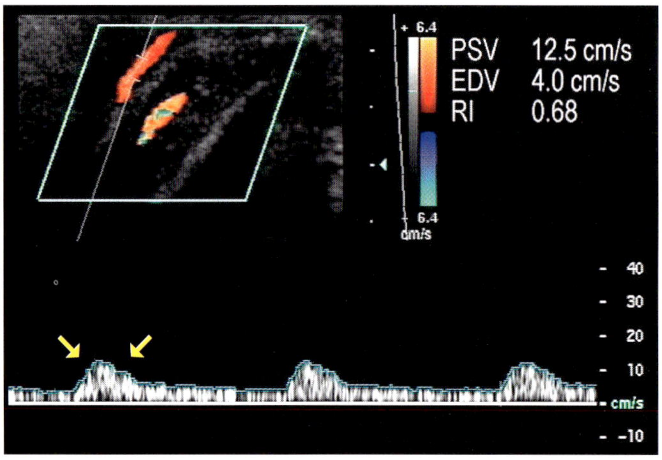

Abb. 52.1

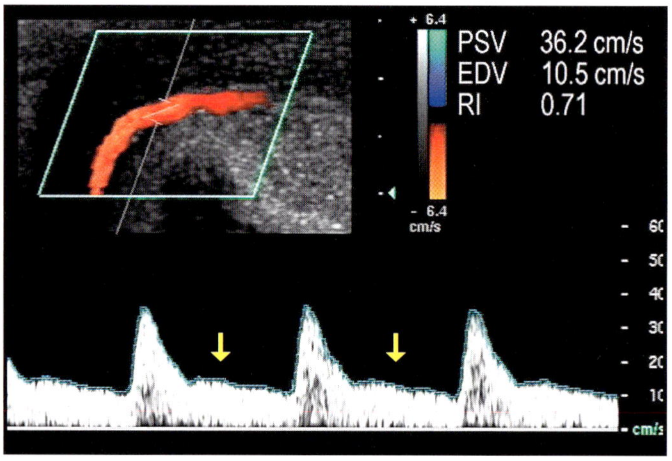

Abb. 52.2

Venöse erektile Dysfunktion

Der Nachweis einer venös bedingten erektilen Dysfunktion erfolgt indirekt über die Analyse des arteriellen Dopplerspektrums aus den Aa. profundae penis. Bei regulärer Kompression der ableitenden Venolen durch das zunehmende Blutvolumen kommt es zum Abfall des diastolischen Vorwärtsflusses in der A. profunda penis bis hin zur Flußnegativierung. Der Widerstandsindex erreicht Werte >1,0 (vergleiche Abb. 51.1c).

Im Falle eines venösen Lecks ist die intrakavernöse Druckzunahme und somit die Widerstandserhöhung nur gering, da ständig Blut aus den Corpora cavernosa abfließen kann. Der antegrade diastolische Fluß persistiert, und der Widerstandsindex steigt nicht auf Werte >1,0 an. Abb. 52.2 zeigt einen typischen farbduplexsonographischen Befund mit persistierenden enddiastolischen Geschwindigkeiten (EDV) von 10,5 cm/s (↓) und einem RI von 0,71 ca. 30 Minuten nach pharmakologischer Stimulation und mehrfacher Selbststimulation. Klinisch kam es nur zur Ausbildung einer subtotalen Erektion.

Der Nachweis venösen Flusses im Penis ist nicht zwangsläufig gleichbedeutend mit einem venösen Leck, da der venöse Abfluß aus der Glans penis und dem Corpus spongiosum auch bei voller Erektion erhalten bleibt. Die Definition von Normwerten für diastolische Flußgeschwindigkeiten und Widerstandsindizes ist schwierig, da beide interindividuell stark variieren. So konnte in neueren Studien nachgewiesen werden, daß auch die Persistenz antegrader enddiastolischer Geschwindigkeiten in den Aa. profundae penis mit normaler venöser Funktion einhergehen kann [5.11; 5.12]. Trotz dieser Einschränkung kann die FKDS wichtige Hinweise auf eine venöse Leckage geben, die dann eine weiterführende Diagnostik mittels Kavernosometrie/-graphie rechtfertigen. Abb. 52.3 zeigt die Kavernosographie eines Patienten mit venös bedingter erektiler Dysfunktion. Die Pfeile (↙ ↘) markieren den pathologischen Abfluß des intrakavernös applizierten Kontrastmittels über Venen des kleinen Beckens.

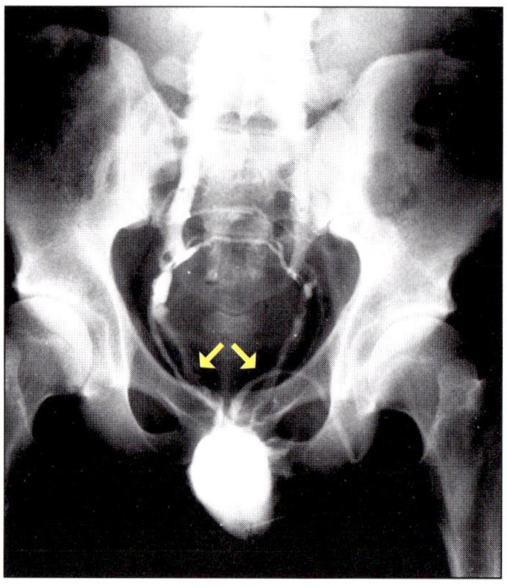

Abb. 52.3

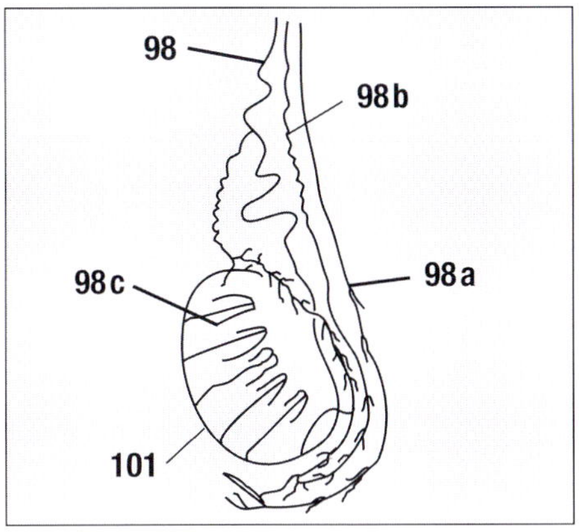

Abb. 53.1

Sonographie des Skrotums

Blutversorgung des Hodens

Die Blutversorgung des Hodens erfolgt über die A. testicularis **(98)**, die unterhalb der Nierenarterien aus der Bauchaorta entspringt. Zusammen mit der A. cremasterica **(98a)** und der A. ductus deferentis **(98b)** verläuft sie durch den Leistenkanal und gibt, nach Erreichen des Skrotums, Äste zur Versorgung des Nebenhodens ab. Der Hauptstamm der A. testicularis tritt im Bereich des Mediastinum testis in den Hoden ein. Als A. capsularis **(101)** breitet sie sich unterhalb der Tunica albuginea aus und entsendet Äste in Richtung des Mediastinum testis, die in den testikulären Septen verlaufen und als Rami recurrentes **(98c)** die Hodenkanälchen versorgen **(Abb. 53.1)** Der venöse Abfluß erfolgt über den Plexus pampiniformis, dessen Venen sich nach Passage des Leistenkanals zur Vena testicularis vereinigen. Die Vena testicularis der rechten Seite mündet in die Vena cava inferior, die der linken Seite in die Vena renalis sinistra. Sowohl im Bereich des arteriellen als auch des venösen Stromgebietes bestehen multiple Anastomosen.

Untersuchungsablauf und Normalbefunde

Die Untersuchung des Hodens erfolgt in Rückenlage des Patienten unter Verwendung eines hochfrequenten Linearschallkopfes. Aufgrund der geringen Blutflußgeschwindigkeiten in normalem Hodengewebe muß das Ultraschallgerät auf die Detektion niedriger Frequenzverschiebungen eingestellt werden. Zu Beginn der Untersuchung werden Hoden und Nebenhoden im Längs- und Querschnitt dargestellt. Größe, Form und Echogenität werden beurteilt und mit der Gegenseite verglichen. Das normale Hodenparenchym zeigt eine homogene Echostruktur und wird von einer echoreichen Kapsel (Tunica albuginea) umgeben. Beide Testes sollten im farbkodierten Bild gleich stark perfundiert darstellbar sein. Das typische Dopplerspektrum aus der A. testicularis und den intratestikulären Arterien zeigt einen biphasischen Verlauf mit antegrader diastolischer Flußkomponente **(⇩ in Abb. 53.2a)** im Sinne eines niedrigen peripheren Widerstandes. Bei der Untersuchung der supratestikulären Arterien zwischen Anulus inguinalis superficialis und Hoden fallen zudem arterielle Spektren ohne diese diastolische Flußkomponente auf. Hierbei handelt es sich um Dopplerspektren aus der A. cremasterica und A. ductus deferentis **(Abb. 53.2b)**, die ein Versorgungsgebiet mit hohem peripheren Widerstand repräsentieren [5.13].

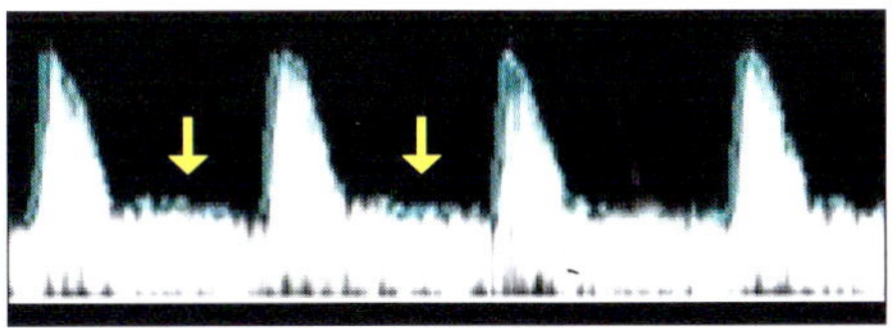

Abb. 53.2a

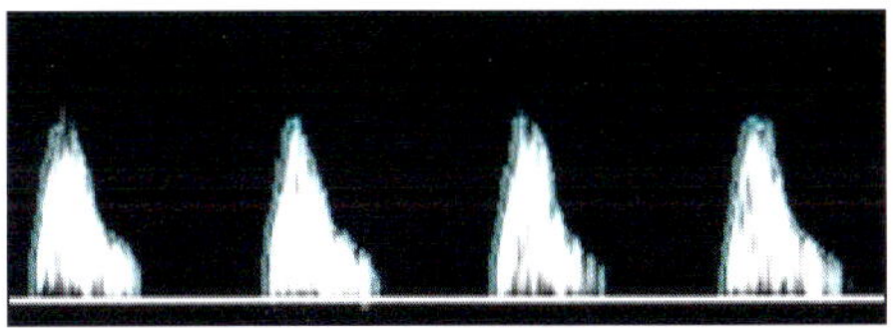

Abb. 53.2b

Bei Patienten im präpubertären Alter ist aufgrund des geringen Hodenvolumens und der langsamen Blutströmungsgeschwindigkeiten die Darstellung des arteriellen Zustroms mitunter schwierig [5.14]. Im farbduplexsonographischen Bild des normalen Nebenhodens läßt sich nur geringer Blutfluß darstellen. Wichtig ist jedoch auch hier die Seitengleichheit der Perfusion.

Das akute Skrotum

Die wichtigsten Differentialdiagnosen bei Patienten mit akutem Hodenschmerz sind die Hodentorsion und die Epididymitis. Hier bedarf es rascher Diagnosefindung, da der Hoden im Falle einer Torsion bereits innerhalb von 4–6 Stunden irreversibel geschädigt wird [5.14]. Methode der Wahl unter den bildgebenden Verfahren ist die farbkodierte Duplexsonographie.

Hodentorsion

Die wichtigste sonographisch nachweisbare Veränderung in den ersten Stunden nach einer Hodentorsion ist die fehlende oder verminderte Perfusion der symptomatischen Seite im Vergleich zur Gegenseite [5.15; 5.16]. **Abb. 53.3a** zeigt den farbduplexsonographischen Befund eines Patienten mit akut aufgetretener linksseitiger skrotaler Symptomatik im Vergleich zum asymptomatischen rechten Hoden mit erhaltener Perfusion **(Abb. 53.3b+c)**.

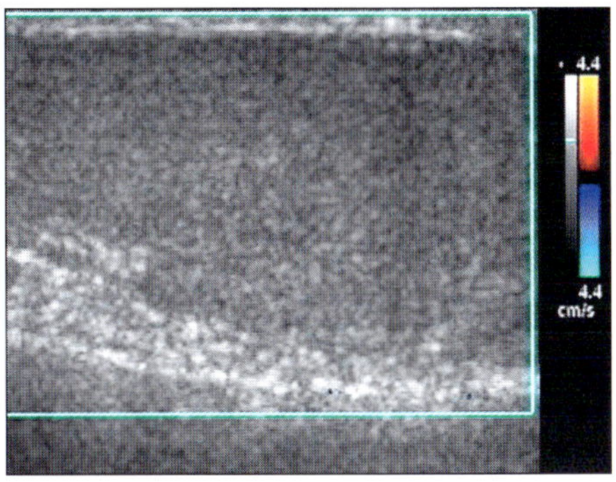

Abb. 53.3a

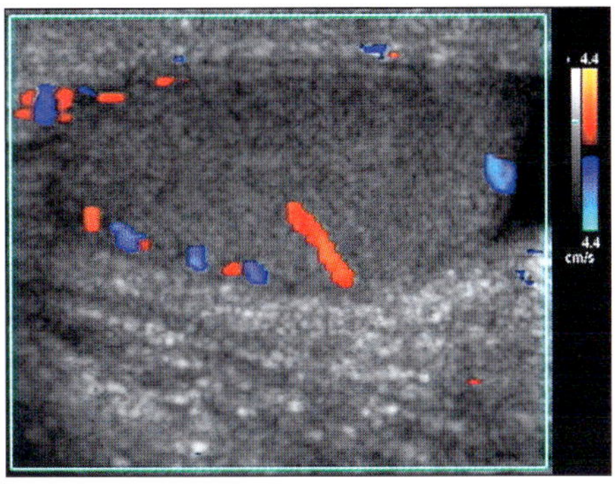

Abb. 53.3b

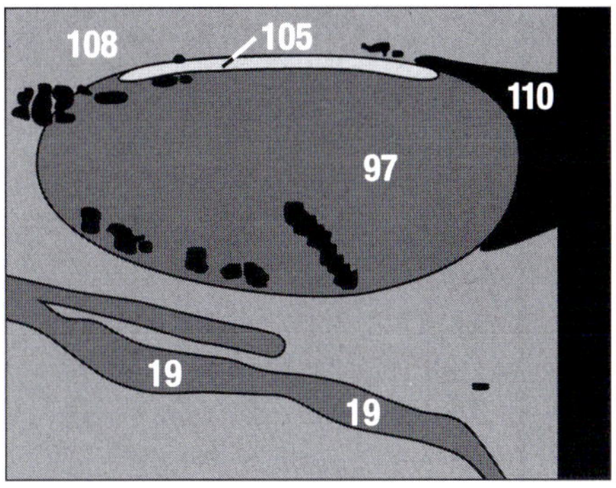

Abb. 53.3c

Das Ausmaß der Perfusionsminderung auf der erkrankten Seite ist abhängig von der Dauer und dem Schweregrad der Torsion. Bei subtotalen Torsionen (<360°) ist oft noch eine **Restdurchblutung** des betroffenen Hodens nachweisbar [5.15; 5.16]. Das venöse Stromgebiet wird bei geringergradigen Torsionen vor dem arteriellen verlegt, so daß arterielle Dopplerspektren nachweisbar bleiben, eine Ableitung venöser Flußprofile aus dem betroffenen Hoden jedoch nicht gelingt. Auch in diesem Fall muß bei entsprechender Klinik der Verdacht auf eine Hodentorsion gestellt und eine sofortige Exploration angestrebt werden, um eine hämorrhagische Infarzierung des Gewebes zu vermeiden [5.17]. Mit zunehmender Dauer der Torsion läßt sich eine vermehrte Durchblutung des peritestikulären Gewebes und der Skrotalhaut nachweisen, die nicht mit testikulärer Perfusion verwechselt werden darf.

Im Gegensatz zur Farbkodierung zeigen sich im B-Bild erst nach 6–8 Stunden Veränderungen. Das Organ erscheint vergrößert, das Parenchym wird echoärmer und inhomogen. Die Skrotalhaut der betroffenen Seite ist verdickt und die Ausbildung einer Hydrozele ist möglich. Im Falle einer **spontanen Retorquierung** kann es nach dem ischämischen Intervall zu einer kompensatorischen Durchblutungssteigerung des Hodens kommen, die differentialdiagnostische Probleme bei der Abgrenzung der Torsion gegenüber einer Epididymoorchitis mit sich bringt. Auch eine **Hydatidentorsion** (Torquierung der Appendix testis oder Appendix epididymitis) geht, wie die Torsion des gesamten Hodens, mit akut einsetzenden testikulären Schmerzen einher. Sonographisch erscheint die torquierte Appendix meist echoreicher als angrenzendes Hoden-/Nebenhodenparenchym. Eine reaktive Entzündung der benachbarten Hoden- und Nebenhodenanteile kann farbduplexsonographisch als Durchblutungssteigerung dargestellt werden.

Epididymitis

Die B-Bild Sonographie einer Epididymitis zeigt einen vergrößerten Nebenhoden mit inhomogenem Echomuster. Ist der Hoden im Sinne einer Epididymoorchitis beteiligt, können auch angrenzende Hodenareale inhomogen zur Darstellung kommen. Farbduplexsonographisch läßt sich eine **deutlich gesteigerte Durchblutung** der betroffenen Areale im Vergleich zur Gegenseite nachweisen. Die **Abb. 54.1** demonstriert den Befund einer Epididymitis im Bereich des Nebenhodenkopfes **(97a)** mit reaktiver Hydrozele **(110)** und Schwellung der Skrotalwand **(53)**.

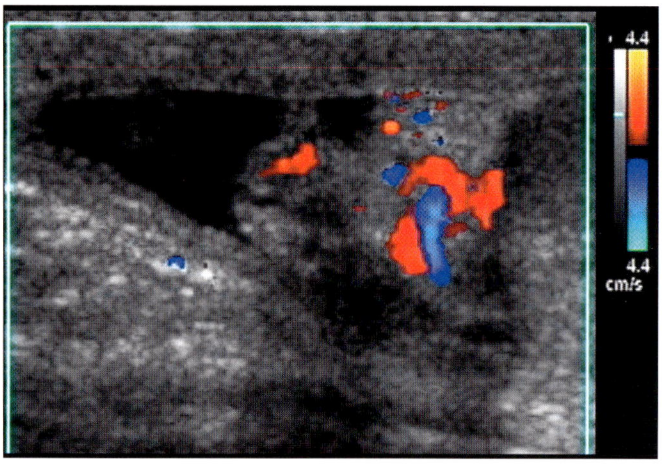

Abb. 54.1a

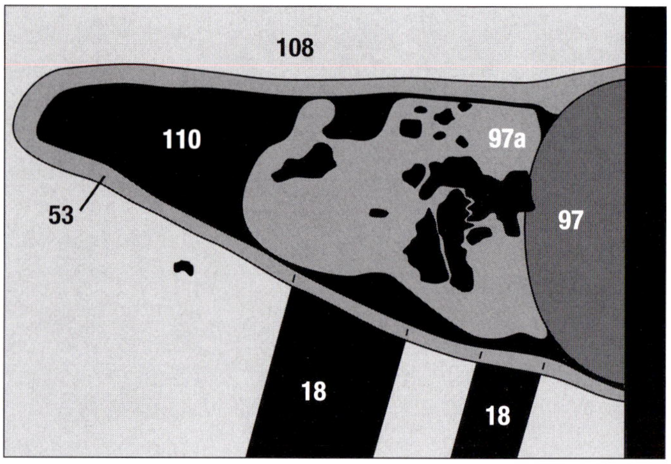

Abb. 54.1b

Auch das Dopplerspektrum zeigt auf der erkrankten Seite charakteristische Veränderungen. Normalerweise läßt sich im Bereich des Nebenhodens nur geringer diastolischer Blutfluß nachweisen (↓ in Abb. 54.2a). Kommt es jedoch im Rahmen einer Entzündung zur Abnahme des Widerstandes im Stromgebiet des Nebenhodens, **steigt das diastolische Flußniveau stark** an. Der **Widerstandsindex** ist im Vergleich zur asymptomatischen Seite **erniedrigt**. **Abb. 54.2b** zeigt den dopplersonographischen Befund der symptomatischen Seite eines Patienten mit akuten skrotalen Schmerzen. Der diastolische Blutfluß ist im Vergleich zur asymptomatischen Seite **(Abb. 54.2a)** deutlich erhöht, der RI auf 0.59 vermindert. Da die Widerstandsindizes interindividuell sehr unterschiedlich sind, kommt es auch hier weniger auf einen Vergleich der Parameter mit Normwerten als vielmehr auf den intraindividuellen Seitenvergleich an. Im Falle des Auftretens von Komplikationen (Abszeßbildung, hämorrhagische Infarzierung) fällt die Abgrenzung der Entzündung von Veränderungen traumatischer Genese oder auch von Tumoren (vergl. S. 55) mitunter schwer.

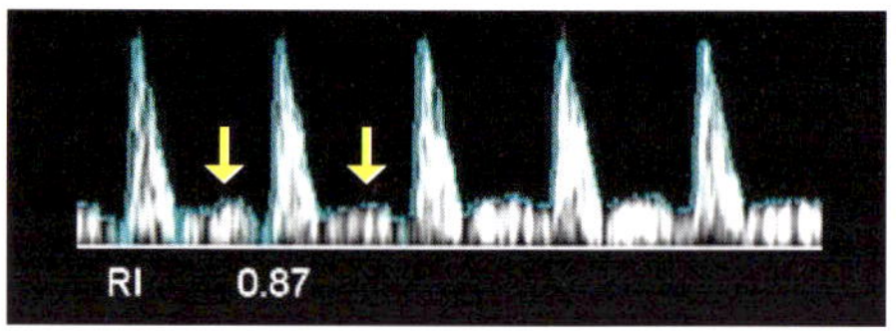

Abb. 54.2a

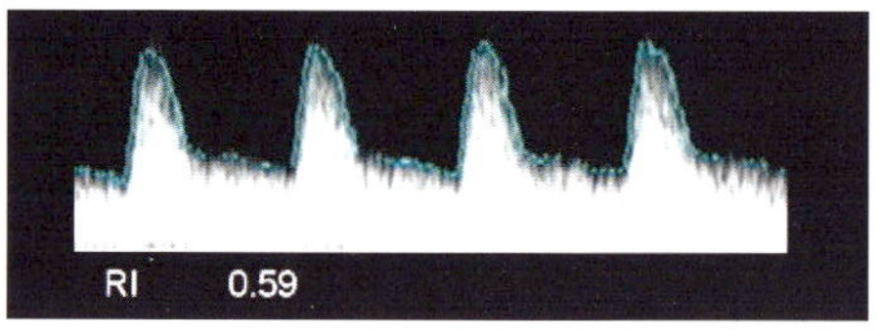

Abb. 54.2b

Hodentumoren

Testikuläre Tumoren erscheinen sonographisch als inhomogene Raumforderungen im Bereich des Hodens. Lokale Verkalkungen können dabei als echoreiche Reflexe mit dorsalem Schallschatten nachgewiesen werden, während echoarme Areale auf Bezirke nekrotischen Tumorzerfalls hindeuten. Die farbkodierte Duplexsonographie hat bei der sonographischen Diagnostik testikulärer Tumore nur ergänzenden Charakter, da der Nachweis lokalisierter Hyperperfusion durch pathologische Blutgefäße den Tumorverdacht zwar erhärtet, das Fehlen dieser Hypervaskularität aber nicht automatisch gegen einen Tumor spricht. Abb. 55.1 zeigt den sonographischen Befund eines Hodentumors mit hyperperfundierten Arealen, intratestikulären Verkalkungen **(3)** und nekrotischen Anteilen **(109)**.

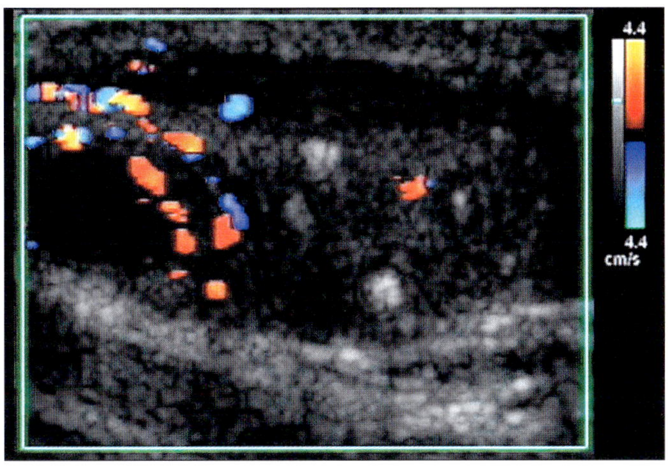

Abb. 55.1a

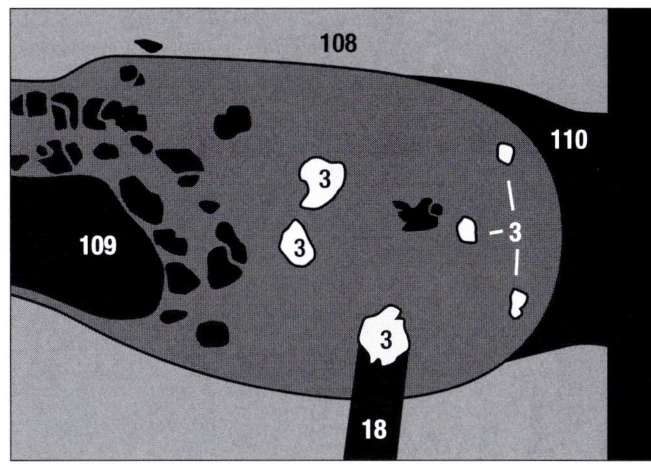

Abb. 55.1b

Varikozele

Die Untersuchung erfolgt sowohl bei liegendem als auch bei stehendem Patienten, da sich im Stehen die betroffenen Venenkonvolute durch den höheren hydrostatischen Druck stärker füllen und so besser erkennbar werden. Sonographisch läßt sich bereits im B-Bild eine Varikozele vermuten, wenn die dilatierten Venen des Plexus pampiniformis **(107)** als wurmförmige, echofreie Strukturen sichtbar sind. Abb. 55.2 zeigt einen entsprechenden Befund im Bereich des kranialen Hodenpols **(97)**. Beim Valsalva-Preßversuch kommt es durch den massiven Druckanstieg im Abdomen zum Rückfluß in der Vena testicularis und den Venen des Plexus pampiniformis, der im farbkodierten Bild als Farbumschlag und im Dopplerspektrum als Richtungsänderung in Bezug auf die Nullinie imponiert. Nach Intervention persistieren die dilatierten Venenkonvolute zunächst, im farbkodierten Bild läßt sich jedoch auch beim Valsalva-Preßversuch kein Blutfluß mehr nachweisen.

In der Regel treten fast ausschließlich extratestikuläre Plexuserweiterungen auf, bei starker Ausprägung der Varikozele können jedoch auch intratestikuläre Venen betroffen sein [5.18]. Zur Abgrenzung einer idiopathischen von einer symptomatischen Varikozele sollte immer das Abdomen sonographisch untersucht werden, wobei besonders auf Raumforderungen im Bereich der Nieren und des Retroperitoneums zu achten ist.

Der Vorteil der Farbduplexsonographie gegenüber der alleinigen klinischen Untersuchung liegt in der Tatsache, daß auch subklinische Varikozelen nachweisbar werden. Bei regelmäßigen Verlaufskontrollen nach Therapie einer Varikozele kann mit der farbkodierten Duplexsonographie ein Rezidiv der Erkrankung frühzeitig erkannt werden.

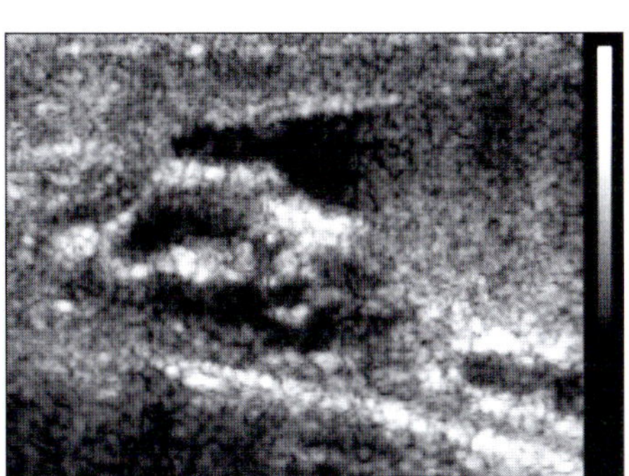

Abb. 55.2a

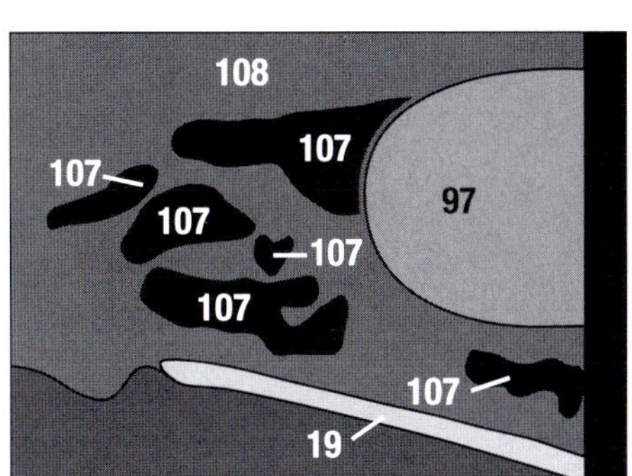

Abb. 55.2b

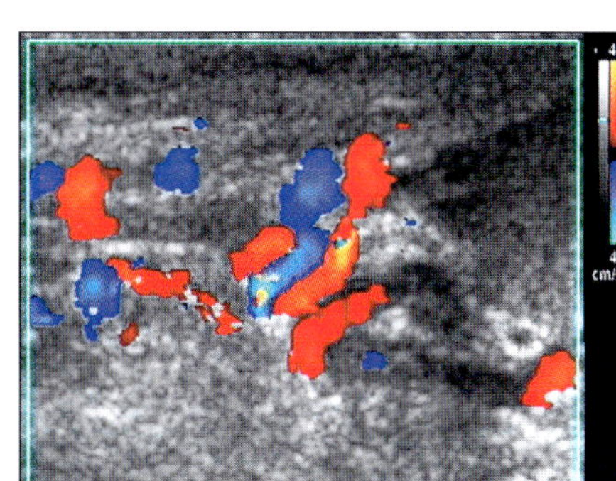

Abb. 55.2c

Kritische Wertung

Darstellbar sind für den geübten Untersucher (> 500 Nierenarterien-FKDS) bei modernem Geräte-Equipment und nüchternem Patienten 85% aller Nierenarterien, wobei diese Zahl auch die Polarterien mit berücksichtigt. Die sichere Darstellung von Polarterien stellt jedoch die Schwäche der FKDS der Nierengefäße dar. Eine Polarterie, die tief aus der A. iliaca abgeht, wird wohl fast immer übersehen.

Durch direkte und indirekte Kriterien können NAST mit 85–90%iger Sensitivität und Spezifität erkannt werden [5.18]. Bei duplexsonographischem NAST-Nachweis oder bei klinischen Hinweisen auf eine NAST ist eine DSA indiziert, ggf. in Dilatationbereitschaft. Besonders für die Verlaufskontrollen nach PTA eignen sich neben der DSA (Abb. 56.1a) auch die nicht-invasiven Verfahren der FKDS und eine MR-Angiographie (MRA, Abb. 56.1b). Die MRA ist allerdings dann in ihrer Aussagekraft eingeschränkt, wenn operativ oder interventionell Gefäßclips (↖) oder ein Stent eingebracht wurde, der zu Signalauslöschungen (↑) im Magnetfeld führt. In diesen Fällen kann die MRA nur indirekt Aussagen über eine Restenose treffen, indem das zeitliche Anflutungsverhalten des Kontrastmittels in beiden Nieren verglichen wird.

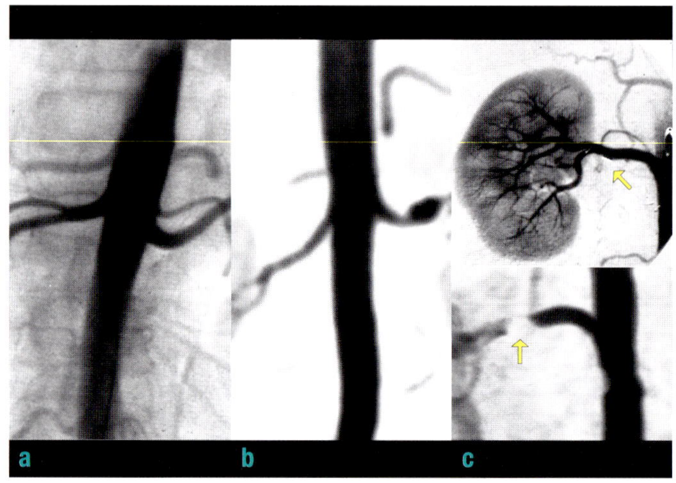

Abb. 56.1

Bei der Abklärung einer erektilen Dysfunktion ist mit der FKDS im Gegensatz zu konventionellen Dopplerverfahren sowohl eine Beurteilung der penilen Morphologie als auch eine Quantifizierung der Blutströmungsgeschwindigkeiten möglich. Während der Nachweis einer arteriell-bedingten ED zuverlässig gelingt, ist die Diagnose einer venösen Insuffizienz aufgrund fehlender Normwerte für die EDV und den RI erschwert. Bei Verdacht auf eine venöse Leckage sollte die Untersuchung daher durch eine Kavernosometrie/-graphie ergänzt werden.
Der Nutzen einer ätiologischen Abklärung der ED im Hinblick auf therapeutische Konsequenzen wird derzeit kontrovers diskutiert [5.19], da die Mehrzahl der Patienten, unabhängig von der Ursache, erfolgreich mit der Schwellkörperautoinjektiontherapie (SKAT) oder oraler Medikation behandelt werden können.

Wegen der fehlenden Invasivität und schneller Anwendbarkeit hat die FKDS die Szintigraphie bei der Differentialdiagnose des akuten Skrotums verdrängt und gilt heute als Methode der Wahl unter den bildgebenden Verfahren. Es sind jedoch nicht immer eindeutige Befunde zu erheben, so daß auch in diesem Fall eine sofortige explorative Hodenfreilegung indiziert ist. Vorteile im Vergleich zur B-Bild Sonographie ergeben sich bei der Beurteilung eines Hodentraumas und dem Nachweis einer Varikozele. Im Rahmen der Tumordiagnostik und bei der Suche nach maldeszendierten Hoden kommt der konventionelle Ultraschall oder auch das MRT zur Anwendung.

Quiz – Testen Sie sich selbst:

1. Woran kann eine einseitige NAST erkannt werden, wenn die Hauptgefäße wegen Luftüberlagerung nicht darstellbar sind?
2. Ab welcher Geschwindigkeit in einer Nierenhauptarterie ist von einer Stenose auszugehen?
3. Worauf deutet ein RI in den Interlobararterien beider Nieren von 0,50 bei einem 10-jährigen Patienten?
4. Wie interpretieren Sie die Flußspektren und die Farbkodierung in der rechten Nierenarterie (Abb. 56.2a und b)?
5. Abb. 56.3 zeigt den sonographischen Befund des linken Hodens und Nebenhodens eines 35-jährigen Patienten mit akuter linksseitiger skrotaler Schmerzsymptomatik. Klinisch tastet sich der linke Nebenhoden vergrößert und ist deutlich druckdolent. Der rechte Nebenhoden ist klinisch und sonographisch unauffällig. Welche Verdachtsdiagnose liegt nahe?
6. Anamnestisch fand sich bei diesem 54-jährigen Patienten eine über 6 Monate zunehmende, schmerzlose Schwellung im Bereich des rechten Skrotalfaches. Palpatorisch erschien der Nebenhoden deutlich vergrößert und von harter Konsistenz. Der Hoden war, soweit vom Nebenhoden abgrenzbar, unauffällig. Wie lautet Ihre Verdachtsdiagnose zu Abb. 56.4 und welche Differentialdiagnosen müssen bedacht werden?

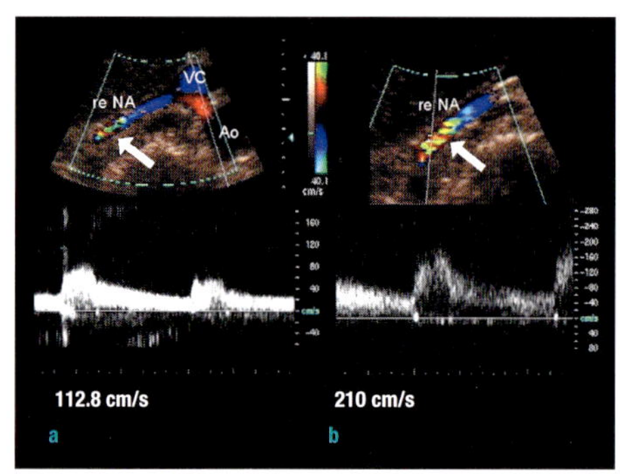

Abb. 56.2a und b

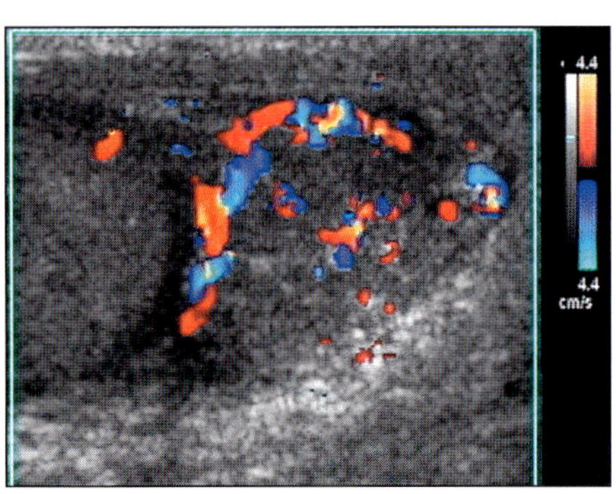

Abb. 56.3

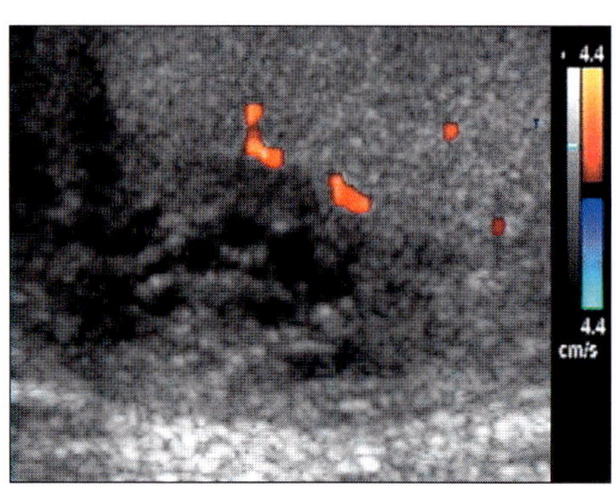

Abb. 56.4

Geburtshilfe und Gynäkologie

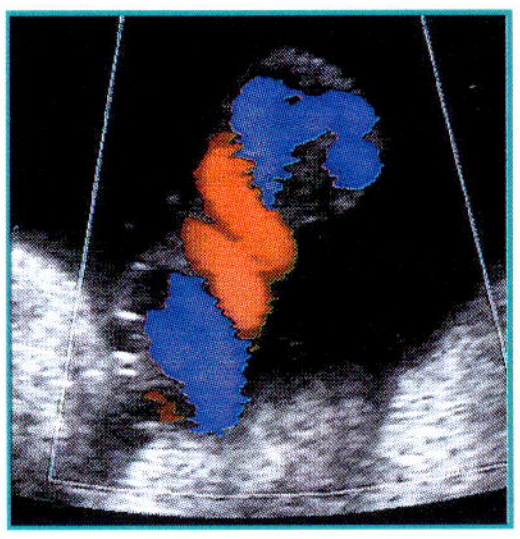

Tatjana Reihs
Matthias Hofer

Geburtshilfe

Die Relevanz der FKDS in der Geburtshilfe wird jeweils in Bezug auf die einzelnen Gefäße abgehandelt:

Gynäkologie

Einleitung

Die farbkodierte Dopplersonographie (FKDS) hat sich in der Geburtshilfe besonders als Überwachungsmethode von Risikoschwangerschaften etabliert. Eine Doppleruntersuchung ist als Ergänzung zur S/W-Sonographie dann indiziert, wenn der Verdacht auf eine intrauterine Wachstumsretardierung (IUGR), eine Schwangerschafts-induzierte Hypertonie (SIH), Präeklampsie oder auf eine fetale Fehlbildung besteht. Zusätzliche Indikationen zur FKDS können neben einer Mehrlingsschwangerschaft vor allem chronische maternale Erkrankungen sein: Dazu gehören eine Nephropathie oder Autoimmunerkrankung, Gerinnungsstörungen, der Diabetes und die Hypertonie. Wegen der im Vergleich zur s/w –Sonographie höheren Schalldruckpegel der FKDS gillt als allgemein das ALARA-Prinzip (as low as reasonably achievable), selbst wenn die festgesetzten Grenzwerte in der Regel nicht erreicht werden [6.1].

Eine valide dopplersonographische Untersuchung sollte unter maternalen und fetalen Ruhebedingungen in Halbseitenlage stattfinden, damit keine forcierten Atem- oder Körperbewegungen den Untersuchungsablauf erschweren. Bei der Interpretation der Ergebnisse müssen äußere Einflüsse von Koffein, Nikotin oder Tokolytika berücksichtigt werden. Verwendet werden neben den absoluten Geschwindigkeiten vor allem der Resistance Index (RI) und der Pulsatilitätsindex (PI).

In der Gynäkologie ist der Stellenwert der FKDS im Gegensatz zur Geburtshilfe insbesondere bei der Tumordiagnostik gegenwärtig immer noch Gegenstand zahlreicher Studien. Die transvaginale FKDS ermöglicht die Gefäßdetektion innerhalb eines Tumors und kann bei der Differentialdiagnose zwischen malignen und benignen gynäkologischen Tumoren hilfreich sein. Außerdem wird die FKDS bei der Sterilitätsdiagnostik zur Überprüfung der Tubendurchgängigkeit, zum Zyklusmonitoring bei der In-vitro-Fertilisation (IVF) und bei der Diagnostik einer extrauterinen Gravidität (EUG) eingesetzt.

A. uterina

Die A. uterina **(140)** wird lateral des Uterus **(141)**, an der Stelle, wo sie die A. iliaca externa **(127a)** und die V. iliaca externa **(128a)** überkreuzt, dargestellt **(Abb. 58.1a)**. Dabei ist es wichtig, die vom Gestationsalter und vom Plazentasitz abhängige Strömungskurve **(Abb. 58.1a)** zu erkennen. Dies kann bei fortgeschrittenem Alter der Schwangerschaft und Adipositas erschwert sein. Bei lateralisiertem Plazentasitz finden sich in der ipsilateralen A. uterina in der Regel niedrigere RI- und PI-Werte als an der kontralateralen Plazentaseite. Eine Wehentätigkeit vermindert die Blutversorgung im intervillösem Raum und führt daher zum Anstieg der Dopplerindizes. Umgekehrt bewirken eine Wärmezufuhr oder Beta-2-Sympatomimetika eine Erhöhung der diastolischen Blutströmung mit dementsprechend erniedrigten Indizes. Die Normwerte für den RI bzw. PI können Sie der **Abb. 58.2a** bzw. **58.2b** entnehmen.

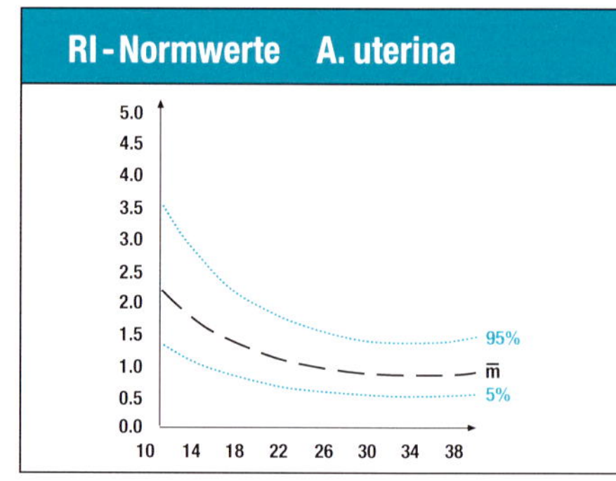

Tab. 58.2a

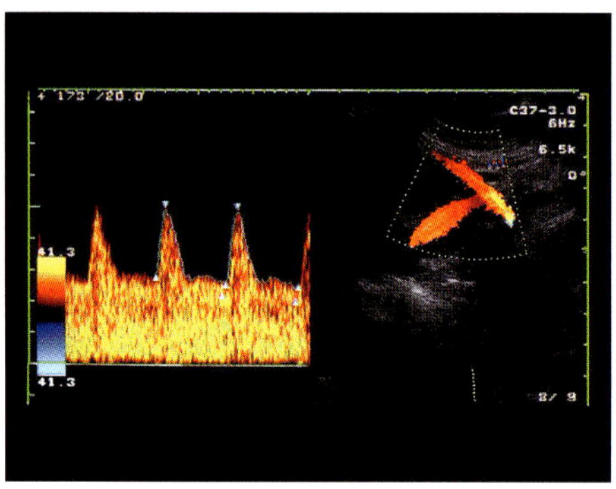

Abb. 58.1a

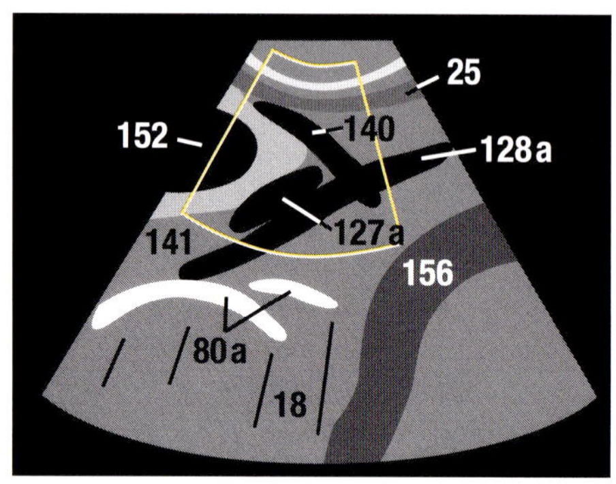

Abb. 58.1b

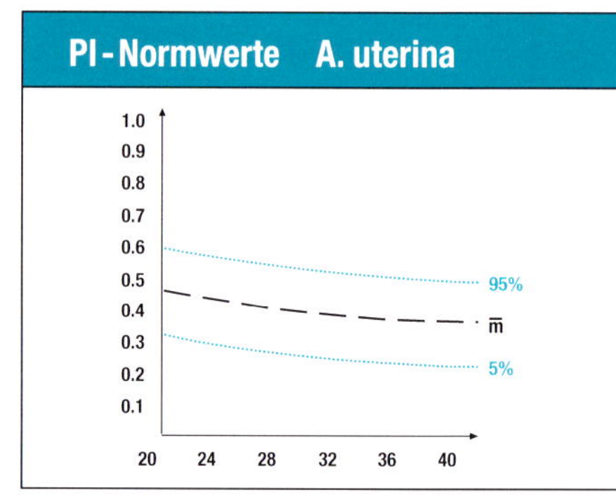

Tab. 58.2b

In der ersten Schwangerschaftshälfte existiert eine physiologische, frühdiastolische Einkerbung (↓) der Dopplerkurve, ein sogenannter „Notch" **(Abb. 58.3a)**, der einen hohen Gefäßwiderstand anzeigt. Dieser Notch sollte spätestens bis zur 24. Schwangerschaftswoche (SSW) aus dem Flußspektrum verschwinden.

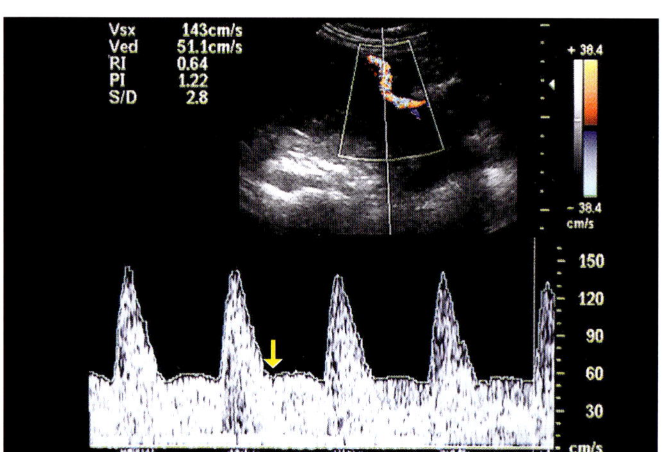

Abb. 58.3a

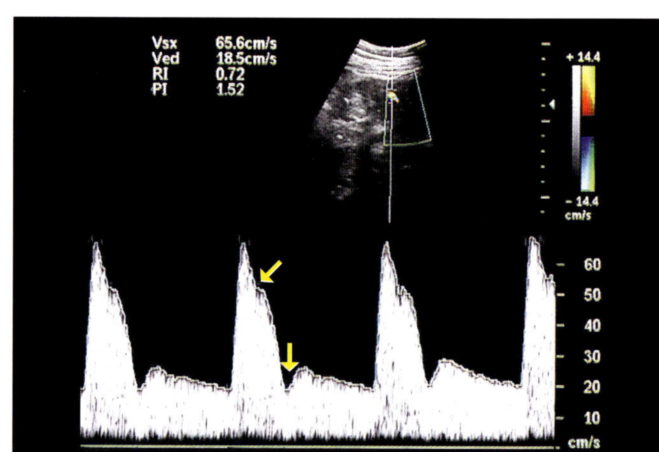

Abb. 58.3b

Im Laufe der Schwangerschaft zerstört die Trophoblasteninvasion die muskuloelastische Wand der Aa. spirales, erweitert die Gefäßlumina und erhöht so die Strömungsgeschwindigkeit der uterinen Arterien. Die Persistenz eines bilateralen, diastolischen Notches nach der 26. SSW ist pathologisch und ist mit dem Auftreten einer Präeklampsie, einer vorzeitigen Plazentalösung, einer SIH und oder einer IUGR assoziiert. Bei solchen Befunden sollte eine Therapie mit Acetylsalicylsäure (ASS) 70-100mg/Tag erwogen werden. Ist ein höheres Risiko aus der Vorgeschichte der Patientin bekannt, z.B.Hypertonie, Präeklampsie oder Plazentainsuffizienz, sollte die ASS Therapie ab der 14. SSW begonnen werden. Bei ausgeprägter Plazentainsuffizienz kann neben einem postsystolischen Notch zusätzlich ein zweiter, intrasystolischer Notch (↙) als Ausdruck einer extrem hohen Impedanz im plazentaren Gefäßbett auftreten **(Abb. 58.3b)**. Dieses Phänomen gilt im Gegensatz zum unilateralen Notch (s.o.) als schlechter prognostischer Faktor.

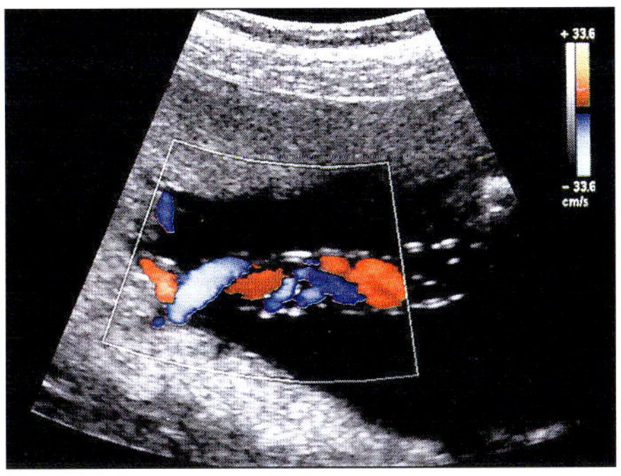
Abb. 59.1a

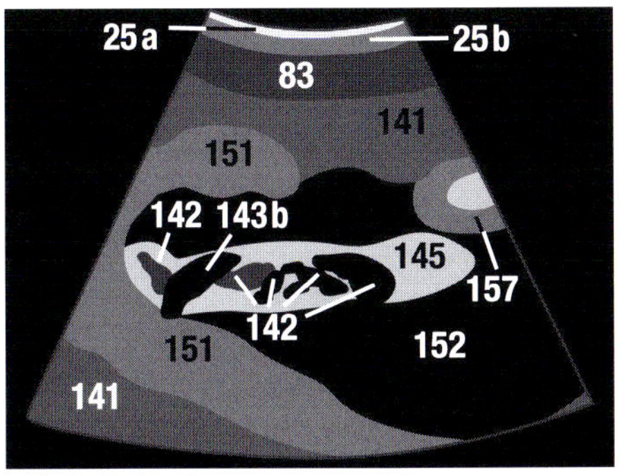

Abb. 59.1b

A. umbilicalis

Die beiden Nabelschnurarterien (NSA,**142**) sind ca. 50 cm lang und verlaufen durch die Amnionhöhle zur Oberfläche der Plazenta **(151)**. Dort teilen sie sich in viele Chorionplattengefäße auf, während die Nabelschnurvene **(143)** in Gegenrichtung zum Feten fließt. Bei normaler Fruchtwassermenge sind die Nabelschnurgefäße in der Regel gut darstellbar. Die Lokalisation der Nabelschnurinsertion (Abb. 59.1) ist bei der Dürchführung einer Chorionzottenbiopsie oder Nabelschnurpunktion von Bedeutung. Nur in 1 % aller Schwangerschaften kommt eine singuläre A. umbilicalis (SUA) vor, die mit einem erhöhtem Risiko für Chromosomenanomalien, begleitende Fehlbildungen (ca. 20 %) und einer erhöhten Mortalität sowie mit Frühgeburtlichkeit assoziiert ist (Tab. 59.2). Eine genaue Information über die Lokalisation der Aplasie gibt einen wichtigen Hinweis auf die Suche nach Fehlbildungen an der ipsilateralen Seite. Die Diagnose einer SUA gelingt leicht mit der Darstellung der fetalen Harnblase **(144)** mit dem NSA- Abgang (Abb. 59.3). Hier kann auch die Perfusionsrichtung beider Gefäße beurteilt werden. Im seltenen Falle einer Zwillingsschwangerschaft mit dem Verdacht auf eine amorphe Fruchtanlage ohne Herz- oder Hirnanlage (twin-reversed arterial perfusion syndrome, TRAPS) kann mittels FKDS eine retrograde Perfusion der Aa. umbilicales nachgewiesen werden.

Risikoerhöhung bei SUA für:
– Chromosomenanomalien – Fehlbildungen (ipsilaterale Seite!) – Frühgeburtlichkeit – Mortalität

Tab. 59.2

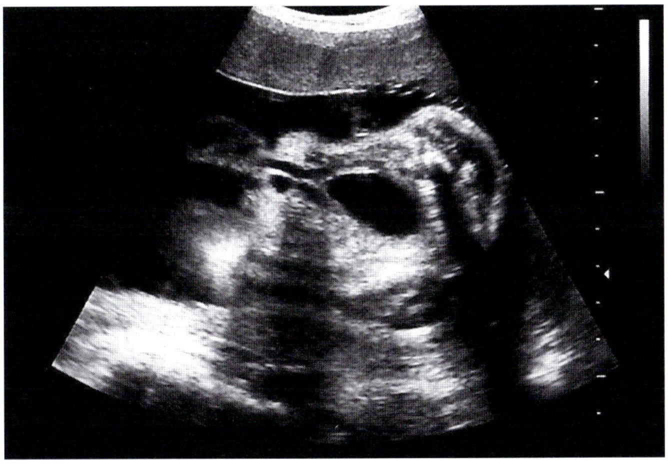
Abb. 59.3a

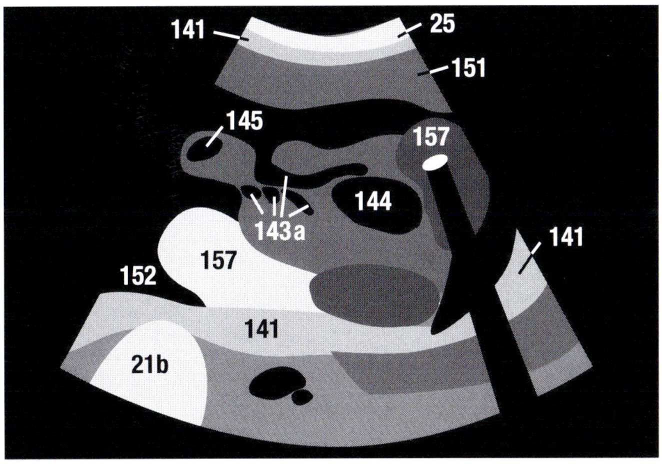

Abb. 59.3b

Bei einem Syndrom der kurzen Nabelschnur (Achordie) liegt eine schwergradige fetale Fehlbildung mit infauster Prognose vor: Die Nabelschnur ist entweder extrem kurz oder gar nicht angelegt. Gleichzeitig kann ein Fehlen der ventralen Bauchdecke des Feten gefunden werden.

Eine Nabelschnurumschlingung um den Hals ist dagegen in der Regel harmlos (Abb. 59.4), kommt in ca. 50% aller Geburten vor und ist mit der FKDS problemlos diagnostizierbar. Bei unauffälligem CTG hat dieses Phänomen jedoch keine wesentliche Bedeutung.

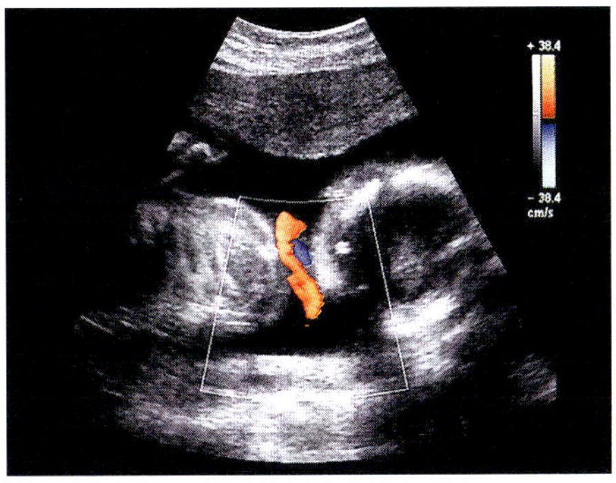
Abb. 59.4a

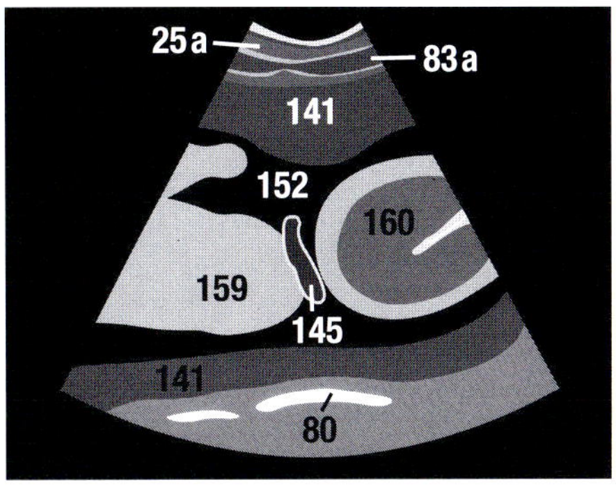

Abb. 59.4b

A. umbilicalis

In den ersten zehn Schwangerschaftswochen ist der diastolische Fluß in den NSA wegen der unvollständigen Zottenreifung noch nicht nachweisbar. Ab der 15. SSW ist er dagegen immer darstellbar und nimmt im Laufe der Schwangerschaft kontinuierlich zu (Abb. 60.1a). Die Strömungskurve der A. umbilicalis **(142)** variiert durch fetale Atem- und Körperbewegungen, sowie durch Änderungen der Druckverhältnisse und der Herzfrequenz erheblich. An der plazentaren Seite der Nabelschnur werden auf Grund des niedrigeren Widerstandes im uteroplazentaren Strömungsbett in der Regel auch niedrigere RI- und PI-Werte gemessen als an der fetalen Seite. Die Normwerte für beide Indizes finden Sie in Abb 60.1b + c:

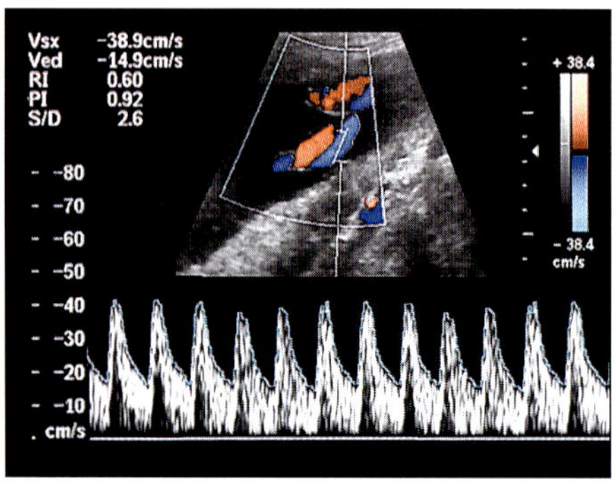

Abb. 60.1a

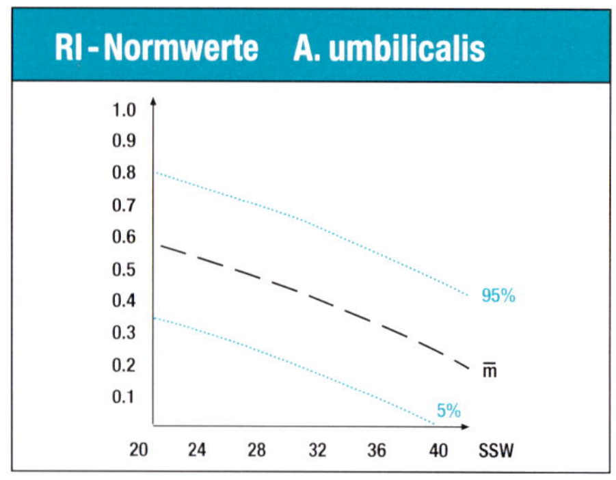

Abb. 60.1b

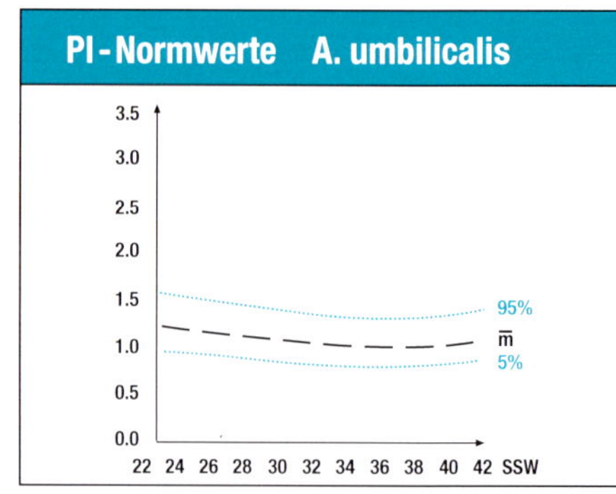

Abb. 60.1c

BFK 0	PI < + 2 SD und kontinuierlicher vorwärtsgerichteter diastolischer Fluß
BFK I	PI ≥ + 2 SD und kontinuierlicher vorwärtsgerichteter Fluß
BFK II	
BFK IIIa	
BFK IIIb	

Tab. 60.2a

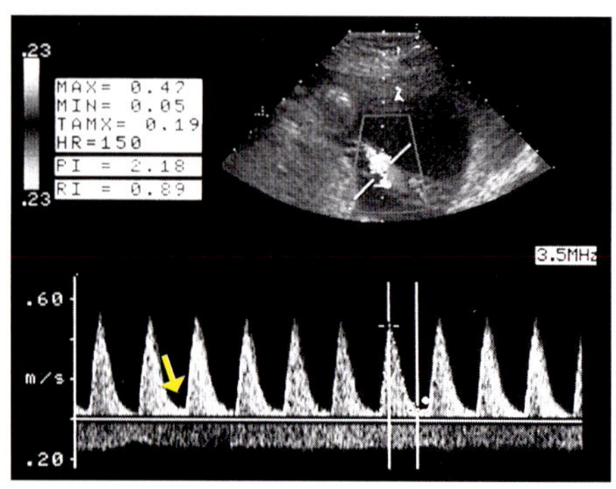

Abb. 60.2b

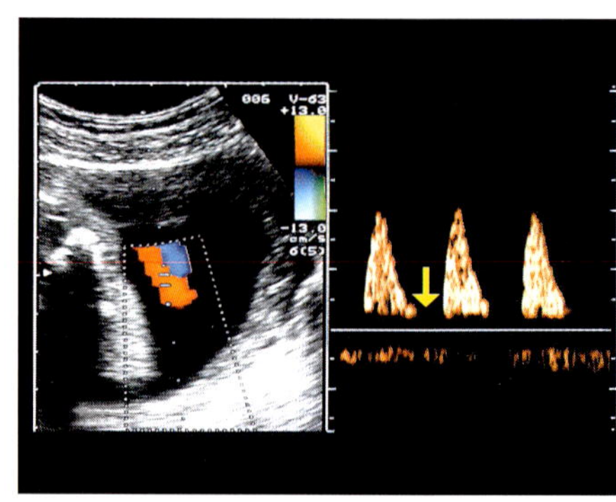

Abb. 60.2c

Die Charakteristika unterschiedlicher Flußspektren werden in der Geburtshilfe mehreren Blutflußklassen (BFK) zugeordnet (Tab. 60.2a). Als zunehmend pathologisch gelten die Abnahme (↘) der diastolischen Strömung (Abb. 60.2b, **BFK II**), ein Fehlen (↓) des diastolischen Flusses (Abb. 60.2c, **BFK IIIa**) oder sogar eine diastolische Rückflußkomponente (↖), wie Sie in Abb. 60.3 dargestellt ist. BFK IIIa und IIIb sind mit einer erhöhten perinatalen Mortalität von ca. 45% assoziiert (Tab. 60.4). Bei so hochpathologischen Befunden in der NSA sollten auch die übrigen fetalen Gefäße untersucht werden. Dazu gehören neben der A. cerebri media (vergl. S. 62) auch die V. umbilicalis (vergl. S.63) und der Ductus venosus (vergl. S. 64). Zusätzlich wird empfohlen, in diesen Fällen eine erweiterte Diagnostik zum Ausschluß fetaler Fehlbildungen oder Chromosomenanomalien zu veranlassen.

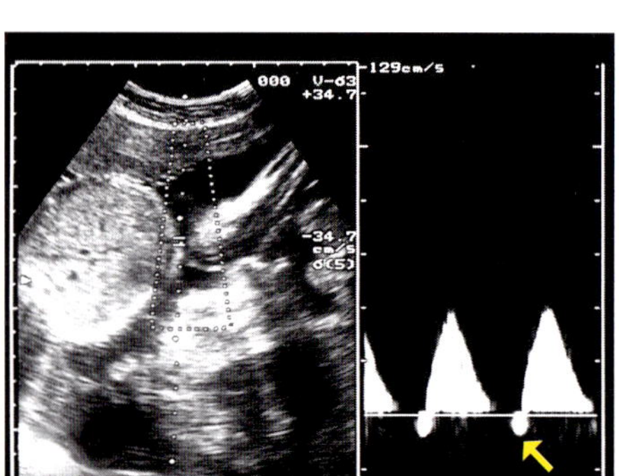

Abb. 60.3

Fehlender diastolischer Fluß oder Rückwärtsfluß in der A. umbilicalis		
Auswirkungen auf das perinatale Ergebnis	**Mittelwert**	**Bereich**
Mortalität (%)	45	17 – 100
Schwangerschaftsalter (SSW)	31.6	29 – 33
Geburtsgewicht (g)	1056	910 – 1481
SGA (%)	68	53 – 100
Sectio Cesarea wegen fetalem Distress (%)	73	24 – 100
Apgar Score < 7 nach 5 Minuten (%)	26	7 – 6
Verlegung auf Kinderintensivstation (%)	84	77 – 97
Kongenitale Anomalien (%)	10	0 – 24
Aneuploidie (%)	6.4	0 –18

Tab. 60.4, [6.1]

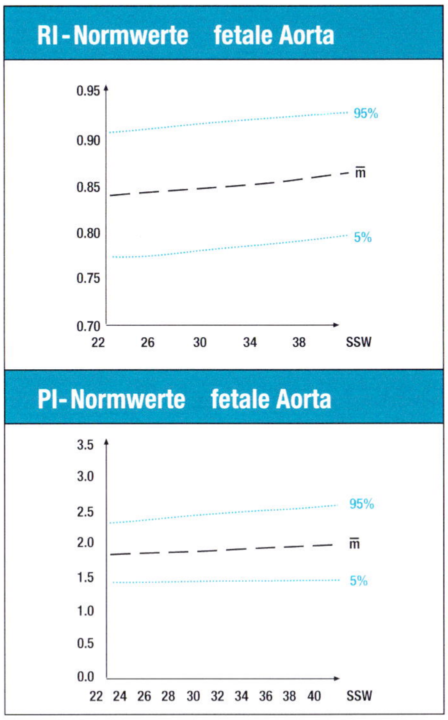

Abb. 61.1

Fetale Aorta

Die dopplersonographische Darstellung und Messung der aortalen Flußspektren wird zwischen dem Aortenbogen **(30e)** und dem Abgang der Nierenarterien durchgeführt. Die korrekte Einstellung des Gefäßes ist u.a. wegen der Winkelproblematik oft erschwert. Daher hat sich die Messung der Aorta in der Praxis nicht breit etablieren können, zumal die aortalen Strömungskurven eine höhere systolisch-diastolische Variabilität aufweisen als die der Nabelschnurarterien. Ein diastolischer Fluß ist erst ab dem 2. Trimenon nachweisbar und nimmt im Laufe der Schwangerschaft kontinuierlich zu. Die Normwerte für die aortalen Indizes finden Sie in **Abb. 61.1**.

Am Ende der Schwangerschaft ist ein Abfall der diastolischen Blutströmung physiologisch. Dieses Phänomen wird als "Termin-Effekt" bezeichnet.

Normwerte fetale Aorta		
systolische Maximalgeschwindigkeit	**Mittelwert**	**Bereich**
V_{max}	$\bar{m}$	$\bar{m} \pm 2$ SD
26. SSW	80 cm/s	65 – 95 cm/s
38. SSW	100 cm/s	80 – 130 cm/s
> 39. SSW	90 cm/s	90 – 115 cm/s

Tab. 61.3

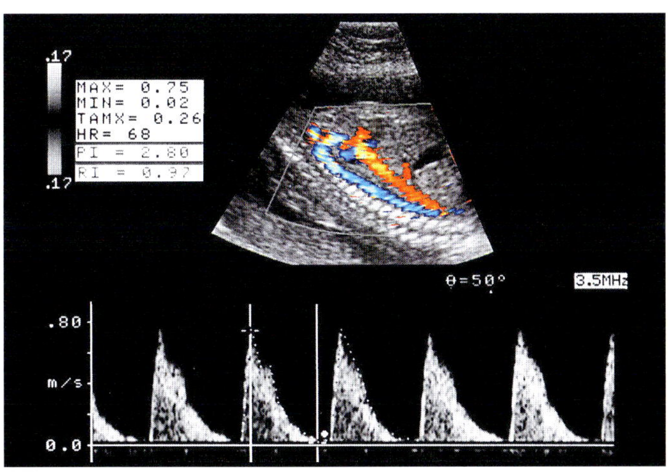

Abb. 61.2a

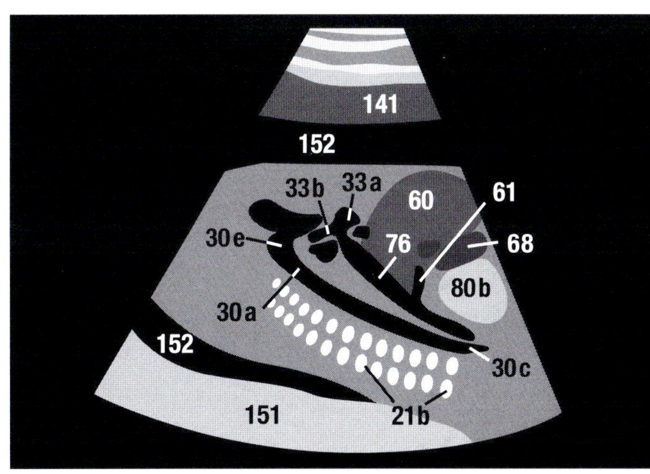

Abb. 61.2b

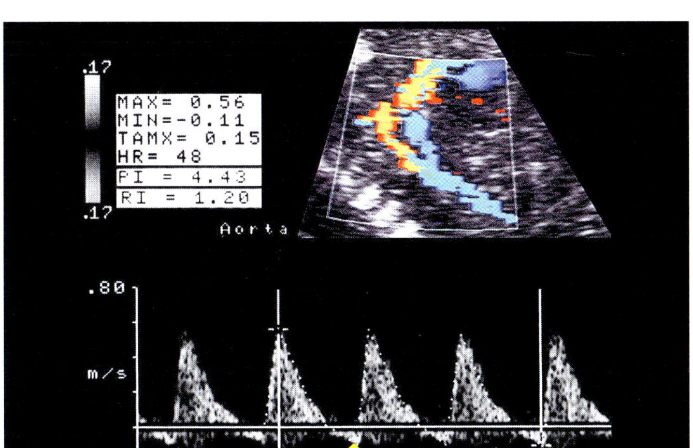

Abb. 61.4

Eine erhöhte Maximalgeschwindigkeit kann dagegen auf eine fetale Anämie hinweisen. Die Normwerte für systolische Maximalgeschwindigkeiten [6.3] entnehmen Sie aus der **Tabelle 61.3**.

Bei einer ausgeprägten intrauterinen Wachstumsverzögerung (IUGR) ist in der Aorta wie in der NSA mit einer Reduktion des enddiastolischen Flußniveaus oder sogar mit dem Auftreten eines retrograden Flusses (↑) verbunden **(Abb. 61.4)**.

Fetale Hirnarterien: A. cerebri media

Die A. cerebri media **(MCA, 54b)** ist die Fortsetzung des intrakraniellen Carotissiphons **(40a)** und führt ca.40 % des Flußvolumens aus dem Circulus Wilisii in jede Hirnhemisphäre. Sie ist am besten im sagittalen Längsschnitt des Schädels in der Fissura Sylvii darstellbar. Ein normales Flußspektrum aus der MCA ist durch eine hohe systolische Spitzengeschwindigkeit (↙) und durch eine niedrige diastolische Geschwindigkeit (↑) charakterisiert (Abb. 62.2a.). Die Strömungsprofile werden jedoch durch fetale Aktivität, Druck auf den fetalen Schädel oder intrakranielle Raumforderungen beeinflußt. Die Normwerte des RI (Abb. 62.1a) und des PI (Abb. 62.1b) in der MCA nehmen im Verlauf der Schwangerschaft kontinuierlich ab und steigen physiologisch zum Geburtstermin („Termin-Effekt") wieder an.

Während der Schwangerschaft ist das diastolische Flußniveau in der MCA niedriger als in der NSA. Das bedeutet, daß der cerebrale vaskuläre Widerstand (RI_{MCA}) höher ist als der plazentare vaskuläre Widerstand (RI_{PL}). Die cerebroplazentare Ratio ($CPR = RI_{MCA}/R_{PL}$) ist in einer normalen Schwangerschaft größer als eins. Dieser Index hat eine sehr hohe Sensitivität (80%) in der Aufdeckung fetaler Wachstumsretardierungen:

Normwert cerebroplazentare Ratio (CPR)

$$CPR = \frac{RI_{MCA}}{RI_{PL}} > 1$$

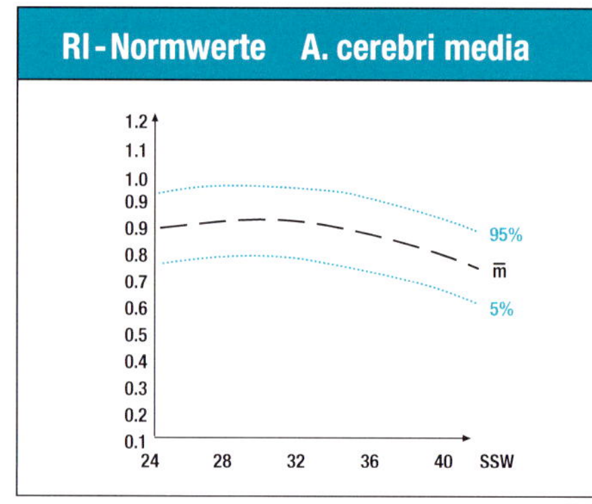

Tab. 62.1a

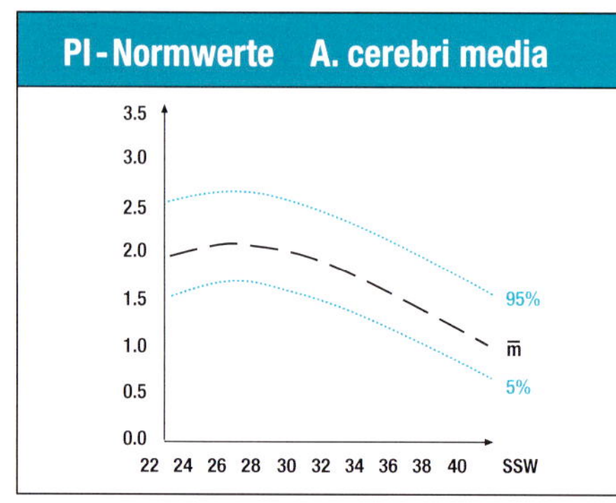

Tab. 62.1b

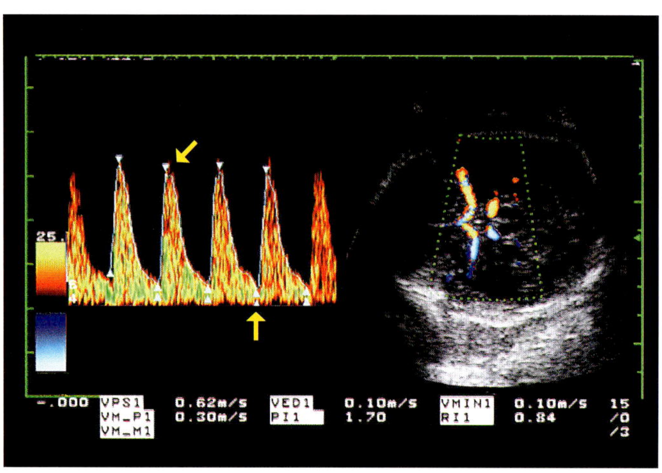

Abb. 62.2a

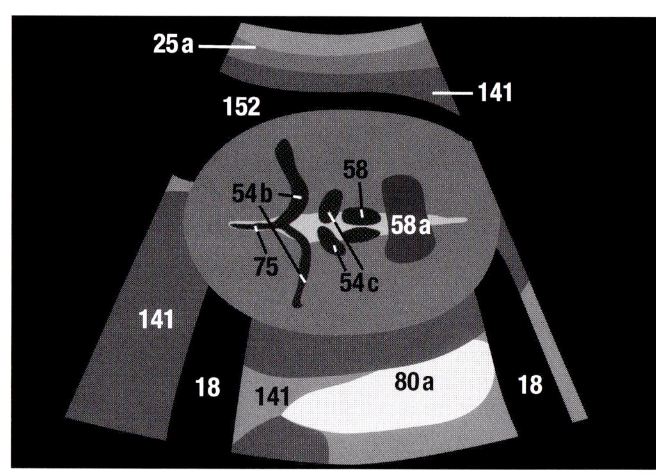

Abb. 62.2b

Eine chronische fetale Hypoxie führt zur Redistribution des Blutvolumens im fetalen Kreislauf: Es findet eine bevorzugte Perfusion der lebenswichtigen Organe Herz, Niere und Gehirn statt. Eine Vasodilatation der MCA mit einer Zunahme des diastolischen Flußniveaus und dementsprechender Hyperperfusion gilt als pathologisch (Abb.62.4).

Dieser Effekt wird als „Brain Sparing Effect" bezeichnet. Die cerebrovaskuläre Ratio ist dann pathologisch (<1). Bei anhaltender Hypoxie fällt das diastolische Flußniveau jedoch wieder auf normale Werte zurück. Man nimmt an, daß dies als Ausdruck einer terminalen Dekompensation im Rahmen einer Acidämie oder eines Hirnödems zu werten ist.

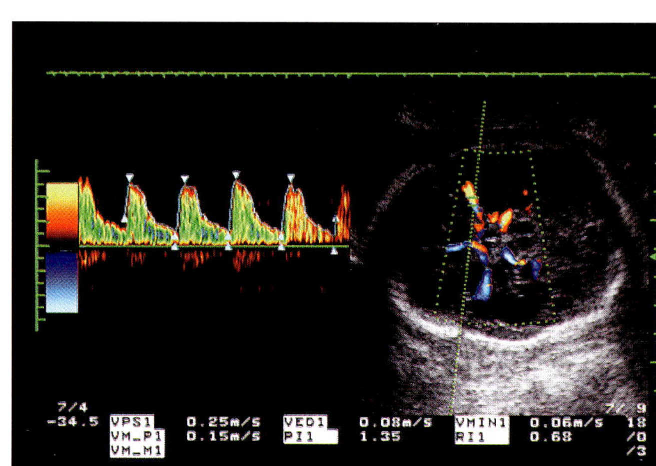

Abb. 62.4

V. umbilicalis

Das Strömungsprofil der V. umbilicalis kann sowohl intraabdominal / intrahepatisch als auch im extraabdominalen Anteil gemessen werden: Die charakteristische Strömungskurve zeigt eine niedrige, bandförmige Geschwindigkeit um 10–15 cm/s. Bis zur 12.SSW können allerdings durch eine physiologisch verminderte ventrikuläre Compliance durchaus Pulsationen in der V. umbilicalis **(143)** vorhanden sein. Nach der 13.SSW sind dagegen nur atem- und druckabhängige Schwankungen ableitbar (Abb. 63.1a).

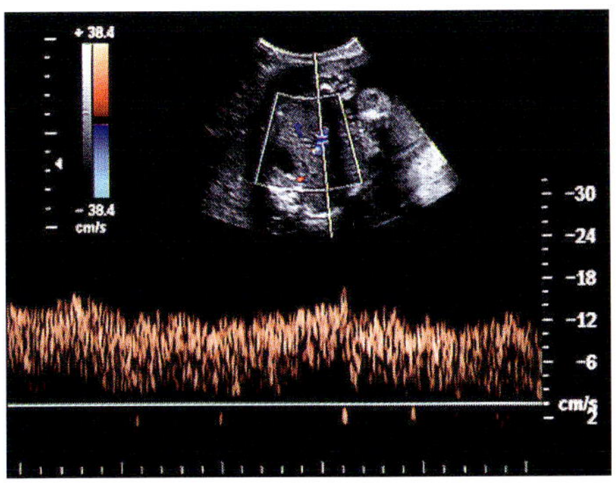

Abb. 63.1a

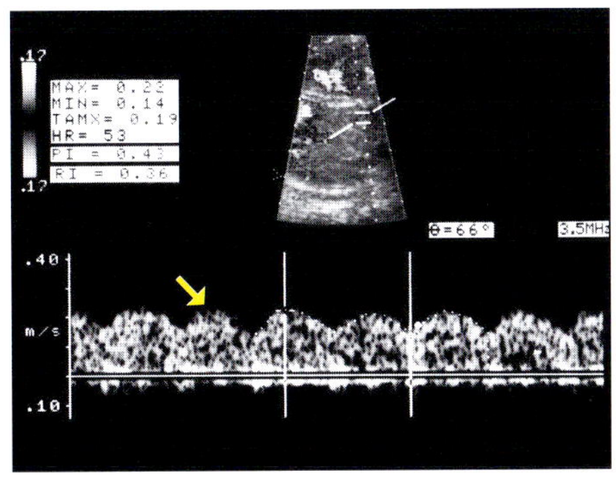

Abb. 63.1b

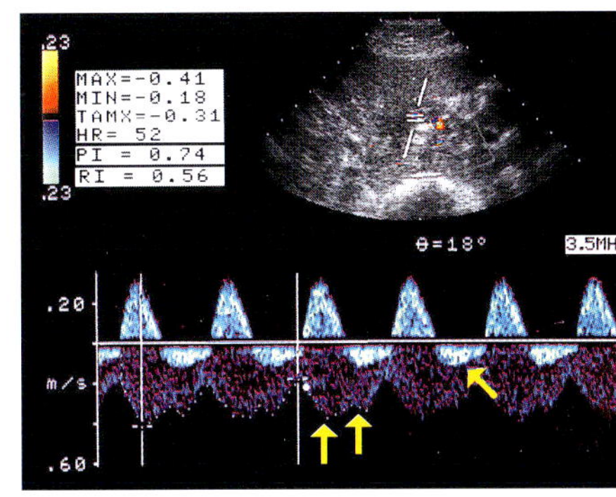

Abb. 63.1c

Bei einer Volumenbelastung des Herzens im Rahmen von Vitien oder bei einem fetofetalem Transfusionssyndrom (FFTS) treten als Ausdruck einer cardialen Dekompensation oder einer terminalen Plazentainsuffizienz venöse Pulsationen (↘) auf (Abb. 63.1b.) Es lassen sich sogenannte „einfache Pulsationen“ (Abb. 63.1b), die mit Herzsystole korrelieren, und "doppelte Pulsationen" (Abb. 63.1c) unterscheiden. Eine doppelte Pulsation ist am ehesten Resultat einer ausgeprägten Herzinsuffizienz, die mit einem Rückfluß in den Ductus venosus einhergeht (s. Seite 64). Diese sind daher in ca. 55% mit einer erhöhten perinatalen Mortalität verbunden [6.10]. In Abb. 63.1c ist ein hochpathologisches venöses und arterielles Strömungsprofil gleichzeitig dargestellt. Neben den doppelten Pulsationen in der V. umbilicalis (↑ ↑) ist die Nabelschnurarterie mit einem Rückfluß (↖) dargestellt (BFK III, s. S. 60).

PI-Normwerte V. cava inferior

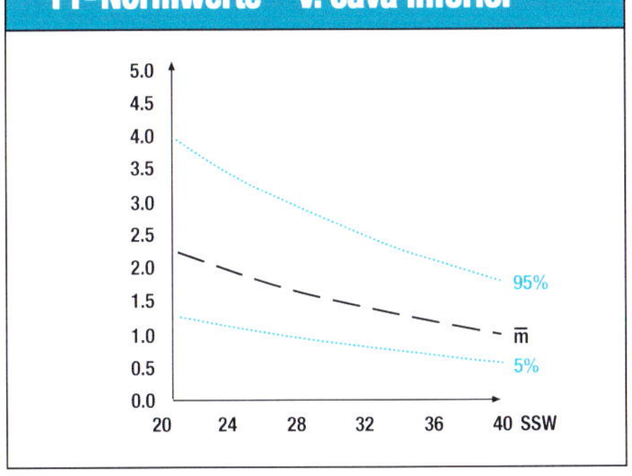

Tab. 63.2

V. cava inferior (VCI)

Das typische Strömungsprofil der V. cava inferior **(76, VCI)** ist hauptsächlich durch drei Flußbeschleunigungen charakterisiert: Die S-Welle (↓) ensteht durch die Ventilebenenverlagerung während der ventrikulären Kontraktion. Danach folgt die D-Welle (↙), die durch die passive ventrikuläre Füllung ensteht, und die A-Welle (↑) mit physiologischen Rückwärtsfluß durch die atriale Kontraktion. (Abb. 63.2a). Die Normwerte für Pulsatilitäts Indices in der VCI finden Sie in Abb. 63.2c. Bei rechtsventrikulärer Volumenbelastung oder schwerer Myokardhypoxie nimmt die A-Welle, also der Rückwärtsfluß, zu.

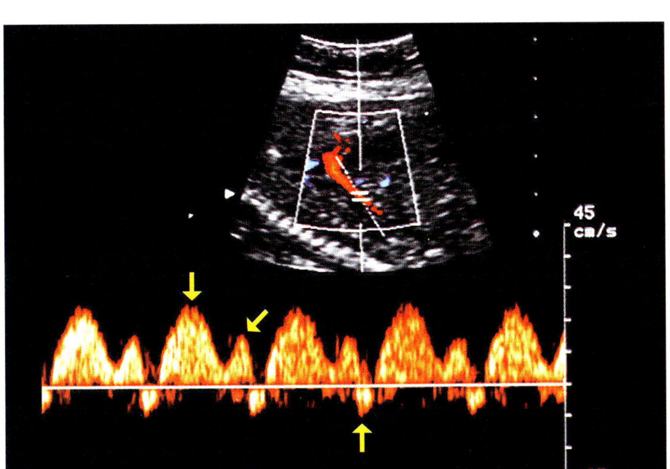

Abb. 63.3a

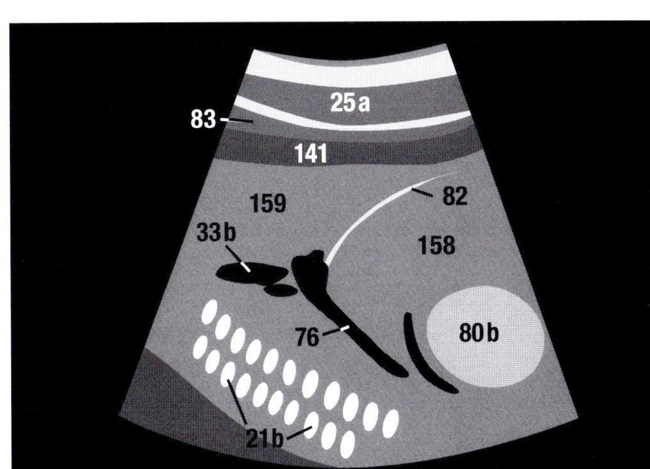

Abb. 63.3b

Ductus venosus

Der Ductus venosus **(DV, 146)** kann auf Grund seines turbulenten Flußmusters leicht erkannt werden. Über dem DV gelangen 50-60% (bei fetaler Hypoxie 70%) des sauerstoffreichen Blutes aus der Plazenta **(151)** über die Nabelschnurvene **(143)** und die V. cava inferior **(76)** zum rechten Vorhof und über das Foramen Ovale **(161)** zum linken Vorhof. Die schematische Darstellung entnehmen Sie aus der **Abb. 64.1**. Am leichtesten gelingt die Darstellung in einem Querschnitt durch den fetalen Oberbauch **(Abb. 64.2.)**. Im Ductus venosus sollten drei antegrade Flußwellen vorliegen. Die S-Welle (↘), die während der ventrikuläre Kontraktion entsteht, die D-Welle (↙), die durch passive ventrikuläre Füllung entsteht, und die A-Welle (↑), die durch atriale Kontraktion **(Abb. 64.2)** entsteht. Die Normwerte für PI finden Sie in **Tab. 64.3**.

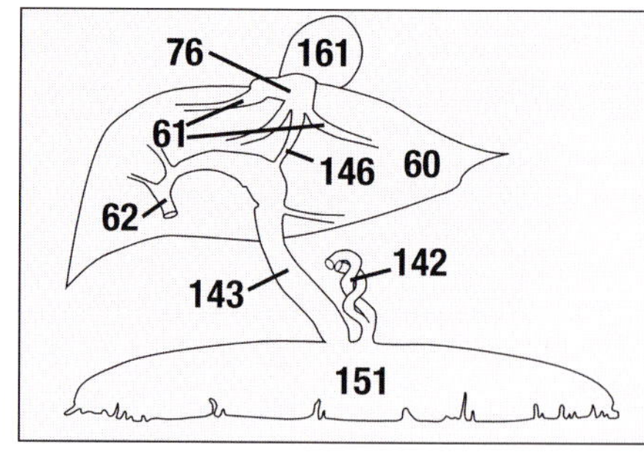

Abb. 64.1

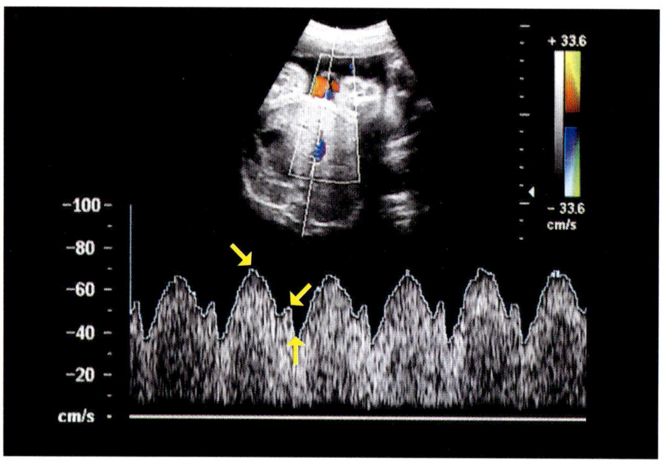

Abb. 64.2a

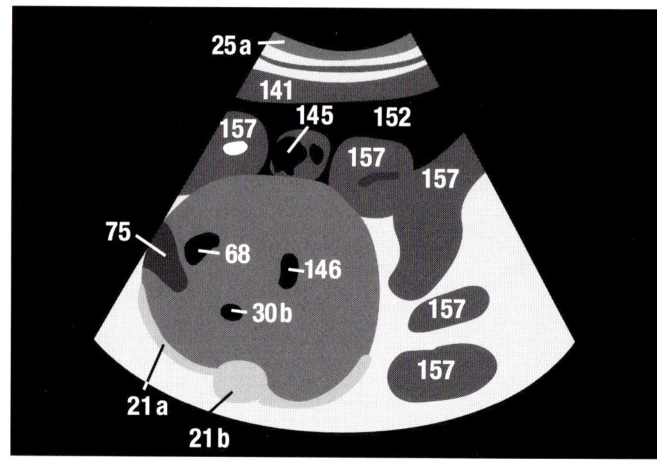

Abb. 64.2b

Alle Störungen der kardialen Hämodynamik, die mit einer Trikuspidalinsuffizienz einhergehen, führen zu einer kontinuierlichen Abnahme des diastolischen Flusses **(↓ , Abb. 64.4a)** und letzten Endes auch zu einem diastolischen Rückstrom (↑) im Ductus venosus **(Abb. 64.4b)**.

Dazu gehören neben Arrhythmien und Vitien auch eine Anämie, das FFTS und eine Plazentainsuffizienz. Das Auftreten eines Rückflusses ist daher auch hier mit mit einem pathologischen CTG und einer erhöhten perinatalen Mortalität assoziiert [6.11].

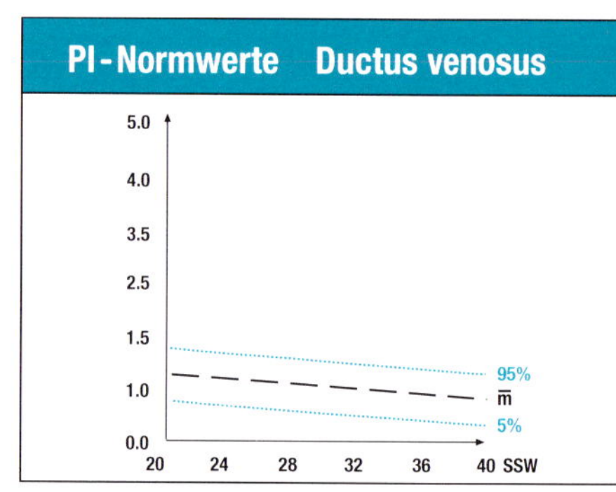

Tab. 64.3

Bei ausgeprägten Wachstumsretardierungen mit pathologischen arteriellen Doppler nimmt die Bedeutung der FKDS des Ductus venosus zu. Wenn einerseits die Frügeburtlichkeit durch vorzeitige Entbindung (< 30.SSW) droht und sich andererseits eine kontinuierliche Verschlechterung des fetalen Zustands entwickelt, kann eine dopplersonographische Untersuchung des Ductus venosus sehr hilfreich sein. Ist der Fluß im DV noch "normal", wird eine Prophylaxe zur Lungenreifung durchgeführt. Mit dem Auftreten eines Rückflußes im DV oder spätestens bei pathologischen CTG-Veränderungen sollte dagegen eine Sectio Cesarea durchgeführt werden.

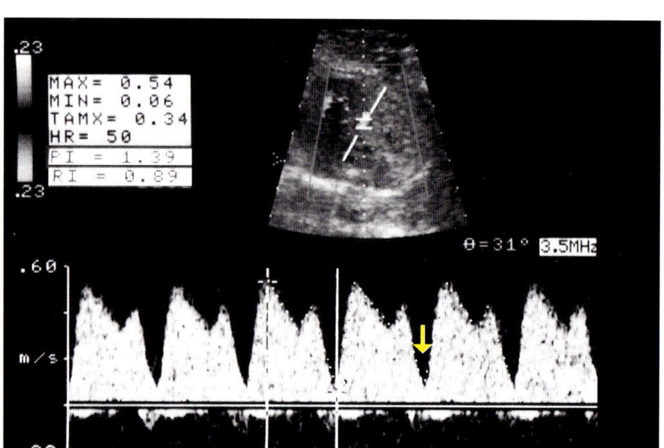

Abb. 64.4a

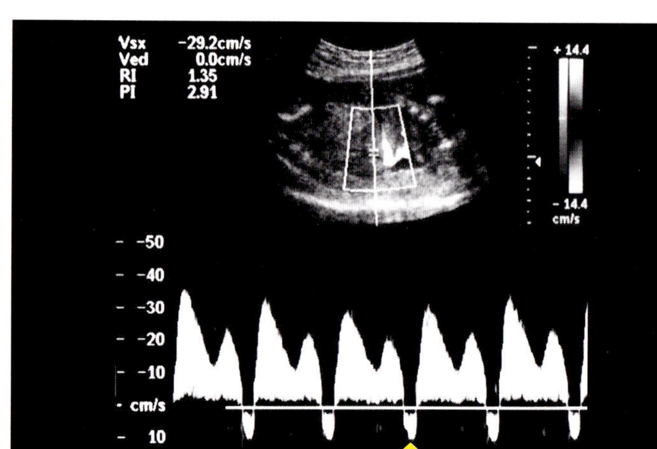

Abb. 64.4b

Ovarien

Eine farbkodierte Dopplersonographie der weiblichen Genitalorgane zur Abklärung von suspekten Befunden sollte möglichst zwischen dem 3. und 10. Zyklustag erfolgen. In dieser Zyklusphase sind die Widerstandsverhältnisse durch den Östrogeneinfluß in der Regel hoch, fallen zur Zyklusmitte deutlich ab und bleiben danach in der 2. Zyklushälfte niedrig. Bei postmenopausalen Frauen ohne hormonelle Substitution weist die ovarielle Perfusion einen hohen Widerstand auf, der typischer Weise durch eine frühdiastolische Einkerbung der Dopplerkurve („Notch") gekennzeichnet ist **(Abb. 65.1a.)**. Solche Flußphänomene sind für die normale ovarielle, uterine und tubare Perfusion charakteristisch.

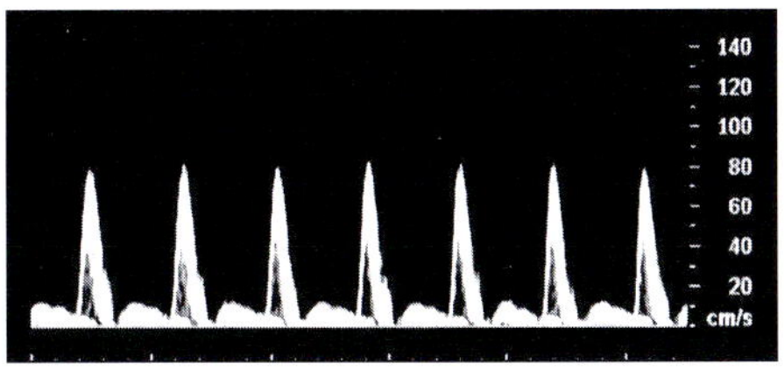

Abb. 65.1a

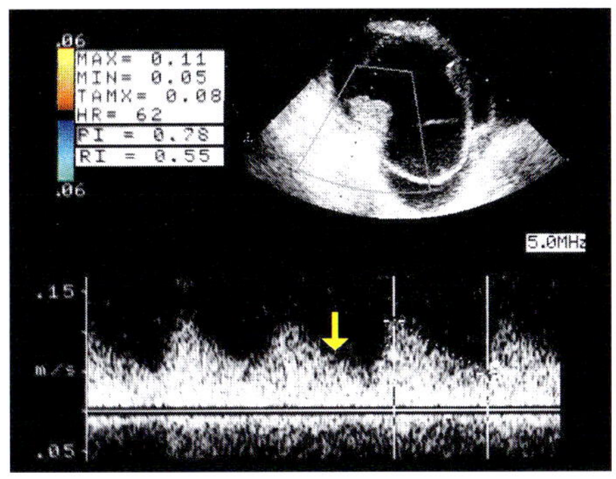

Abb. 65.1b

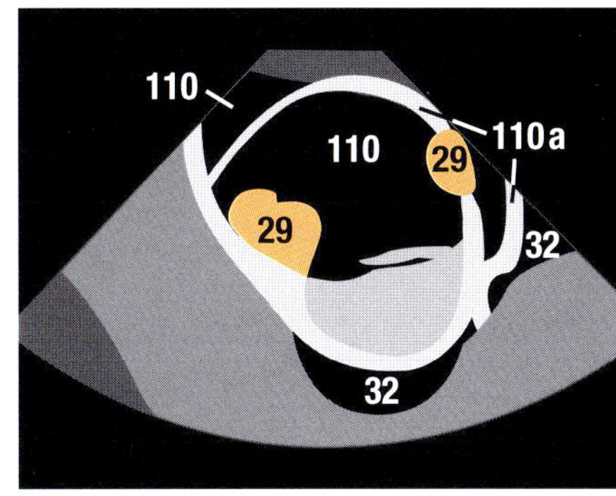

Abb. 65.1c

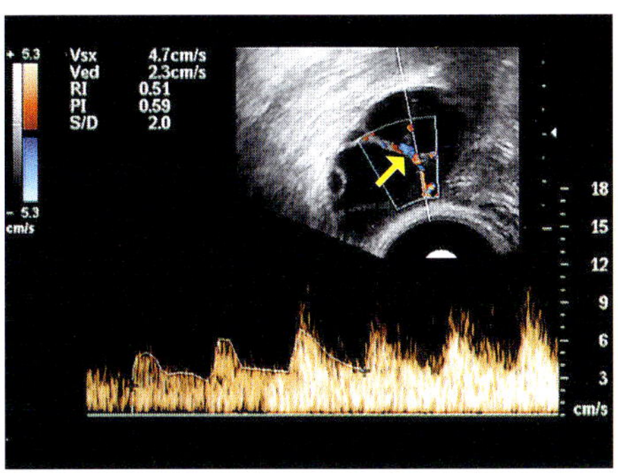

Abb. 65.2a

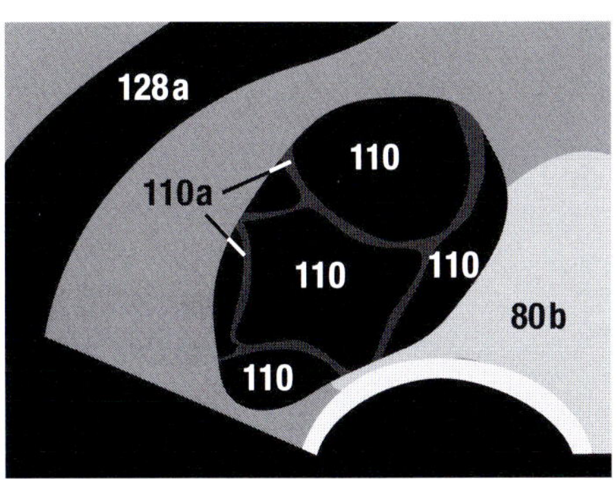

Abb. 65.2b

Die Neovaskularisation eines malignen Tumors verfügt dagegen in der Regel über keine Muskelschicht in den Gefäßwänden, bildet Sinusoide und zahlreiche arteriovenöse Shunts aus und zeigt daher einen niedrigen Widerstand mit PI-Werten unter 0,4, bzw. RI-Werten unter 1,0. Die Flußgeschwindigkeit zeigt einen kontinuierlichen Abfall von der Systole bis zur Spätdiastole ohne Einkerbung **(Abb. 65.1b ⇩)**. Eine solche Neovaskularisation ist auch bei schnell wachsenden, metabolisch aktiven, aber benignen Tumoren auffindbar, wie bei der Follikelreifung, Narbenbildung und bei entzündlichen Prozessen.

Sehr niedrige Indizes in der Wand eines sprungreifen Follikels oder einer Zyste können differentialdiagnostisch auch in gemischt solid-zystischen Ovarialkarzinomen gefunden werden. Diese Tatsache erschwert die Dignitätsabschätzung besonderes bei prämenopausalen Frauen und bei Frauen unter Hormonsubstitution. Daher hat unter anderem auch die Gefäßverteilung in suspekten Befunden eine wichtige Bedeutung. So erhöht zum Beispiel der Nachweis einer intraseptalen Vaskularisation (↗) in zystischen Ovartumoren **(Abb. 65.2a)** das Malignitätsrisiko. Die Kombination von FKDS und Tumormarker Ca-125 kann Sensitivität der Methode deutlich verbessern. Auffällige sonographische Befunde und erhöhte Ca-125-Werte weisen auf einen bösartigen Tumor hin. Eine dringende operative Abklärung (Laparoskopie oder Laparotomie) ist dann notwendig. In der Tab. 65.3 sind die sonographischen Kriterien für die Klassifikation von Ovarialtumoren dargestellt.

B-Bild-Klassifikation von Ovarialtumoren

Tumor	Flüssigkeit		Innere Begrenzung		Interpretation
Einkammerig	klar	(0)	glatt	(0)	**Ultraschallscore**
	Binnenechos	(1)	irregulär	(2)	**≤ 2 benigne**
Mehrkammerig	klar	(1)	glatt	(1)	**3-4 fraglich**
	Binnenechos	(1)	irregulär	(2)	**> 4 verdächtig**
Zystisch-Solide	klar	(1)	glatt	(1)	
	Binnenechos	(2)	irregulär	(2)	
Papilläre Wucherungen	verdächtig	(1)	definitiv	(2)	
Solider Bereich	homogen	(1)	echogen	(2)	
Peritoneale Flüssigkeit	nicht vorhanden	(0)	vorhanden	(1)	
Ein-/beidseitig	unilateral	(0)	bilateral	(1)	

FKDS-Klassifikation von Ovarialtumoren

Farbdoppler		Resistanceindex		Interpretation
– keine Gefäße nachweisbar	(0)		(0)	**Farbdopplerscore**
– gleichmäßig getrennte Gefäße	(1)	> 0.40	(1)	**≤ 2 benigne**
– zufällig verstreute Gefäße	(2)	< 0.40	(2)	**3-4 suspekt**
Falls ein Verdacht auf ein Corpus luteum besteht – Ultraschallkontrolle im nächsten Zyklus **in der Proliferationsphase!**				

Tab. 65.3, [6.8]

Uterus

Die Perfusion des Uterus **(141)** ist sowohl vom fertilen Alter der Patientin als auch von einer eventellen Hormontherapie abhängig. Das normale Flußspektrum der A. uterina **(140)** ist von einer hohen Geschwindigkeit, einem hohen Widerstand mit RI-Werten über 0,5 und von einer postsystolischen Inzisur (↓) gekennzeichnet **(Abb. 66.1)**.

Liegen die RI-Werte in der A. uterina und in Endometriumgefäßen zwischen 0,50 und 0,40, kann es sich sowohl um eine physiologische Perfusionssteigerung in der 2. Zyklusphase als auch um eine Neoplasie des Endometrims bzw. Uterus handeln **(Tab. 66.4)**. RI-Werte unter 0,40 sind suspekt für eine Malignität [6.5].

Uterusmyome **(29)** weisen typischer Weise eine peripher akzentuierte Vaskularisation auf **(Abb. 66.2a)**. Eine hormonelle Therapie mit GnRh-Analoga verursacht einen Abfall der Myomperfusion, so daß die FKDS hier als Überwachung des Therapieerfolgs eingesetzt werden kann.

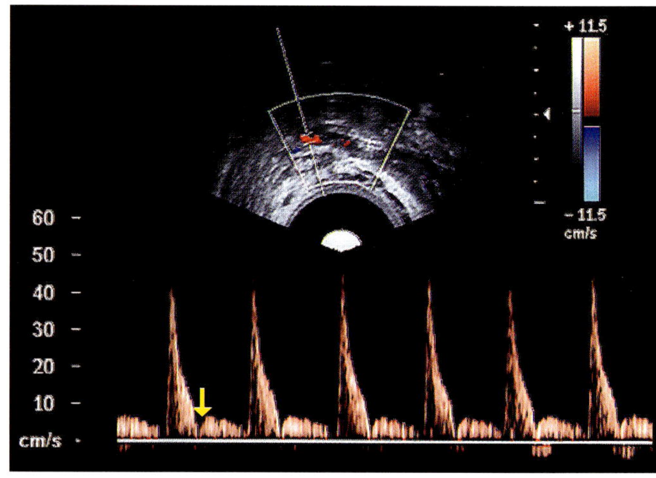

Abb. 66.1

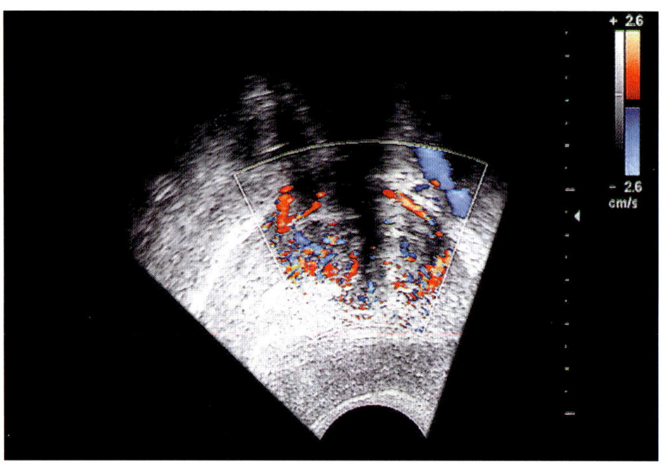

Abb. 66.2a

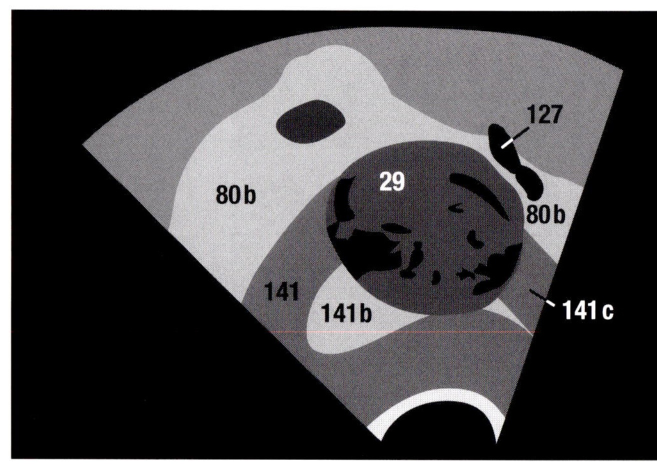

Abb. 66.2b

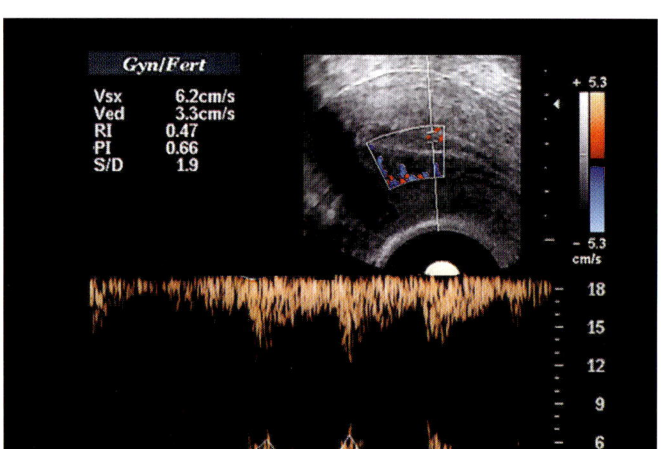

Abb. 66.3a

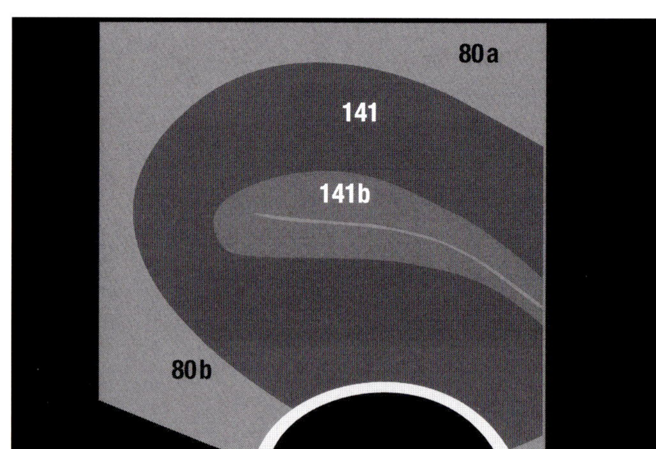

Abb. 66.3b

Eine hormonelle Therapie in Rahmen der in-vitro-Fertilisation (IVF) kann die Uterusperfusion deutlich verbessern **(Abb. 66.3a)**. Einige Untersuchungen [6.6] haben gezeigt, daß nach einem Embryotransfer bei einem PI > 3.0 eine erfolgreiche Implantation unterbleibt.

RI-Normwerte	A. uterina
normal:	> 0.50
Grauzone:	0.50 - 0.40
suspekt:	< 0.40

Tab. 66.4

Tuben

Extrauterine Gravidität

Die Inzidenz einer extrauterinen Gravidität (EU) hat in den letzten Jahren zugenommen: An eine EU muß gedacht werden, wenn bei leerem Cavum uteri ein ß-HCG-Wert > 6.500 m I.E. gefunden wird [6.11]. 96% aller extrauterinen Schwangerschaften sind Eileiterschwangerschaften und in den meisten Fällen im ampullären Tubenbereich lokalisert. Die FKDS hat sich als ergänzende Methode in der Diagnostik einer EU etabliert, da nur in 10% der EU eine positive Herzaktion nachweisbar ist **(Abb. 67.1a)** [6.12]. Bei klinischen Verdacht auf eine EU und unklaren Befunden im Adnexbereich kann neben der typischen, echoreichen Ringstruktur eine choriale Vaskularisation nachgewiesen werden **(Abb. 67.1)**.

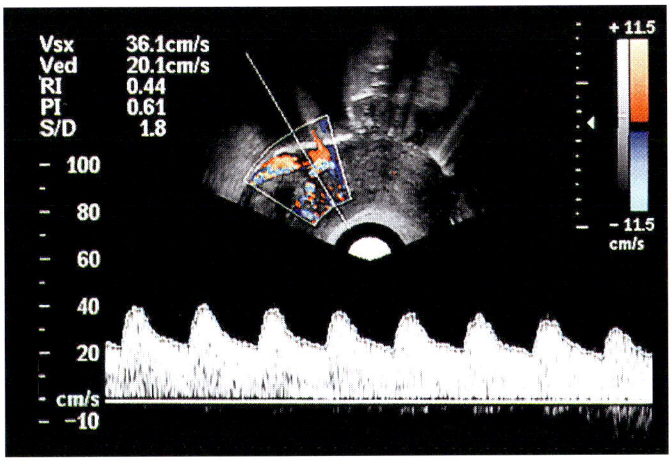

Abb. 67.1a

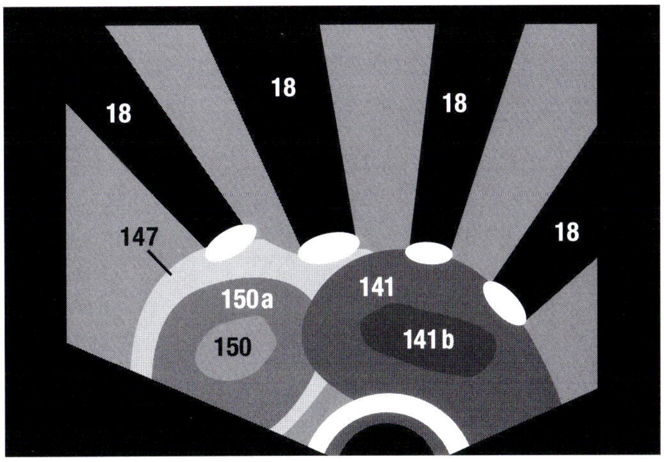

Abb. 67.1b

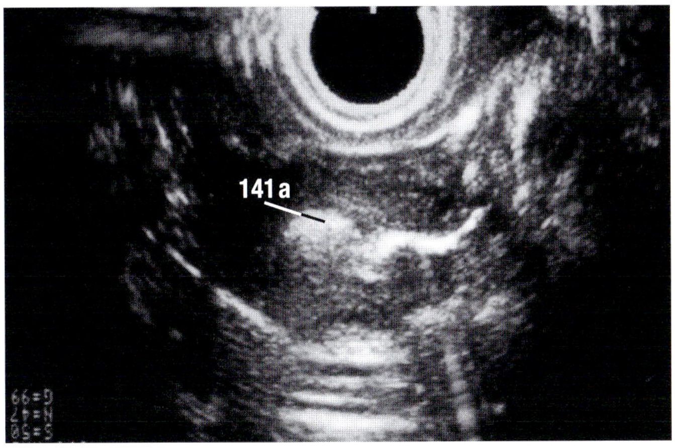

Abb. 67.2

Sterilitätsdiagnostik

In einem Drittel ist eine weibliche Sterilität durch Tubenfaktoren bedingt. Eine Diagnostische Abklärung im Rahmen der Sterilitätsdiagnostik kann mit einem deutlich geringeren Aufwand und Risiko durch den Einsatz von FKDS-Kontrastverstärkern (s. S. 15) erzielt werden: Bei der transvaginalen Hysterosalpingo-Kontrastsonographie wird über einen transzervikalen Katheter zuerst das cavum uteri mit echogenem Echovist®-200 aufgefüllt. Zuvor müssen Entzündungen des Genitaltraktes und eine Galaktosämie ausgeschlossen werden.

Auf diese Weise können im B-Bild die innere Konfiguration des Cavum Uteri **(141a)** dargestellt **(Abb. 67.2)** und eventuelle Fehlbildungen (Uterus subseptus, arcuatus etc.) ausgeschlossen werden.

Auch submuköse, intracavitäre Myomen oder Polypen sind so darstellbar. Der applizierte Kontrastverstärker passiert dann den kornualen, isthmischen und ampullären Tubenanteil, tritt bei intakten Tuben in das Peritoneum aus und sammelt sich im Douglasraum. Liegt dagegen ein Saktosalpinx vor, kommt es nur zur Auffüllung der dilatierten Tube ohne Übertritt in den Douglasraum.

Ist eine Tube bereits isthmisch verschlossen, dringt der Kontrastverstärker überhaupt nicht in die Tube ein. Bei fraglichem Austritt des Kontrastverstärkers aus dem distalen Tubenanteil hilft der Nachweis der Flußbewegung durch die FKDS. Diese Methode hat eine Sensitivität von 91,3% [6.13] und kann der Patienten den invasiven Eingriff einer Laparoskopie ersparen.

Kritische Wertung

Die FKDS ist eine nichtinvasive, etablierte Methode in der Überwachung und dem klinischen Management von Risikoschwangerschaften. Die diagnostische und klinische Wertigkeit ist durch zahlreiche randomisierte Studien erwiesen. Die FKDS ermöglicht einen genauen Einblick in physiologische und pathologische Veränderungen des fetoplazentaren Kreislaufs und stellt neben den Überwachungsmethoden des CTG und des biophysikalischen Profils einen wichtigen Baustein klinischer Entscheidungen. Eine Therapieentscheidung sollte jedoch immer im Zusammenhang mit der klinischen Gesamtsituation und anderen Methoden getroffen werden.

Im Gegensatz zur Geburtshilfe ist der Einsatz der FKDS in der Tumordiagnostik der weiblichen Organe immer noch sehr umstritten. Die Vaskularisation im kleinen Becken ist durch anatomische Gegebenheiten (viele Gefäße mit unterschiedlichen Geschwindigkeiten) und durch zyklische Hormoneinflüsse gekennzeichnet. Außerdem gibt es keine genauen Richtlinien zur Durchführung der Dopplermessungen, so daß die individuelle Verantwortung des Untersuchers sehr hoch liegt.

Ein gute Ausbildung, große Erfahrung und FKDS-Kenntnisse sind Voraussetzung für die korrekte Interpretation von suspekten gynäkologischen Befunden. Zur weiteren konservativen Abklärung müssen eventuell eine Kernspin- oder Computertomographie eingesetzt werden. Eine endgültige Abklärung sollte nach Analyse der vorliegenden Befunde durch eine Laparoskopie oder Laparotomie erfolgen.

Eine weitere Ergänzung der B-Bild Sonographie stellt die dreidimensionale (3D)-Sonographie und 3D-FKDS dar. Durch räumliche Darstellung, genaue Lageverhältnisse, exakte Volumenmessung sowie Schnittbildanalyse werden zusätzliche Informationen gewonnen. Bei bestimmten, jedoch seltenen Fragestellungen in der Fehlbildungsdiagnostik (z.B. zum Abschluß einer Lippen-Kiefer-Gaumen-Spaltenbildung, **Abb. 68.1**, Spaltenbildung im Bereich der Wirbelsäule, inkranielle Raumforderungen, Gefäßfehlbildungen usw.) sowie der Tumordiagnostik, wenn eine exakte präoperative Planung notwendig ist, kann die 3D-Sonographie sinnvoll eingesetzt werden.

Eine neue Methode in der fetalen Echokardiographie ermöglicht die farbkodierte Darstellung des Herzmuskelgewebes **(Abb. 68.2)**; cardiac tissue Doppler = CTD. Prospektive klinische Studien müssen klären, ob die CTD der farbkodierten, etablierten Echokardiographie überlegen ist oder als ergänzende Methode in der Diagnostik fetaler Herzerkrankungen hilfreich sein kann.

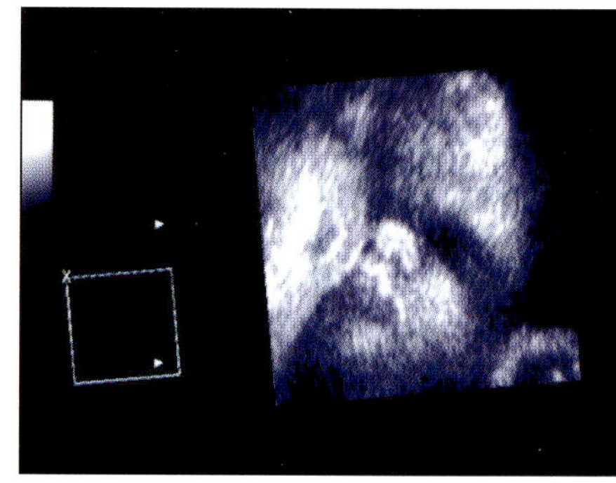

Abb. 68.1

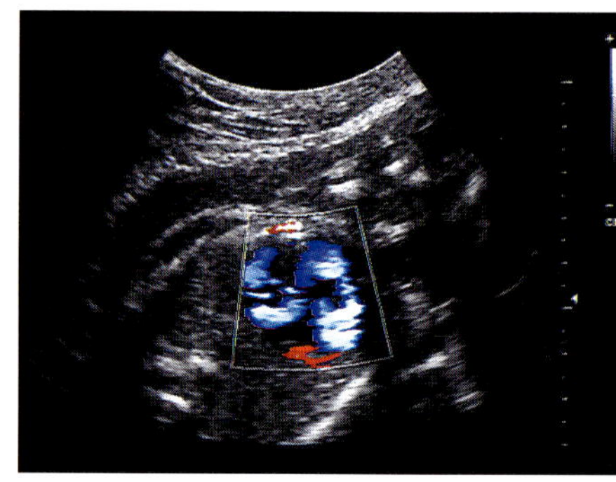

Abb. 68.2

Quiz – Testen Sie sich selbst:

1. Wann ist eine dopplersonographische Untersuchung in der Schwangerschaft indiziert? Nennen Sie mindestens fünf verschiedene Indikationen.
2. Was bedeutet Cerebroplazentare Ratio (CPR)?
3. Eine 40-jährige Patientin mit Leukozytose (Leukos: 20.000) und V. a. Ovarialtumor links stellt sich bei Ihnen vor. Letzte Periode: vor 3 Wochen. Nach welchen Kriterien würden Sie die Dignität des Befundes **(Abb.68.3)** überprüfen? Was kommt differentialdiagnostisch in Frage?
4. Eine 30-jährige Patientin in der 30.SSW mit IUGR von 4 Wochen, pathologischem Fluß in der A. umbilicalis **(Abb. 68.4)** und beidseitigem Notching in plazentaren Gefäßen stellt sich erstmalig bei Ihnen vor. Achten Sie bitte neben dem Flußspektrum auch auf die Menge des Fruchtwassers. Welche weitere Untersuchungen würden Sie vornehmen? Wie werden Sie die Patientin beraten?

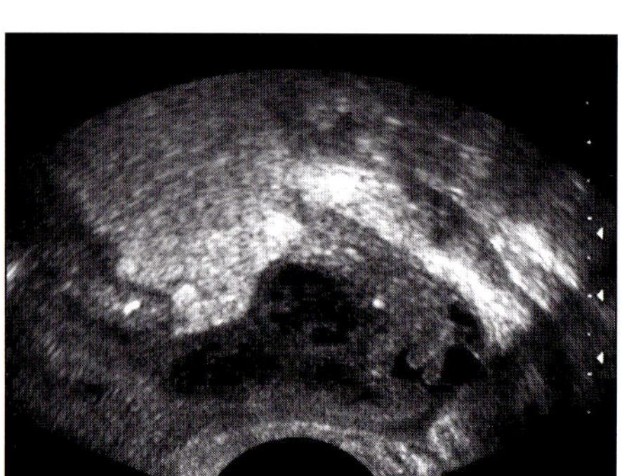

Abb. 68.3

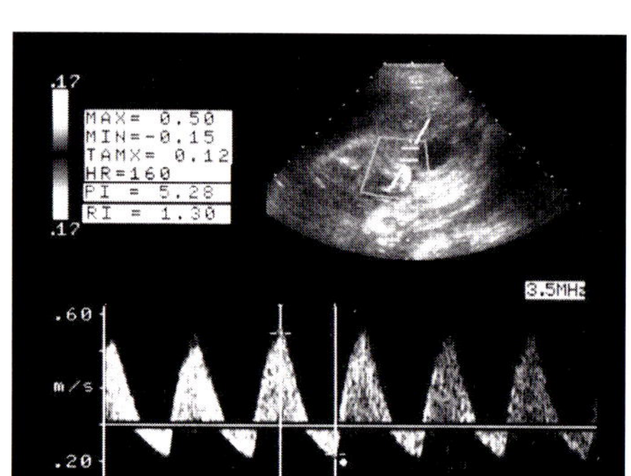

Abb. 68.4

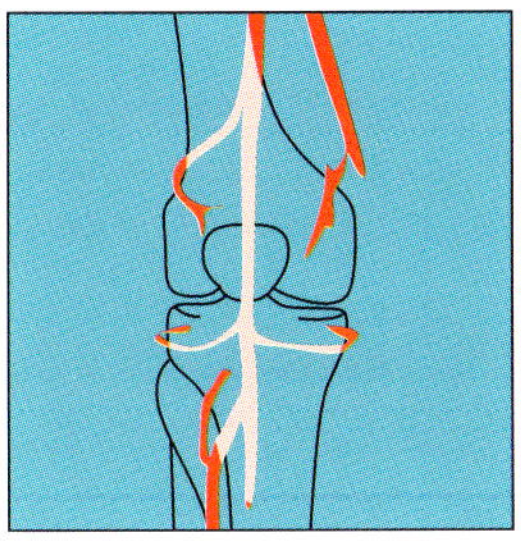

Jochen Türck

Einleitung

Zu den Grundlagen einer zielgerichteten angiologischen Basisdiagnostik gehören neben der klinischen Untersuchung (Ratschow- oder Allen-Test) mit Erhebung des Pulsstatus und der Gehstreckenermittlung auch die Messung des Knöchel-Arm-Index (KAI). Anhand der hier gewonnenen Ergebnisse wird die Indikation zur Durchführung einer Farbkodierten Duplexsonographie (FKDS) gestellt.

Der Goldstandard bei der Diagnose der peripheren Arteriellen Verschlußkrankheit (pAVK) ist bisher die intraarterielle Digitale Subtraktionsangiographie (DSA). Allerdings gewinnt die FKDS der peripheren Arterien als nichtinvasives Verfahren einen stetig zunehmenden Stellenwert im klinischen Alltag:

Indikation: Zu den Haupteinsatzgebieten gehören neben der Beurteilung der pAVK und der dilatativen Arteriosklerose, die Stenosequantifizierung bei der pAVK, funktionelle Untersuchungen, sowie die postoperativen Verlaufskontrollen nach Gefäßrekonstruktionen (Bypässen / Gefäßdesobliterationen / Hämodialyseshunts). In einer zunehmenden Zahl von Fällen kann dadurch vor interventionellen und gefäßchirurgischen Eingriffen auf eine diagnostische DSA verzichtet werden. Zusätzlich kann die FKDS auch therapeutisch eingesetzt werden, z. B. für die Kompressionstherapie eines Aneurysma spurium (vgl. S.73), und somit helfen, einen gefäßchirurgischen Eingriff zu vermeiden.

An apparativen Voraussetzungen sind ein 3,5-MHz Schallkopf für die Beckenetage und je nach Schallbedingungen (Adipositas, schlanker Patient) ein 5- bzw. 7,5-MHz-Schallkopf für die distalen Gefäße an den unteren und oberen Extremitäten erforderlich. Vor einer Untersuchung der Becken- und Oberschenkeletage oder der oberen Extremitäten sollte der Patient idealerweise während einer 15-minütigen Ruhephase bequem flach auf dem Rücken liegen, um andere Einflüsse auf die Durchblutung zu vermindern und eine gute Reproduzierbarkeit der Ergebnisse zu erreichen. Für die Beurteilung der Poplitealregion bzw. des Unterschenkels ist eine Umlagerung auf die Seite oder noch besser auf den Bauch erforderlich. Außerdem sollte auf eine Raumtemperatur von ca. 21°C geachtet werden, um eine kältebedingte Gefäßkonstriktion zu vermeiden.

Periphere Dopplerdruckmessung

Die hier verwendeten Geräte sind unidirektionale CW-Dopplersonden im Taschenformat mit 8-MHz bzw. 4-MHz Schallköpfen. Man beginnt mit der Messung der systolischen Oberarmdrücke auf beiden Seiten nach Riva-Rocci. Anschließend werden die Knöchelarteriendrücke beidseits dopplersonographisch bestimmt. Dabei wird eine Blutdruckmanschette ca. 10 cm proximal des Knöchels plaziert. Dann werden mit Hilfe der Dopplersonde die A. dorsalis pedis **(89a)** und die A. tib. post. **(87b)** retromalleolär aufgesucht und die Drücke in einem Winkel von ca. 60° gemessen. Hier ist zu beachten, daß die Stiftsonde ohne Druck aufgesetzt wird. Sind nur pathologische oder keine Drücke zu bestimmen, muß anschließend die A. fibularis **(88a)** aufgesucht werden. Sie ist häufig das noch am besten erhaltene Gefäß, das den Unterschenkel oft noch ausreichend versorgen kann (Fibularisbein).

Indices: Nach Messung der systolischen Drücke werden die jeweils höchsten Werte am Knöchel mit denen am Arm verglichen. Hierbei werden der Knöchel-Arm-Index (KAI) sowie der Arm-Knöchel-Druckgradient (AKDG) bestimmt (Tab. 70.1). Die Druckmessung sollte beim Ablassen erfolgen, da sonst falsch zu hohe Werte gemessen werden (Tab. 70.2). Ergibt sich eine Diskrepanz zwischen den gemessenen Werten und klinischen Beschwerden, sollte der KAI nochmals nach Belastung gemessen werden. Ebenso sollte eine Differenz > 20mmHg bei den Oberarmdrücken weiter abgeklärt werden.

Bei der Verlaufskontrolle ist eine Änderung des KAI > 0,15 bzw. des AKDG ≥ 20 mm Hg verdächtig auf eine signifikante Zunahme einer Gefäßverengung und sollte mit der FKDS kontrolliert werden. Eine Abnahme des Knöcheldruckes unter 50 mm Hg gilt als kritisch (Nekrosegefahr).

Untersuchungsablauf der unteren Extremitäten

Der Untersuchungsablauf beginnt immer mit der Beckenetage. Man kann mit einigen ausgesuchten Ableitungen mit ausreichender diagnostischer Sicherheit physiologische von pathologischen Befunden unterscheiden, ohne das gesamte Bein durchmustern zu müssen:

Es werden orientierend an ausgesuchten Lokalisationen die A. iliaca. ext. **(84a)**, A. fem. comm. **(85)**, A. fem. superf. **(85a)** und prof. **(85b)**, A. popl. **(86a)** und am Unterschenkel die A. tib. ant. **(87a)** und post. **(87b)** sowie fakultativ die A. fibularis **(88a)** aufgesucht und dargestellt (Abb. 70.3a). Bei pathologischen Befunden muß dagegen die Untersuchung des gesamten Gefäßbaumes erfolgen.

Eine wichtige Gefäßregion ist die Bifurkation der A. fem. comm. **(85)**, da sie eine Prädilektionsstelle für arteriosklerotische Veränderungen darstellt. Im Fall eines Superficialisverschlusses **(85a)** (häufigste Verschlußlokalisation im Adduktorenkanal) muß der A. fem. prof. **(85b)** zusätzliche Aufmerksamkeit gewidmet werden, da sie als Kollaterale zu den Unterschenkelarterien besondere Bedeutung gewinnt. Die Verfolgung der Gefäße ist besonders am Unterschenkel wegen ihres geringen Kalibers und z. B. beim Durchtritt durch den Adduktorenkanal gelegentlich erschwert. An diesen Stellen ist die Analyse der distal davon gelegenen Gefäßabschnitte besonders wichtig, da sie Rückschlüsse auf die Gefäßbeschaffenheit der vorgeschalteten Strombahn zuläßt (Tab. 72.3).

KAI = Knöcheldruck / systolischer Oberarmdruck
AKDG = systolischer Oberarmdruck - Knöcheldruck

KAI	AKDG	Interpretation
> 1,2	< -20 mmHg	V.a. Mediasklerose (Mönkeberg) (durch die Sklerose erschwerte Kompressibilität der Gefäße)
≥ 0,97	**zwischen 0 und -20 mmHg**	**Normwert**
0,7 - 0,97	zwischen + 5 und + 20 mmHg	Gefäßstenose bzw. gut kollateralisierte Gefäßverschlüsse, V.a. pAVK
< 0,69	> 20 mmHg	V.a. unzureichend kollateralisierte Verschlüsse und Mehretagenverschlüsse

Tab. 70.1

Fehlerquellen bei der Dopplerdruckmessung

falsch zu hohe Werte	falsch zu niedrige Werte
zu hoch gelagerter Oberkörper	zu rasches Ablassen des Manschettendruckes
Chronisch-Venöse-Insuffizienz	zu festes Aufdrücken der Sonde
Knöchelödeme	zu kurze Ruhephase
Hypertonus	Sprunggelenk in Überstreckstellung
Mediasklerose	Stenose zwischen Manschette und Sonde

Tab. 70.2

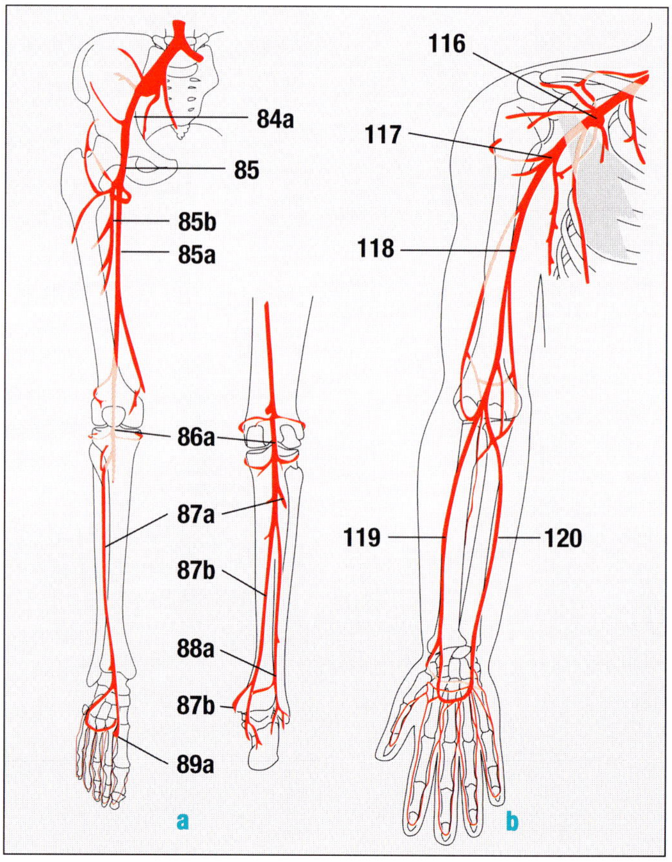

Abb. 70.3

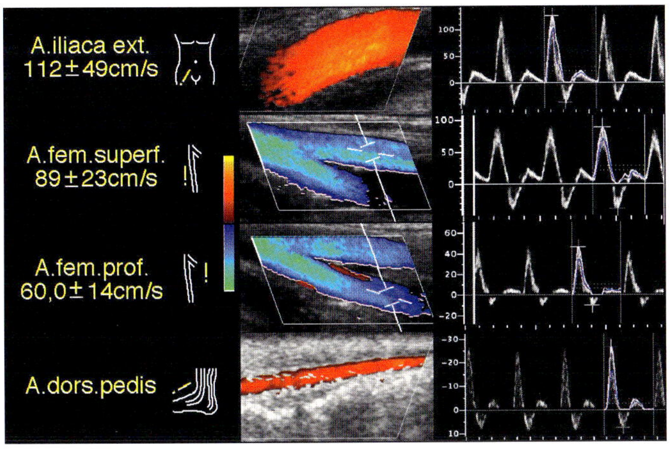

Abb. 71.1

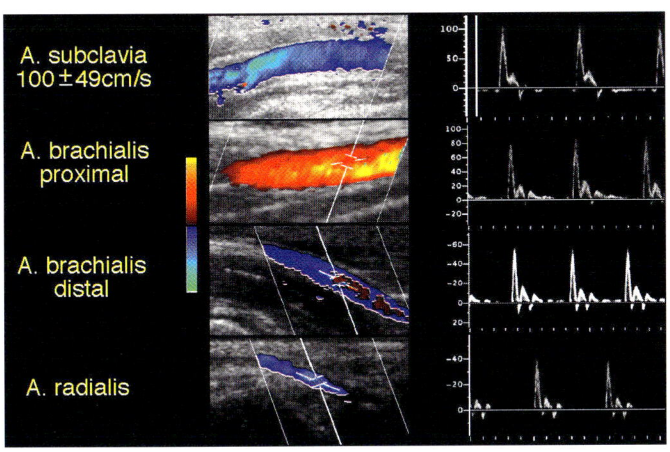

Abb. 71.2

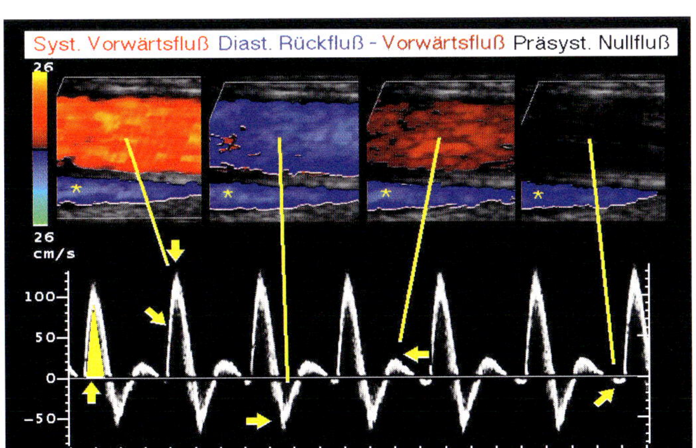

Abb. 71.3 Normalspektrum in Ruhe

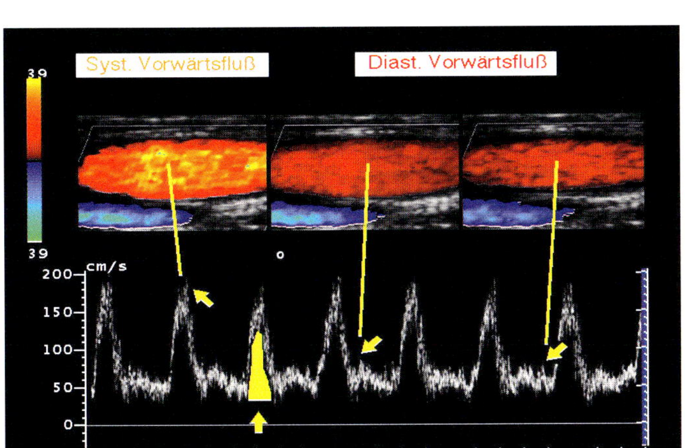

Abb. 71.4 Normalspektrum bei Belastung

Untersuchungsablauf der oberen Extremitäten

Bei der Untersuchung der oberen Extremitäten beginnt man immer in Höhe der A.subclavia **(116)**, (häufigste Verschlußlokalisation). Dann folgen die A. axillaris **(117)** und die A. brachialis **(118)**. Letztere zweigt sich ca. 1 cm distal der Ellenbeuge in die A. radialis **(119)** und A. ulnaris **(120)** auf (Abb. 70.3b). Beide werden in ihren proximalen und distalen Anteilen dargestellt. Der Arm sollte dabei suppiniert und leicht abduziert sein. Cave: Engpaßsyndrome können übersehen werden, wenn dabei keine starke Abduktion erfolgt, da sonst die typischen poststenotischen Veränderungen des Spektrums (vgl. Tab. 72.3) fehlen können.

Normalbefunde : Flußprofil in Ruhe

Die Gefäße werden nach B-Bild-Darstellung farbduplexsonographisch im Längs- und bei Bedarf im Querschnitt untersucht. Lediglich am Unterschenkel und Unterarm wird die Farbkodierung von Beginn an mitbenutzt, da sie das Auffinden und Verfolgen deutlich erleichtert. Im Längsschnitt sollte man das Beam-Steering einsetzen sowie den Schallkopf vorsichtig angulieren, um den Beschallungswinkel und dadurch die Farbkodierung zu optimieren (vgl. S. 12). Im voraus muß die PRF an die jeweils zu erwartende Flußgeschwindigkeit (Abb. 71.1/2) angepaßt werden (vgl. S. 12). Die Spektren peripherer Arterien zeigen wegen des hohen peripheren Widerstandes das typisch triphasische Flußprofil (Abb. 71.3): Dieses setzt sich aus steilem systolischen Anstieg (↘), systolischen Peak (↓), der frühdiastolischen Rückflußkomponente (Dip →), dem spätdiastolischen Vorwärtsfluß (←) und dem präsystolischen Nullfluß (↗) zusammen. Beachten Sie den typischen kontinuierlichen Fluß in der Begleitvene (*) zu jedem Zeitpunkt des Herzzyklus.

Flußprofil bei Belastung

Die Verringerung des peripheren Widerstandes unter Belastung führt im Normalfall zur Entwicklung eines biphasischen Spektrums. Dieses unterscheidet sich vom Spektrum in Ruhe durch das Fehlen des frühdiastolischen Dips, einem höheren diastolischen Flußniveau (↙) und einer höheren PSV (↖) (Abb. 71.4). Als Belastungstests eignen sich schnell repetitive Faustschlußübungen bzw. Kreisbewegungen des Fußes.

Der Wandfilter sollte ≤ 100 Hz liegen und das Sample-Volume max. 2/3 des Gefäßlumens einnehmen, um Wandartefakte zu vermeiden. Ein freies spektrales Fenster (↑) unterhalb der systolischen Maximalkurve signalisiert das Fehlen langsamer turbulenter Strömungen und kennzeichnet den Normalbefund. Bei Stenosen schließt sich dieses Fenster (vgl. Abb. 72.4). Die Stenosenquantifizierung kann durch Analyse des Spektrums (vgl. Tab. 72.3), durch die Bestimmung der sog. Peak-Systolic-Velocity-Ratio (PSV-ratio) (vgl. S. 11), oder durch planimetrische Messung im Querschnitt durchgeführt werden (vgl. Abb. 75.3). Erst ab einer Querschnittsreduktion von ca. 30 % ist eine faßbare Spektrumsänderung zu erwarten. Der PI und der RI besitzen keine große Aussagekraft, da sie aufgrund des wechselnden peripheren Widerstandes zu großen Schwankungsbreiten unterliegen, z. B. der PI zwischen 3 und 30 [7.1]. Die Strömungsgeschwindigkeiten variieren zwar ebenfalls, sollten sich jedoch am Oberschenkel um 100 cm/s und am Unterschenkel um 50 cm/s bewegen (Abb. 71.1/2) [7.6].

Periphere Arterielle Verschlußkrankheit (pAVK)

Die häufigste pathologische Veränderung der Extremitätenarterien ist die durch Arteriosklerose bedingte pAVK (95 %). Die FKDS kann hier zum Screening vor und zur Verlaufskontrolle nach einer Operation eingesetzt werden. Die klinische Stadieneinteilung finden Sie in Tab. 72.1. Circa 10 % der Bevölkerung leiden an einer Durchblutungsstörung, die in 10 % die oberen und in 90 % die unteren Extremitäten (35 % Becken-; 50 % Oberschenkelarterien) betrifft. Häufig liegt eine Mehretagenerkrankung bzw. ein bilateraler Befall vor. Das früheste sonographische Zeichen einer beginnenden Arteriosklerose ist eine Verbreiterung der Innenschicht (Intima-Media-Dicke). Bei der Beurteilung der Gefäße achtet man auf Wandveränderungen (Gefäßweite, soft/hard Plaque) im B-Bild, Turbulenzen und Flußunregelmäßigkeiten im farbkodierten Bild. Zur Stenosegradquantifizierung bieten sich als wichtigste Möglichkeiten die Spektralanalyse (Tab 72.3) sowie die Bestimmung der PSV-ratio an (vergl. S. 11).

Abb. 72.4 zeigt eine ca. 90 % Stenose in der A. fem. comm. mit einem typischen intra- und poststenotischen Spektrum. Beachten Sie, daß bei Mehretagenerkrankungen die PSV bereits prästenotisch deutlich erniedrigt sein kann, so daß als Stenosekriterium die relative PSV-Erhöhung gilt. Zusätzlich kann im Querschnitt eine planimetrische Bestimmung des Restlumens und des originären Gefäßlumens durchgeführt werden (s. Abb. 75.3b). Bei thrombotischen Verschlüssen sollte eine Längenbestimmung erfolgen. Dabei kann eine Unterschätzung der Verschlußlänge aufgrund langsamen Flusses bzw. eines Plaques mit Schallschatten im distalen Anschlußsegment auftreten.

Stadieneinteilung der chronischen pAVK : (Einteilung nach Fontaine)	
Stadium I:	Stenosen oder Verschlüsse ohne klinische Symptomatik
Stadium II a:	Claudicatio intermittens mit einer freien Gehstrecke > 200 m
II b:	Claudicatio intermittens mit einer freien Gehstrecke < 200 m
Stadium III:	Ruheschmerzen
Stadium IV a:	Ischämie mit trophischen Störungen, Nekrosen
IV b:	Ischämie mit feuchter Gangränbildung

Tab. 72.1

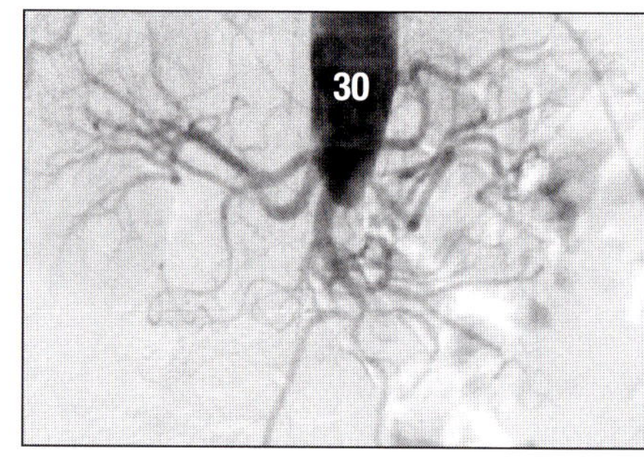

Abb. 72.2

Leriche Syndrom

Eine Sonderform der pAVK stellt das Leriche-Syndrom dar, eine chronische Thrombose (↗) der Aortenbifurkation **(30)** mit beidseits pulsloser A. femoralis communis. Aufgrund der guten Kollateralisation (⇒) (Abb. 72.2/5) ist der Verschluß in Ruhe in der Regel gut kompensiert, so daß er häufig wegen Claudicatio intermittens der Hüfte oder erektiler Dysfunktion (vgl. S. 52) als Zufallsbefund diagnostiziert wird. Beachten Sie die Auswirkungen des erniedrigten peripheren Widerstandes auf das konsekutiv biphasische Flußprofil (Abb. 72.5) in der kollateralisierenden A. epigastrica inf. (⇒).

Stenosekriterien der Spektralanalyse				
Stenose-Grad	**Spektrum prästenotisch**	**Spektrum intrastenotisch**	**Spektrum direkt poststenotisch**	**Spektrum weit distal der Stenose**
0-50%	normal: – tri- oder biphasisch – schmales Frequenzband – freies, spektrales Fenster	– Erhöhung der PSV (um >100% und/oder < 180m/s)	– keine wesentlichen Turbulenzen – gegebenenfalls Flußumkehr	- wie prästenotisch
51-75%	normal	– Erhöhung der PSV (>100%, und/oder >180cm/s) – geringe Reduktion der Pulsatilität	– Flußumkehr – evtl. geringe Turbulenzen – Verkleinerung des spektralen Fensters	– normal oder gering reduzierte Pulsatilität
76-99%	– normal oder gering reduzierte Geschwindigkeit – Pulsatilität erhöht	– Erhöhung der PSV (>250% und/oder >180m/s) – Reduktion der Pulsatilität	– erhebliche Turbulenzen – geschlossenes spektrales Fenster	– reduzierte, systolische Anstiegsgeschwindigkeit – reduzierte Pulsatilität – Abflachung des systolischen Gipfels
100%	– niedrige Geschwindigkeit – erhöhte Pulsatilität – schmaler Komplex mit hoher Rückflußkomponente	– kein Flußsignal	– geringer Fluß im distalen Anschlußgefäß über Kollateralen	– sehr abgeflachter systolischer Gipfel

Tab. 72.3

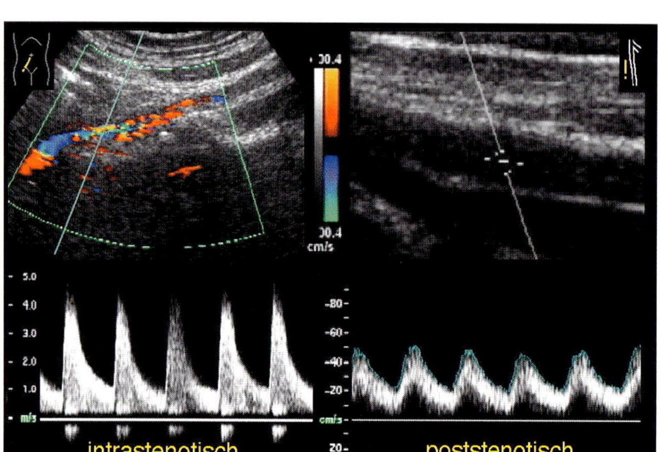

Abb. 72.4

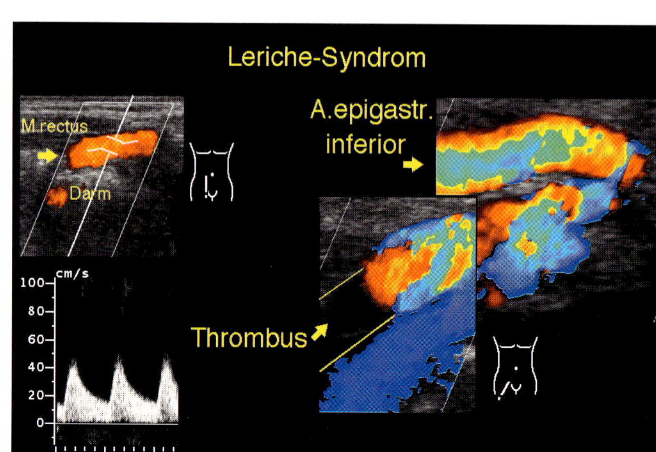

Abb. 72.5 Dokumentation eines Umgehungskreislaufs

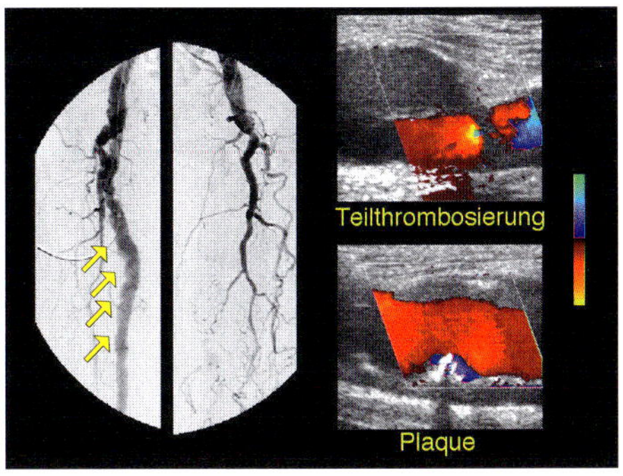

Abb. 73.1

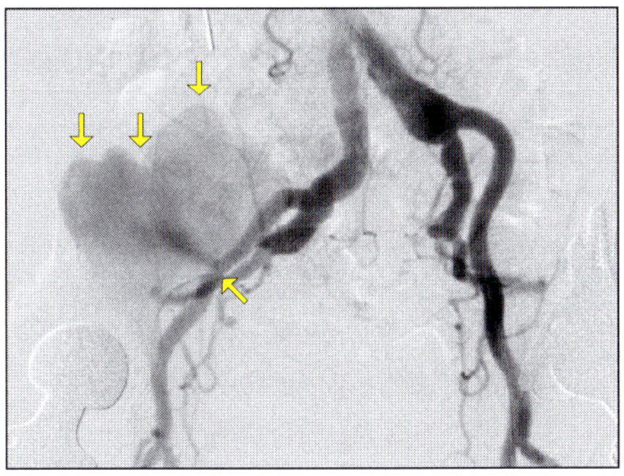

Abb. 73.2

Aneurysma verum, spurium, dissecans: Diagnose und Therapie

Bei der Diagnose ist neben der Feststellung der genauen Ausmaße auch die Beurteilung des durchströmten Lumens (Thromben als Emboliequelle) und die Feststellung von Dissektionen wichtig. Das Aneurysma verum zeichnet sich durch eine Dilatation der gesamten Wand aus (vgl. S. 33). Es kann besonders in der A. poplitea solitär, oder auch multifokal im Sinne einer Aneurysmose (↗) vorkommen (Abb. 73.1).

Das Aneurysma spurium (Abb. 73.2 ↓) stellt eine Sonderform dar. Es entsteht neben Hämatomen als häufigste iatrogene Komplikation in der Folge von arteriellen Punktionen, hier der distalen A. iliaca ext. (↖) sowie an gefäßchirurgischen Nahtstellen. Seine Gefahren liegen in der Ruptur oder in der Kompression benachbarter Nerven. Es handelt sich um ein mit dem Gefäßlumen in Verbindung stehendes, perivasales Hämatom. Typisch ist ein gleichmäßiger Pendelfluß im Aneurysmahals (Abb. 73.3a). Durch eine farbduplexsonographisch gesteuerte Kompression gelingt auf nichtinvasivem Wege in nahezu allen Fällen eine Thrombosierung des durchströmten Hämatoms (Abb.73.3b) [7.4]. Kontraindikationen sind Aneurysmata oberhalb des Ligamentum inguinale, Durchmesser > 7 cm und eine vorbestehende Ischämie der Extremität. Ähnliche Ergebnisse werden durch eine alleinige pneumatische Gefäßkompression erzielt (FemoStop) [7.8]. Dagegen liegt die Spontanthrombosierungsrate nur bei ca. 30–58 % [7.4].

AV-Malformationen

Diese können angeboren oder als Folge von Punktionen (AV-Fistel) oder Gefäßtraumen erworben sein (bei ca. 0,7 % der kardiologischen Interventionen bei Herzkathetern [7.3]). AV-Malformationen sind pathologische Kurzschlußverbindungen zwischen arteriellem Hochdruck- und venösem Niederdrucksystem. Hierbei kommt es zu typischen Fluß- und Spektrumveränderungen sowohl proximal und distal der Fistel als auch im venösen Schenkel. Aufgrund der Verringerung des peripheren Widerstandes über den venösen Schenkel kommt es proximal zu einem biphasischen Spektrum (Abb. 73.4). Dieses geht distal der Fistel wieder in ein triphasisches Spektrum über. Der arterielle Einstrom in den venösen Schenkel ruft dort Turbulenzen und arterielle Pulsationen hervor, die ebenfalls dargestellt werden können (Abb. 73.4). Größere Shuntvolumina bedingen eine ungünstige Volumenbelastung des Herzens (vgl. S. 75).

Arterielle Kompressionssyndrome

Dabei handelt es sich um dauernde oder rezidivierende (z. B. durch veränderte Haltung) Einengungen des Gefäßnervenstranges unterschiedlichster Genese, die zu einer Minderperfusion des nachgeschalteten Gefäßsystems führen. Durch die unphysiologische Belastung des komprimierten Gefäßabschnittes kommt es dort zu Intimaläsionen mit der Gefahr einer Stenosebildung, Thrombosierung und Embolisierung distaler Gefäßabschnitte. Kompressionssyndrome der oberen Extremitäten sind das Thoracic-Outlet/Inlet-Syndrom. Die häufigste Manifestation an den unteren Extremitäten ist das Poplitea-Entrapment-Syndrom. Durch Kontraktion der Wadenmuskulatur kommt es aufgrund veränderten Beziehung zwischen der A. popl. und dem medialen Gastrocnemius-Muskel zu einer Kompression der Arterie. Bei ca. 40 % der unter 30-jährigen mit einer Claudicatio ist dies die Ursache. Mit der FKDS lassen sich die unter Belastung veränderten Flußmuster sowie die anatomische Beziehung der Gefäße und Muskeln zueinander darstellen.

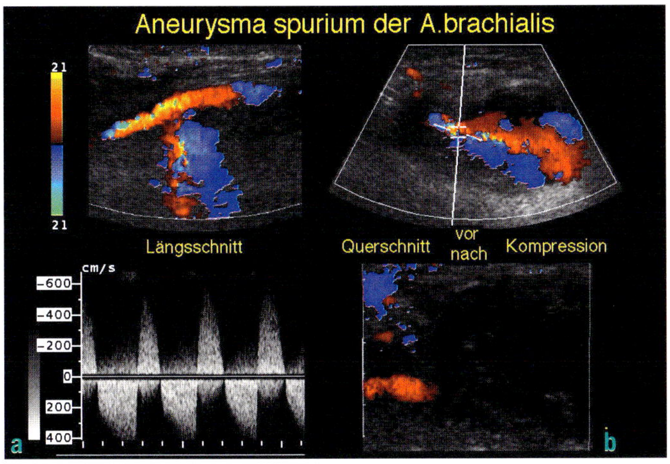

Abb. 73.3

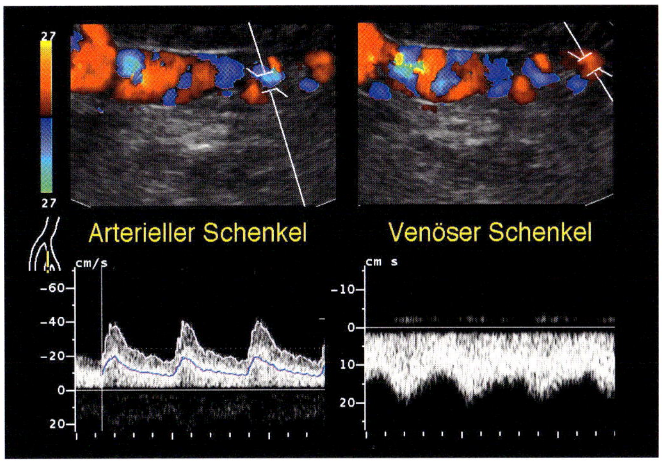

Abb. 73.4

Befundkontrolle nach Bypassanlagen

Mit Hilfe der FKDS lassen sich sowohl der Erfolg eines Eingriffs direkt beurteilen als auch mögliche Komplikationen wie Rezidivstenosen bzw. Bypassverschlüsse frühzeitig diagnostizieren. Im Bypass (↙) selbst sollte die proximale und distale Anastomose auf Flußunregelmäßigkeiten untersucht sowie an drei Punkten die systol. Spitzengeschwindigkeit gemessen werden (Abb. 74.3). Kriterien für eine Bypass-Stenose zeigt Tab. 74.1. Die echoreichen Wandbegrenzungen (↘) von Gefäßprothesen oder Stents sowie die durch das Stentmaterial hervorgerufenen Schallschatten (↗) sollten nicht mit Plaques oder Rezidivstenosen verwechselt werden.

Prädilektionsstellen für Restenosierungen sind Übergänge bzw. Nahtstellen an Anastomosen oder Stentanteilen. Die häufigsten Ursachen nennt Tab. 74.2.

Kommt es zu einem Spektrum mit niedriger Amplitude, hoher Pulsatilität und hoher Rückflußkomponente, liegt mit hoher Wahrscheinlichkeit ein Verschluß vor (Abb. 74.4): Der Verschluß (↖) der A. fem. comm. selbst läßt sich durch Abbruch der Farbkodierung und fehlende spektrale Flußsignale kurz hinter der distalen Bypassanastomose (⇩) nachweisen. Wie kommen in Abb. 74.3 die unterschiedlich angulierten Schallschatten (↗) zustande (vgl. Kap.1)?

Befundkontrolle nach PTA

In Abb. 74.5a erkennt man den distalen Gefäßanschluß eines A. fem. superf. Verschlusses. Bedingt durch die periphere Vasodilatation entsteht distal des Verschlusses das typisch biphasische Spektrum (Abb. 74.5b) mit einer verringerten PSV (⇦) und einem erhöhten spätdiastolischen Flußniveau (⇧). Bei der Befundkontrolle nach erfolgreicher perkutaner transluminaler Angioplastie (PTA) erkennt man eine deutliche Zunahme der PSV (⇨) (Abb. 74.6). Ebenso normalisiert sich das spätdiastolische Flußniveau (⇩). Das geschlossene spektrale Fenster des Spektrums beruht auf dem kurzen postinterventionellen Untersuchungsintervall, in dem noch keine Glättung der Intima erfolgt ist. Dadurch liegt noch ein turbulenter Fluß vor.

Kriterien für eine Bypass-Stenose
PSV ≤ 45 cm/s
PSV > 250 cm/s
Änderung der PSV-ratio von > 2,5 (sicherster Parameter für Stenosen > 50% [7.7])

Tab. 74.1

Ursachen für eine Rezidivstenose
frische Thrombosen
Gefäßdissektionen nach PTA durch Intima/Media-Einrisse
nicht korrekt dilatierter Stent
Unregelmäßigkeiten am Übergang vom Bypass/Stent zum Gefäß
Myointimahyperplasie
Fortschreiten der Grundkrankheit
Infekte

Tab. 74.2

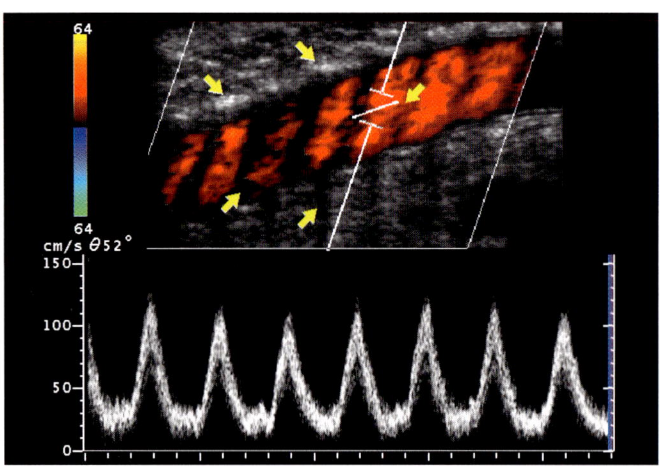

Abb. 74.3

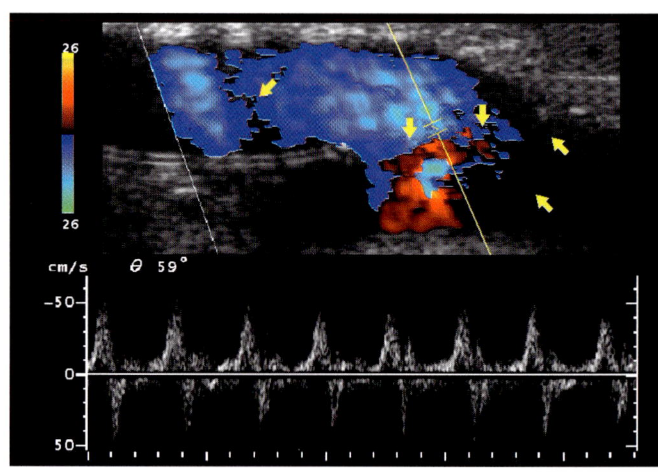

Abb. 74.4

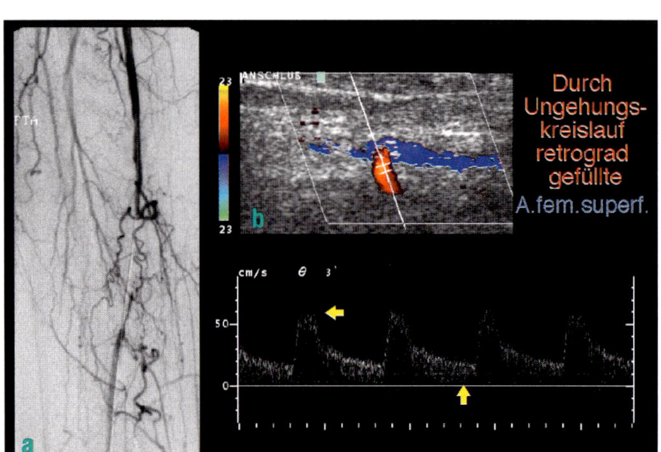

Abb. 74.5

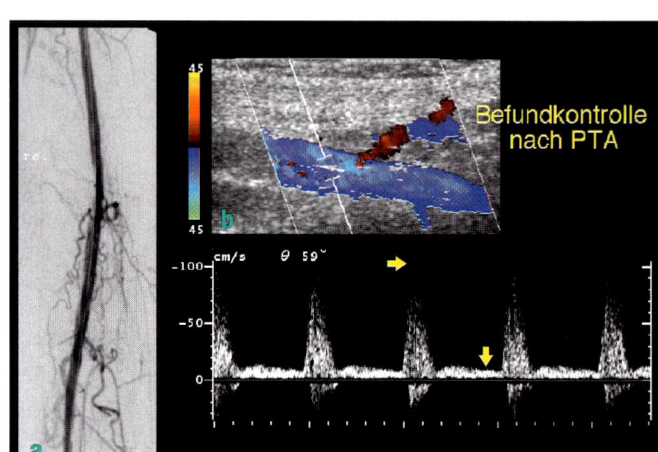

Abb. 74.6

Formel zur Berechnung des Shuntvolumens

$$Vol = \pi \cdot r^2 \cdot V_{mean} \cdot 60$$

Vol:	Shuntvolumen in ml/min,
r:	Radius (bzw. die Hälfte des Durchmessers) in cm,
V_{mean}:	Durchschnittliche Flußgeschwindigkeit in cm/s (V_{mean} entspricht der „time averaged velocity", nicht der durchschnittlichen Maximal-Geschwindigkeit.)

Tab. 75.1

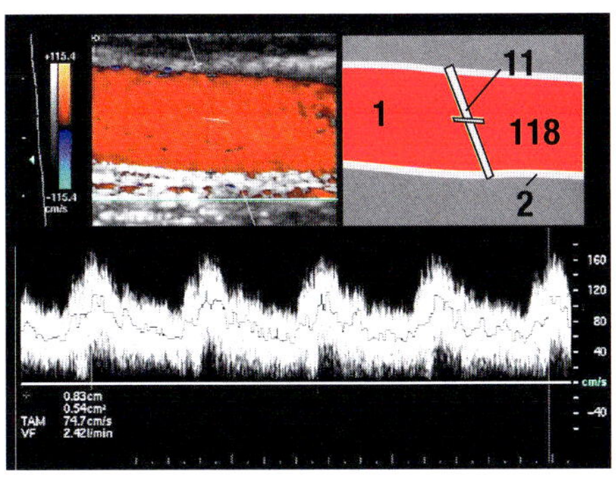

Abb. 75.2

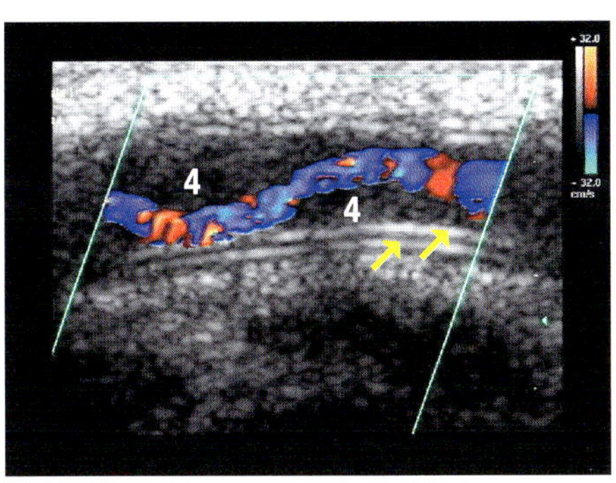

Abb. 75.3a

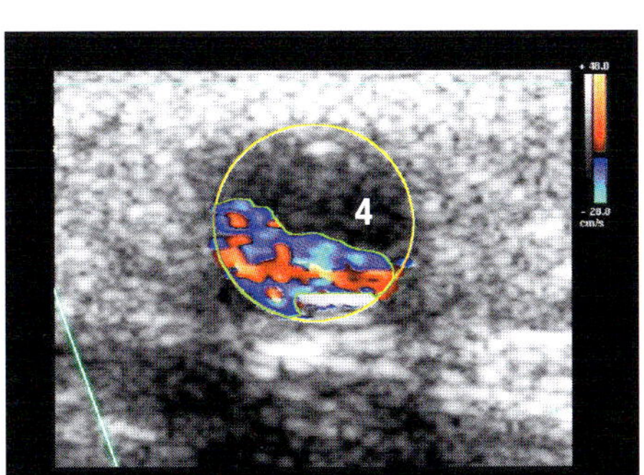

Abb. 75.3b

Shuntdiagnostik: Hämodialysefisteln

Dialysefisteln werden unter Verwendung von hochfrequenten Linear-Schallköpfen mit z.B. 7.5 MHz untersucht. Wegen der schwierigen Zuordnung der FKDS-Befunde zu anatomischen Strukturen sollten die Untersuchungen mit dem betreuenden Dialysearzt und/oder dem Operateur durchgeführt werden. Wir empfehlen folgenden Untersuchungsgang:

1) Untersucht werden immer die zuführende Arterie ab der A. brachialis. Dies geschieht in der Regel im Querschnitt. Das Flußprofil muß ein ausgesprochenes „Niedrig-Widerstandsprofil" d.h. einen kräftigen diastolischen Fluß aufweisen. Ist dies nicht der Fall, kann man schon zu diesem Zeitpunkt sicher sagen, daß eine Fistel-Fehlfunktion vorliegt. Bei Nachweis eines Hoch-Widerstandsprofils ist klar, daß das arteriell einströmende Blut nicht ungehindert in den Shunt abfließt, d.h. daß der Fluß irgendwo durch Stenosen gedrosselt wird.

2) In der zuführenden Arterie (am besten in der A. brachialis, einige cm oberhalb der Ellenbeuge) müssen duplexsonographische Flußvolumenmessung durch Mehrfachmessung (3, besser 6) durchgeführt werden. Dies ist zur Verlaufsbeurteilung, aber auch zur generellen Beurteilung unverzichtbar. Auf eine insuffiziente Fistelfunktion weisen Shuntvolumina von < 300 ml/min bei Ciminoshunts, bzw. < 550 ml/min bei Goretex-Interponaten hin. Für „normale Fisteln" gelten untere Grenzwerte von 600 bzw. 800 ml/min.

3) Der Verlauf der Arterie wird auf das Vorliegen von Stenosen (Flußbeschleunigungen und Turbulenzen) untersucht. Eine Stenose kann nicht an irgendeinem Flußgeschwindigkeits-Grenzwert festgemacht werde. Relevant ist die im B-Bild gemessene Reduktion der Querschnitts-Fläche gegenüber unauffälligen Anteilen prä- oder poststenotisch. Dies gilt auch für Stenosen der drainierenden Shuntvene. Diese muß mit praktisch „schwebendem" Schallkopf, d.h. mit minimalem Anpreßdruck, untersucht werden, da jede Kompression zu gravierenden Artefakten führt. Die Vene wird bis in die zentralen Venen auf Stenosen, Aneurysmata, umgebende Hämatome und Teilthrombosen untersucht. Die Quantifizierung von Stenosen ist (wie auch in der Angio) erschwert durch einen fehlenden Referenzwert bei schwankenden Lumenweiten im Shuntvenenverlauf. Typische Lokalisationen für Stenosen sind
   - der Anastomosenbereich zwischen Arterie und drainierender Vene,
   - der Bereich, in dem der Shunt üblicherweise punktiert wird,
   - die zentralen Venen (z.B. bei Zustand nach zentralvenösen Katheteranlagen in der V. subclavia oder V. jugularis interna) sowie
   - bei Goretex-Interponaten die distale Anastomose zwischen dem Goretex und der drainierenden Vene.

Hier sehen Sie eine Shuntvolumenmessung in der A. brachialis, die wegen des ungünstigen, nahezu schallkopfparallelen Verlaufes mit angewinkeltem Doppler-Schallstrahl untersucht wurde (Abb. 75.2). Das „sample volume" **(11)** umfaßt den ganzen Arteriendurchmesser **(1)**. Der Blutfluß zeigt ein ausgesprochenes „Niedrig-Widerstandsprofil". Bei einem Flußvolumen von fast 2.5 Litern/min konnte die Herzinsuffizienz des Patienten daher auf das erhöhte Shuntvolumen zurückgeführt werden. Sie bildete sich nach chirurgischem Shuntverschluß des tranplantierten Patienten zurück.

Abb. 75.3a zeigt eine langstreckige, hochgradige Stenose in einer Goretex-Fistel. Das Goretexmaterial erkennt man an der Doppelkontur (↗ ↗) der Fistelwand. Die Stenosequantifizierung gelingt am besten im Querschnitt (Abb. 75.3b) durch Flächenmessung der gesamten und der farbkodierten, durchflossenen Fläche in Relation zum echoarmen Thrombus **(4)**. Der Befund entsprach einer 75%igen Lumeneinengung.

Kritische Wertung

Die nichtinvasiven Methoden FKDS und MRA gewinnen wegen der fehlenden Strahlenbelastung bei häufigen Befundkontrollen, bei Patienten mit Kontrastmittelallergie, Niereninsuffizienz und autonomen Schilddrüsenadenomen einen zunehmenden klinischen Stellenwert.

Im Gegensatz zur invasiven DSA, die nur eine topographische Übersicht vermittelt, kann mit der FKDS zusätzlich eine differentialdiagnostische Aussage über stenosierende Prozesse, funktionelle Parameter und Umgebungsreaktionen gemacht werden. Zusätzlich kann das Vorhandensein von Thromben in Aneurysmata festgestellt werden. Diese Technik stellt in den Händen eines erfahrenen Untersuchers eine hervorragende, nicht-invasive diagnostische Möglichkeit der Untersuchung peripherer Gefäße dar.

Die Nachteile der FKDS, wie die eingeschränkte Darstellbarkeit von Gefäßen aufgrund ihres tiefen Verlaufes oder Gefäßverkalkungen, konnten in erheblichem Maße reduziert werden. Dazu hat, besonders in Problemfällen, der Einsatz von Kontrastverstärkern beigetragen: Die **Abb. 76.1b** zeigt eine verbesserte Darstellung der Stenoseverhältnisse nach Sono Vue-Gabe einer nativ nur unzureichend beurteilbaren Stenose der A. tibialis **(Abb. 76.1a)**.

Die Dokumentation langstreckiger Gefäßveränderungen wird durch den Einsatz des Panoramabildverfahrens Sie-Scape in Kombination mit dem Powerdoppler-Modus **(Abb.76.1)** deutlich verbessert. So können Gefäßveränderungen in topographischer Übersichtlichkeit bis zu 60 cm Länge dargestellt werden [7.4].

Die genaue Darstellung der Unterschenkelgefäße ist jedoch mit der FKDS vor allem bei Mehretagenerkrankung wegen des geringen Gefäßkalibers, arteriosklerotischen Plaques und der Strömungsverlangsamung häufig nur eingeschränkt möglich und deswegen nach wie vor die Domäne der DSA.

Neben der FKDS wird sicherlich auch die Gadoliniumverstärkte MRA und die Phasenkontrast-MRA der peripheren Gefäße in Zukunft eine attraktive Alternative zur invasiven DSA-Diagnostik darstellen [7.2]. Die CT-Angiographie besitzt dagegen derzeit keine Bedeutung bei der Darstellung peripherer Gefäße: Probleme bereiten Artefakte durch kalkhaltige Plaques sowie hohe Kontrastmittelmengen und hohe Strahlenexposition durch lange Aufnahmezeiten. Ihr Einsatzgebiet liegt eher in der Darstellung von Aneurysmata zentral gelegener Gefäße [7.2].

Shuntdiagnostik

In einigen Punkten ist die FKDS sicher der Angiographie überlegen. Abgesehen von der Möglichkeit der Flußvolumenmessung ist es beim Nachweis von Stenosen möglich, diese z. B. mit einem komprimierenden Hämatom in Verbindung zu bringen. Durch die FKDS sind Verlaufsuntersuchungen möglich. In Kenntnis des Flußvolumens kann die Relevanz einer Stenose besser beurteilt werden als in der Angiographie. So kann man mäßig- bis höhergradige Stenosen bei guten Flußverhältnissen im weiteren Verlauf beobachten.

Erste prospektive und randomisierte Studien haben gezeigt, daß regelmäßige FKDS Untersuchungen im 6-Monatsabstand mit prophylaktischer Dilatation von >50%igen Stenosen zu einer signifikanten Senkung der Shuntverschlußrate und der Kosten führen [7.9].

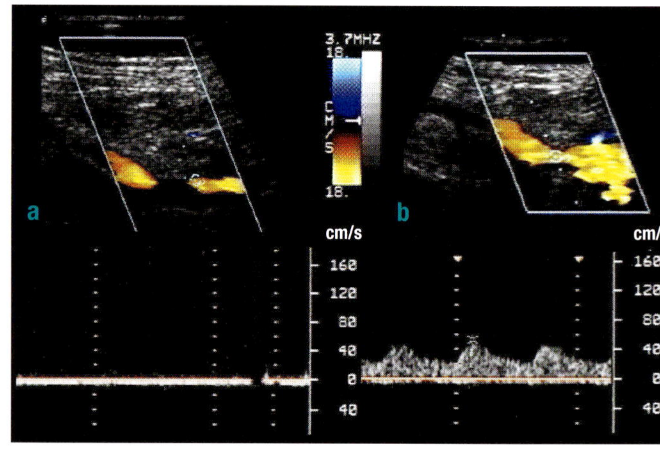

Abb. 76.1

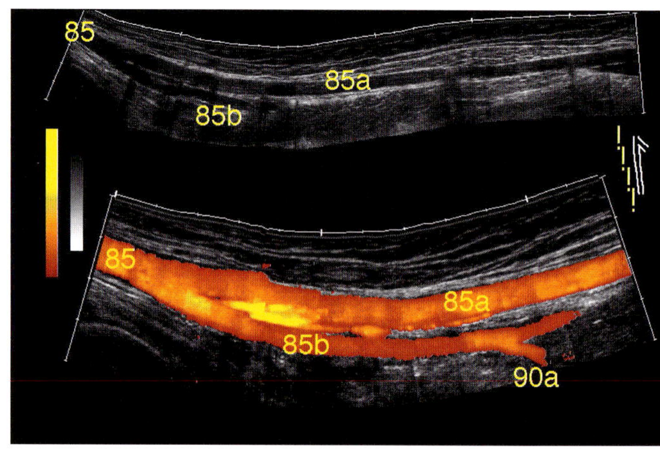

Abb. 76.2

Quiz – Testen Sie sich selbst:

1. Zeichnen Sie auf die grünen Quadrate bei dieser ca. 80%-igen „Stenose" **(Abb. 76.3)** die zu den Buchstaben b und c gehörenden Spektren und identifizieren Sie die dargestellten Gefäße. Beachten Sie dabei die bereits geringe systolischen Geschwindigkeit des prästenotischen Spektrums (a). Wie kommt es zu dieser geringen PSV ?
2. Was erschwert die Längenbestimmung einer arteriellen Thrombose? (Lösung: s. S. 72)

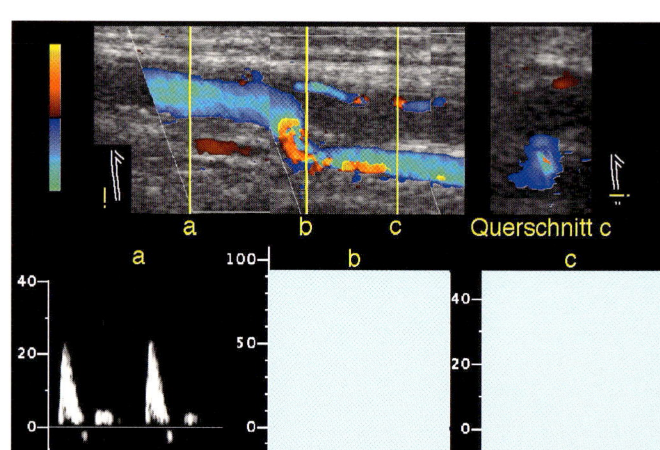

Abb. 76.3

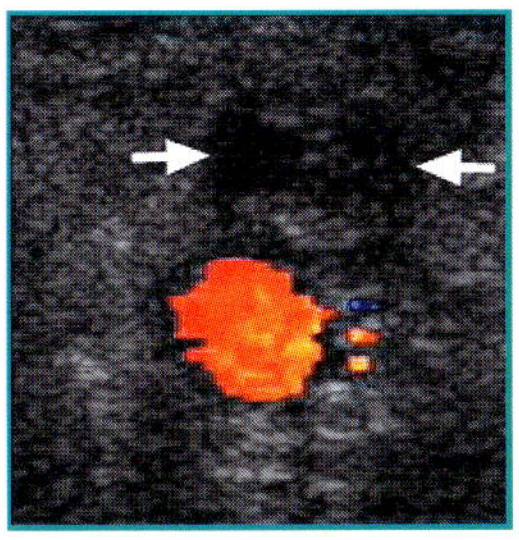

Andreas Saleh

Checkliste TVT

1. Liegt eine Thrombose vor?
2. Ausdehnung der Thrombose?
3. Alter der Thrombose?
4. Wandadhärenz des Thrombus?
5. Ursache der Thrombose?

Checkliste CVI

1. Liegt eine venöse Insuffizienz vor?
2. Lage des proximalen und distalen Insuffizienzpunktes?
3. Anatomische Varianten der saphenofemoralen oder der saphenopoplitalen Mündung?
4. Ist das tiefe Venensystem durchgängig und suffizient?

Einleitung

In den auf separate Unterkapitel aufgeteilten Gefäßprovinzen dominieren jeweils unterschiedliche pathophysiologische Abläufe. Die Besonderheiten der regionalen Anatomie erfordern eine jeweils angepaßte Untersuchungstechnik. Dennoch sind die Informationen aus jedem Teil auch für die übrigen Unterkapitel bedeutsam, weswegen sich das Kapitel „Periphere Venen“ als didaktische Einheit versteht.

Im tiefen Venensystem der unteren Extremität steht die tiefe Beinvenenthrombose (TVT) im Vordergrund. Hauptrisikofaktoren sind posttraumatische oder postoperative Immobilisation, Bus- und Flugthrombose, paraneoplastische Syndrome und Hyperkoagulopathien. Da die klinischen Zeichen der TVT unsicher sind, muß im Zweifelsfall die Diagnosesicherung apparativ erzwungen werden. Dabei sollte sich der Untersucher bemühen, die therapieentscheidenden Fragen der nebenstehenden TVT-Checkliste zu beantworten.

Im oberflächlichen Venensystem der unteren Extremität steht pathophysiologisch die gestörte Klappenfunktion (venöse Insuffizienz) im Vordergrund. Die primäre Varikosis ist eine Erkrankung der oberflächlichen Beinvenen, bei der es aus letztlich nicht eindeutig geklärter Ursache zu einer Schlußunfähigkeit der Venenklappen kommt. Die sekundäre Varikosis entsteht als Folge einer vermehrten Volumenbelastung des oberflächlichen Venensystems, welches bei einer TVT als Umgehungskreislauf dient (postthrombotisches Syndrom). Primäre und sekundäre Varikosis können zu dem klinischen Bild der chronisch venösen Insuffizienz (CVI) führen. Hier sollte der Untersucher die nebenstehenden Fragen der CVI-Checkliste beantworten.

Thrombosen der oberflächlichen Venen (Thrombophlebitis) werden in der Regel klinisch diagnostiziert und erfordern nur selten eine apparative Diagnostik.

Thrombosen der oberen Extremität (Paget-v. Schroetter-Syndrom) sind selten. Meist handelt es sich um Katheterkomplikationen oder um Folgen körperlicher Überanstrengung (Effort-Thrombose). Bei meist eindrücklicher Klinik (Armschwellung) ist die Hauptaufgabe der apparativen Diagnostik die Bestätigung der Verdachtsdiagnose.

Grundlage der Thrombosediagnostik

Von allen Thrombosekriterien (s. S. 11) spielt an der unteren Extremität der Kompressionstest wegen seiner Zuverlässigkeit die größte Rolle. Er ist von der Leiste bis zum Knöchel anwendbar. Die Farbkodierung dient zunächst nur der Navigation, da die Gefäße durch sie leichter auffindbar sind. Bei gutem B-Bild kann zur Kompression auf die Farbkodierung verzichtet werden. Entscheidendes Kriterium ist nicht die „Wegdrückbarkeit der Farbe", sondern die vollständige Komprimierbarkeit des Gefäßlumens. Bei schlechtem B-Bild empfiehlt sich der Einsatz der Farbkodierung, evtl. in Kombination mit der distalen Kompression (s. S. 11). Am elegantesten kombiniert man die Kriterien mit einer wippenden Handbewegung, bei der man zunächst mit dem kleinen Handballen der schallkopfführenden Hand distal komprimiert, (Abb. 78.1 a) durch die Flußakzeleration die (zumindest z. T. durchgängige) Vene erkennt und unmittelbar anschließend mit dem Schallkopf komprimiert (Abb. 78.1 b). Auf die fibulare US-Gruppe ist dieser Schaukeltest in Abb. 78.2 angewandt. Spontan zeigt sich kein Flußsignal in den Vv. fibulares (Abb. 78.2a, ↑). Durch distale Kompression wird die Flußakzeleration (↙) sichtbar (Abb. 78.2b). Anschließend erfolgt die vollständige Kompression (←) mit dem Schallkopf (Abb. 78.2c). Prinzipiell kann man mit dem Kompressionstest sicher nur den Venenabschnitt beurteilen, den man komprimiert hat. Daher muß man alle Venen (V. femoralis communis, V. fem. superf., V. fem. prof., V. poplitea, Vv. tibiales ant., Vv. tibiales post., Vv. fibulares) im gesamten Verlauf im Querschnitt abfahren und intermittierend komprimieren.

Eine Kompression der Vv. iliacae ist meist nicht möglich, da hier das Widerlager fehlt. Der Untersucher ist hier daher auf eine zuverlässige Farbkodierung angewiesen (s. S. 82: Grundlagen der Thrombosediagnostik – Obere Extremität).

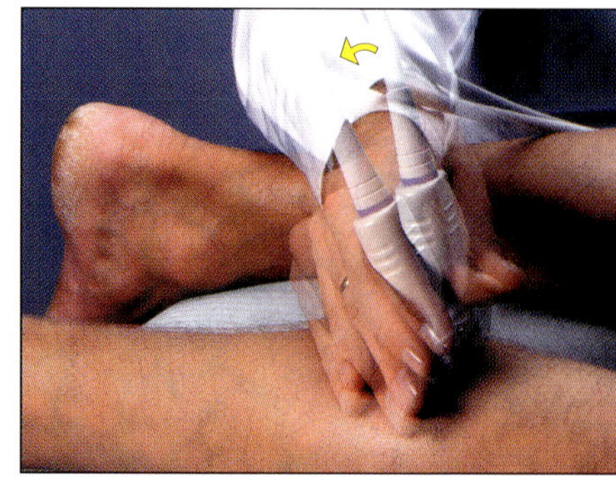

Abb. 78.1 a

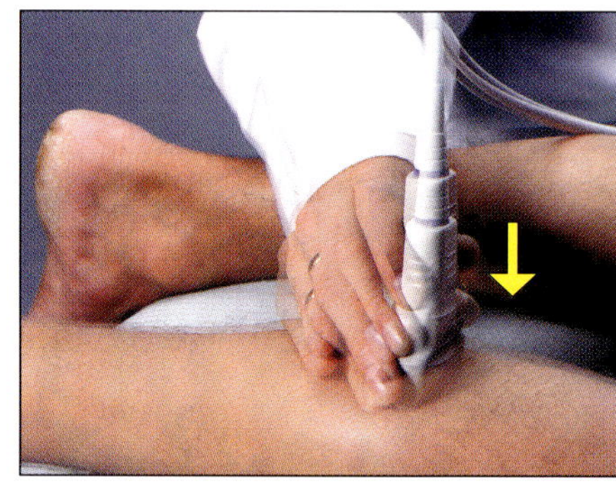

Abb. 78.1 b

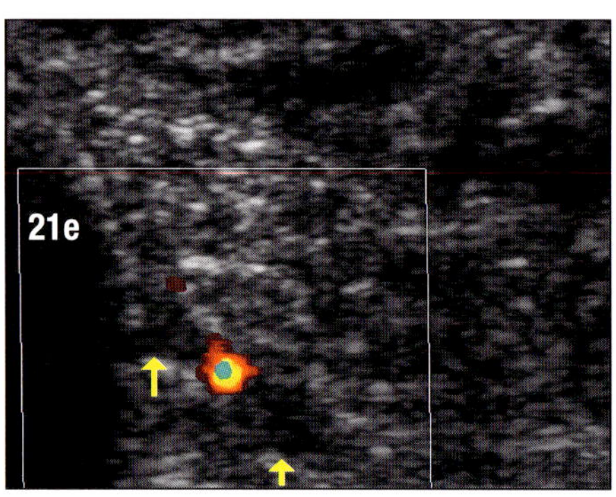

Abb. 78.2a

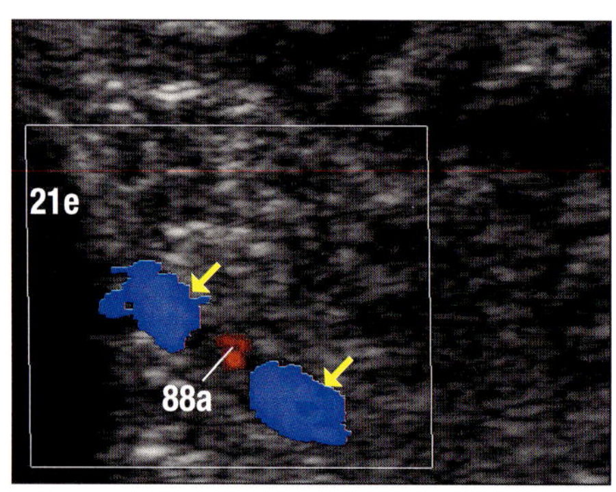

Abb. 78.2b

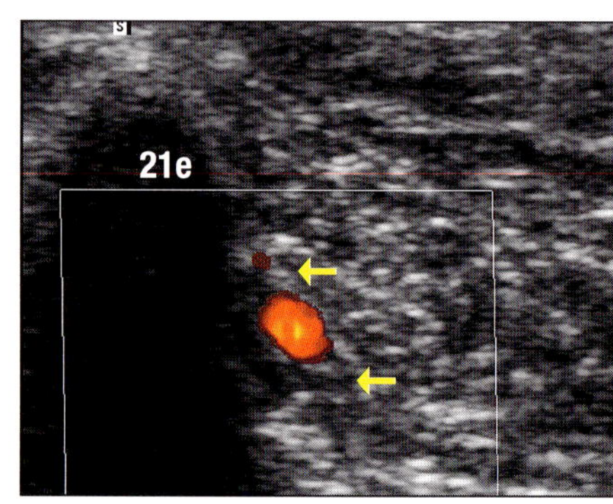

Abb. 78.2c

Praktische Anatomie

Die tiefen Beinvenen begleiten die gleichnamigen Arterien. Am Unterschenkel sind sie in der Regel gedoppelt. Zur Darstellung der Vv. tibialis ant. **(130 a)** wird der Schallkopf auf den palpatorisch leicht zu identifizierenden M. tibialis ant. **(139)** lateral des Margo ant. tibiae aufgesetzt (Abb. 78.4 a). Dorsal der Extensorenmuskeln und unmittelbar ventral der Membrana interossea **(134)** liegt die ant. Unterschenkelgruppe. Der Anfänger sucht bei zu groß eingestellter Eindringtiefe meist zu tief. Die Margines interossea von Tibia **(21 f)** und Fibula **(21 e)** zeigen die Höhe der direkt sichtbaren Membrana interossea **(134)** an.

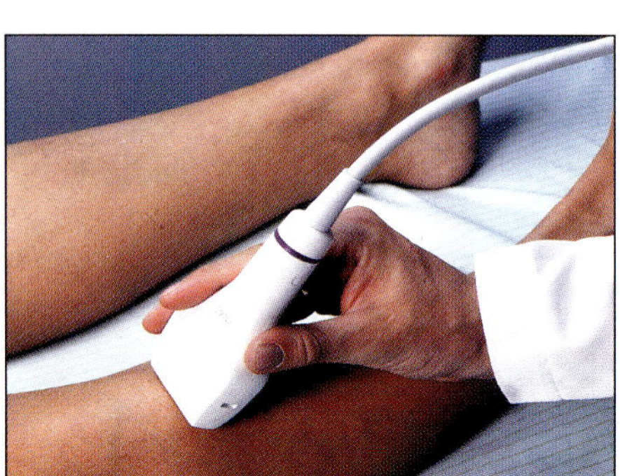

Abb. 78.4a

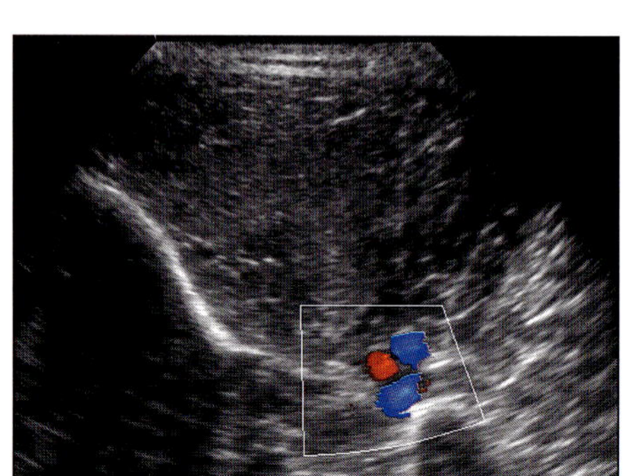

Abb. 78.4b

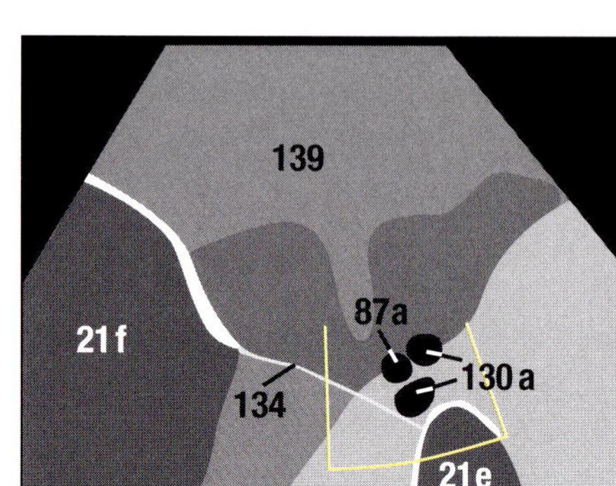

Abb. 78.4c

Die tibial posterioren Venen **(130b)** und die fibularen Venen **(88b)** liegen in der Flexorenloge zwischen M. triceps surae **(132)** und den tiefen Flexoren **(133)**. Die Orientierung erfolgt anhand der Knochen: Bei in Neutral – Null – Stellung gehaltenem Bein ist die Hinterfläche der Tibia weiter ventral als die der Fibula. Während die posteriore Unterschenkelgruppe etwa in der Mitte der Tibiahinterfläche liegt, verläuft die fibulare Gruppe in unmittelbarer Nachbarschaft zur Fibula **(Abb. 79.1)**.

Leitstruktur zum Auffinden der V. poplitea **(86b)** ist die begleitende Arterie **(86a)**, zu der sie dorsal liegt. Sie ist so kaliberstark und verläuft so oberflächlich, daß sie immer gefunden wird. **(Abb. 79.2)** Häufig genügt aber geringer Schallkopfdruck, um sie vollständig zu komprimieren und damit unsichtbar zu machen. Die V. poplitea ist in ca. 20% doppelt, in ca. 2% dreifach angelegt. Die V. femoralis liegt im Adduktorenkanal dorsal der Arterie, weiter proximal medial der Arterie. Die V iliaca verläuft dorso-medial der begleitenden Arterie. Die V. femoralis prof. mündet 4–12 cm kaudal des Leistenbandes in die V. femoralis superf. Sie verläuft ventral der gleichnamigen Arterie. Die V. femoralis superf. ist in ca. 20 % doppelt, die 14 % mehr als doppelt angelegt

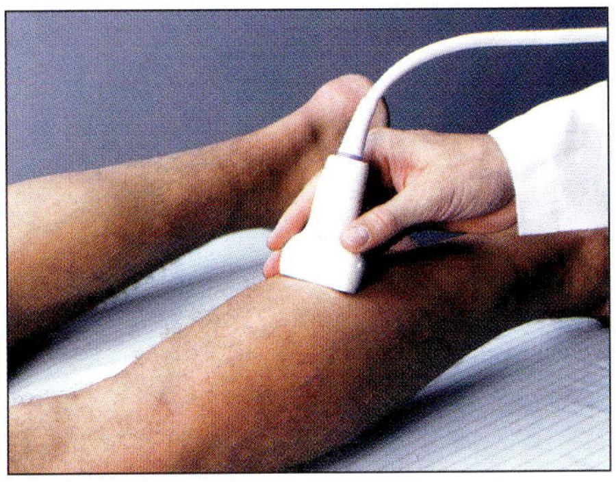

Abb. 79.1a

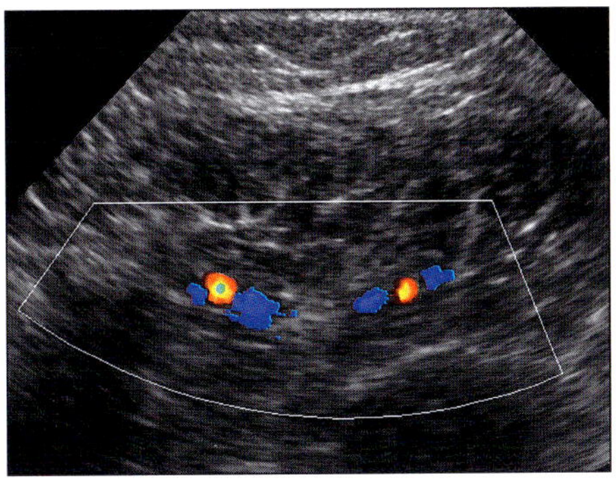

Abb. 79.1b

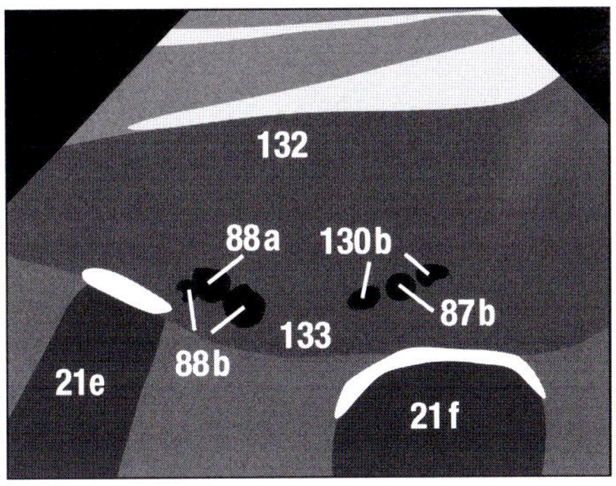

Abb. 79.1c

79

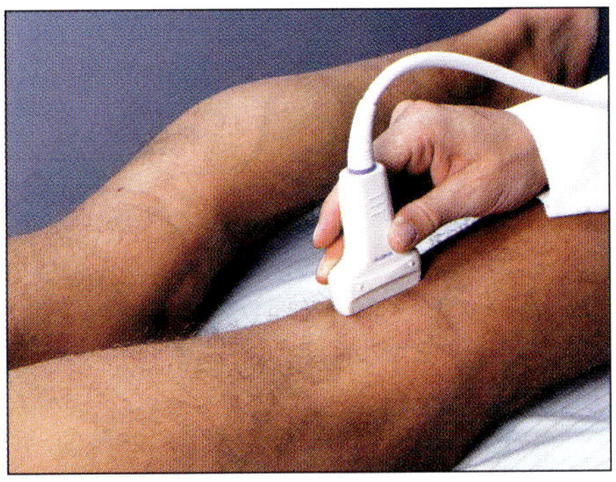

Abb. 79.2a

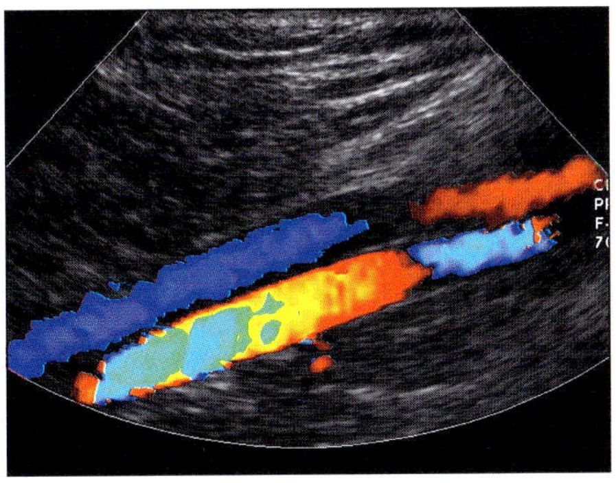

Abb. 79.2b

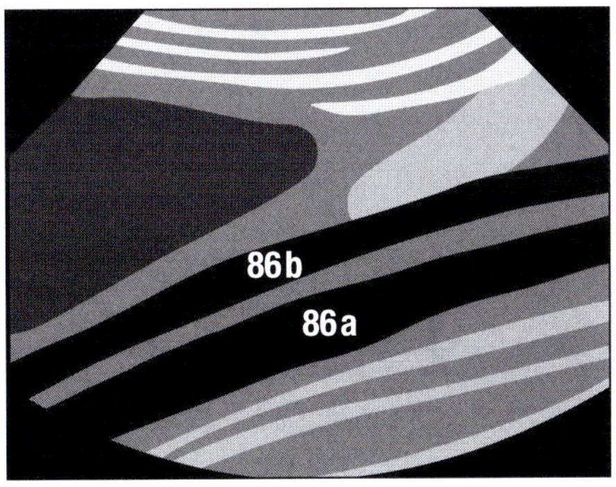

Abb. 79.2c

Untersuchungstechnik

Zur Untersuchung der unteren Extremität liegt der Patient mit leicht erhöhtem Oberkörper auf dem Rücken. Die Untersuchung beginnt in der Leiste mit einem mittelfrequenten (4–7 MHz) Linearschallkopf. Unter intermittierender Kompression wird die V. femoralis bis zum Epikondylus femoris verfolgt. Dabei muß auch auf die V. femoralis prof. geachtet werden. Um den Patienten nicht unnötig mehrfach umzulagern, wird die Untersuchung mit der anterioren Unterschenkelgruppe fortgesetzt. Anschließend wird der Patient in Bauchlage gebracht. Durch ein kleines Kissen unter dem Sprunggelenk ist das Knie leicht gebeugt. Im Querschnitt wird die V. poplitea aufgesucht. Unter intermittierender Kompression verfolgt man das Gefäß zunächst nach kranial, da der distale Adduktorenkanal von dorsal oft besser einsehbar ist als von ventral. Anschließend verfolgt man das Gefäß nach distal und beurteilt einzeln fibulare und tibial posteriore Gruppe. Vorsicht ist im Bereich der proximalen fibularen Gruppe geboten: Die physiologische Phlebektasie der Vv. fibulares in Kombination mit der durch die Nachbarschaft zum Fibulaköpfchen normalerweise etwas gespannten Haut macht einen starken und häufig schmerzhaften Druck nötig, bis die Venen hier komprimiert werden. Je nach bislang erhobenem Befund und klinischem Kontext **(Tab. 80.6)** schließt man die Untersuchung entweder mit einem Valsalva-Manöver im Bereich der V. femoralis communis, oder mit einer farbkodierten Darstellung der Beckenstrombahn mittels eines mittelfrequenten Konvexschallkopfes ab.

Falls die Unterschenkelvenen bei dieser Standarduntersuchungstechnik nicht eindeutig darstellbar sind, müssen sie bei hängendem Unterschenkel untersucht werden. Dabei läßt der Patient die Beine vollkommen entspannt aus dem Bett hängen. Der Untersucher bildet mit der linken Hand ein Widerlager. Die Venen sind nun aufgrund des höheren hydrostatischen Drucks stärker gefüllt und dadurch besser erkennbar. Der zur Kompression nötige Schallkopfdruck ist erheblich höher als im Liegen. Der Einsatz der Farbkodierung ist bei hängendem Unterschenkel durch den verlangsamten Blutfluß wenig aussichtsreich.

Pathologische Befunde

Ein pathologischer Kompressionstest beweist eine Thrombose. Inkomplette Thrombosen (↖) sind inkomplett komprimierbar (s. Abb 80.4). Zur Bestimmung der Ausdehnung sucht man das kraniale Thrombusende auf und dokumentiert dies im Längs- und Querschnitt. Die exakte Dokumentation der anatomischen Lage des kranialen Thrombusendes ist für Verlaufskontrollen entscheidend! Frische Thromben sind an ihrem kranialen Ende meist allseits umflossen. Den Begriff des „frei flottierenden Thrombus" sollte man meiden, da seine Definition vielfältig und seine klinische Relevanz umstritten ist. Das Alter der Thrombose kann am ehesten durch Bestimmung des Durchmessers der thrombosierten Vene im Verhältnis zur begleitenden Arterie bestimmt werden. Für die untere Extremität gilt, daß der Querdurchmesser frischer Thromben (⇨ ⇦) (<10 d) den der begleitenden Arterie **(A)** um mehr als das Doppelte übersteigt (Abb.80.1). Ältere Thromben (⇨ ⇦) haben durch Retraktion geringere Durchmesser (Abb. 80.2). Die Messung wird bilddokumentiert. Die Echogenität des Thrombus läßt keinen zuverlässigen Rückschluß auf sein Alter zu.

Prinzipiell werden bei V.a. TVT nicht nur die Beinvenen, sondern das gesamte Bein und Becken untersucht. Dadurch findet man gelegentlich die Ursache einer TVT, z.B. einen Beckentumor, der zur Flußobstruktion geführt hat. Auch kleine Befunde wie z.B. eine isolierte Muskelvenenthrombose **(131)** können starke Schmerzen verursachen (Abb. 80.3). Insbesondere bei rheumatischen Patienten zeigt sich häufig eine Baker-Zyste **(110)**, die mit ihrem Hals (↙) vom hinteren Kniegelenkspalt ausgeht (Abb. 80.5).

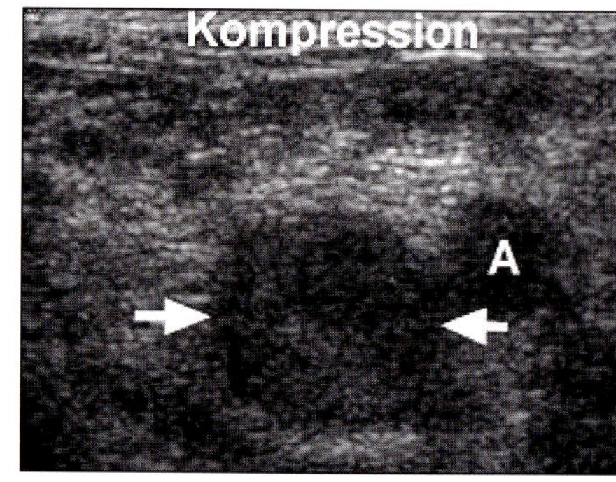

Abb. 80.1

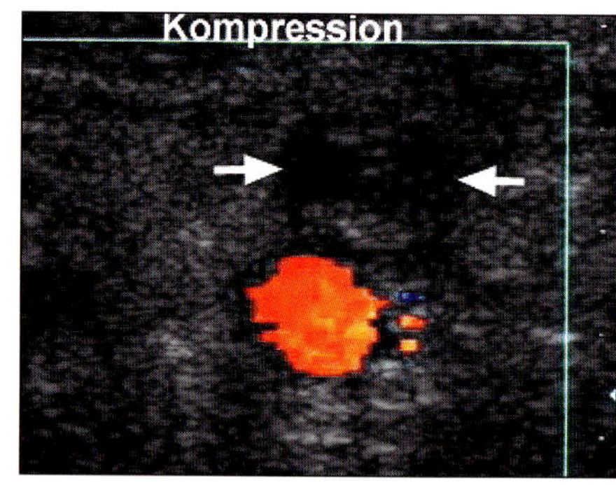

Abb. 80.2

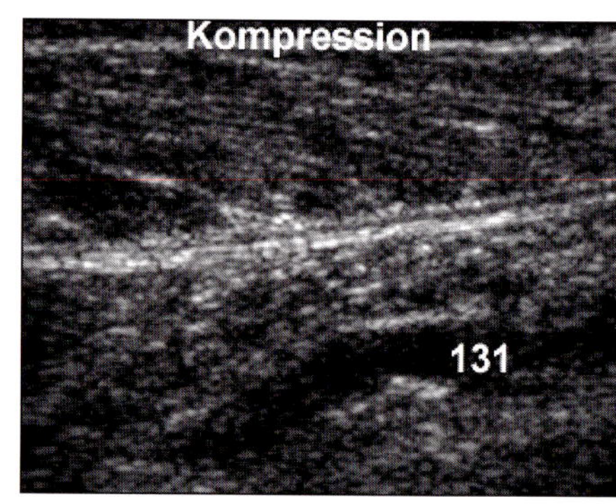

Abb. 80.3

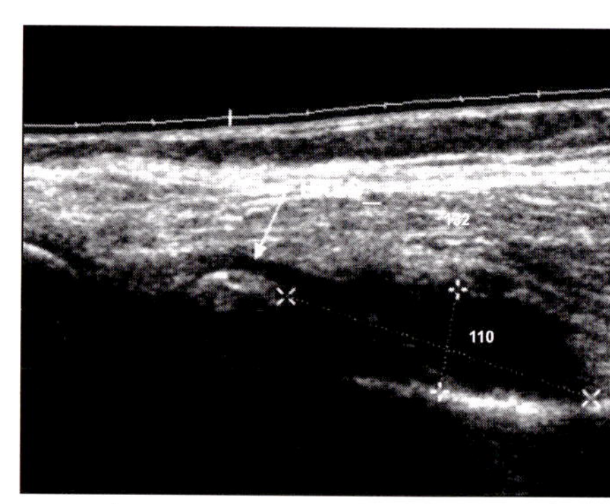

Abb. 80.5

Spezielle Probleme und Lösungen

Schlechte Darstellbarkeit der V. femoralis im Adduktorenkanal.
Die linke Hand hält den Oberschenkel von dorsal und bildet ein Widerlager. Ansonsten sind die distalen Anteile des Adduktorenkanals oft besser von dorsal zu untersuchen.

Das Bein ist so stark geschwollen, daß eine Untersuchung unmöglich scheint.
Zunächst Alternativverfahren erwägen. Falls nicht möglich, kann man die V. femoralis in der Leiste und die V. poplitea aufsuchen. Diese beiden Stellen sind songraphisch immer zu beurteilen. Der resultierende Minimalbefund kann im positiven Fall einer Thrombose therapeutisch richtungsweisend sein.

Es liegt eine Thrombose vor, die Beckenetage ist aber nicht eindeutig beurteilbar.
Die V. ilaca externa ist im distalen Abschnitt fast immer zu beurteilen. Häufig ist das kraniale Thrombusende aber nicht zu erkennen. Die V. cava kann aber meist eindeutig komprimiert werden. Bei angestrebter konservativer Therapie ist der Befund meist ausreichend, da eine Beteiligung der Beckenetage nachgewiesen und eine Kavathrombose ausgeschlossen wurde.

Es liegt keine Thrombose vor, die Beckenetage ist aber nicht eindeutig beurteilbar.
Falls keine Hinweise auf das Vorliegen einer isolierten Beckenvenenthrombose bestehen (z.B. Tumor im Becken, malignes Lymphom), ist es vertretbar, eine Beckenvenenthrombose indirekt mit einem normalen Valsalvamanöver im Bereich der V. femoralis comm. auszuschließen.

Ausgeprägte Arteriosklerose der begleitenden Arterien stört durch Schallschatten die Untersuchung der Venen.
Durch Veränderung der Schallkopfposition versucht man, eine direkte Beschallung der Vene zu erreichen, ohne daß die Arterie dazwischen liegt.

Im Unterschenkel sind die Venen nicht eindeutig zu identifizieren.
Bei sehr dicken Waden muß die Schallkopfposition so angepaßt werden, daß die Distanz von der Oberfläche bis zur untersuchenden Venengruppe möglichst kurz ist. Falls dennoch keine ausreichende Darstellung gelingt, muß der Unterschenkel in hängender Position untersucht werden (s.o.).

Tab. 80.6

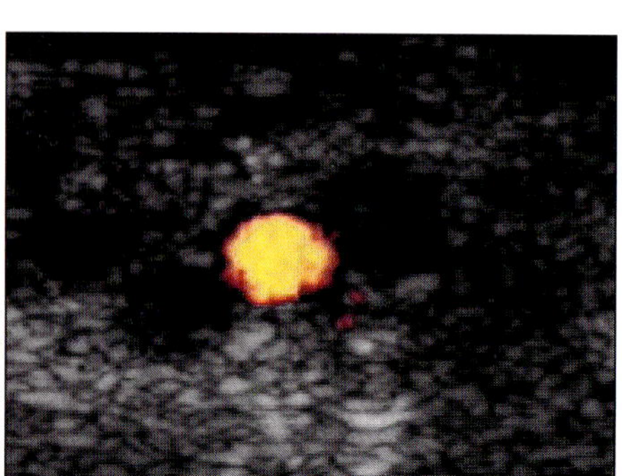

Abb. 80.4 a

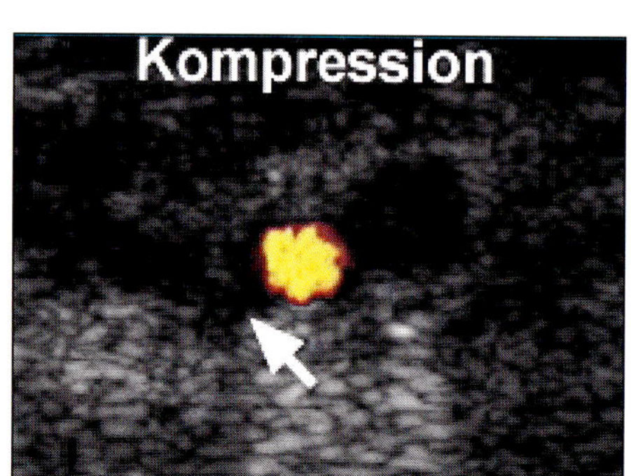

Abb. 80.4 b

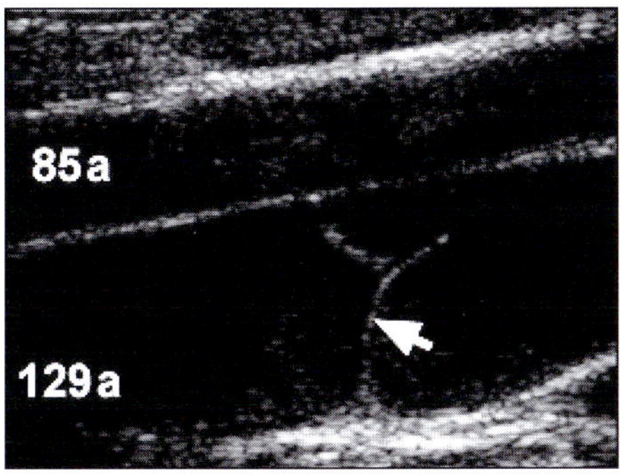

Abb. 81.1

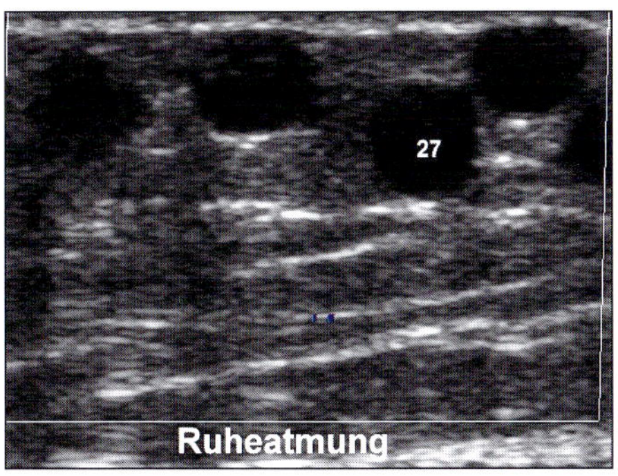

Abb. 81.2a

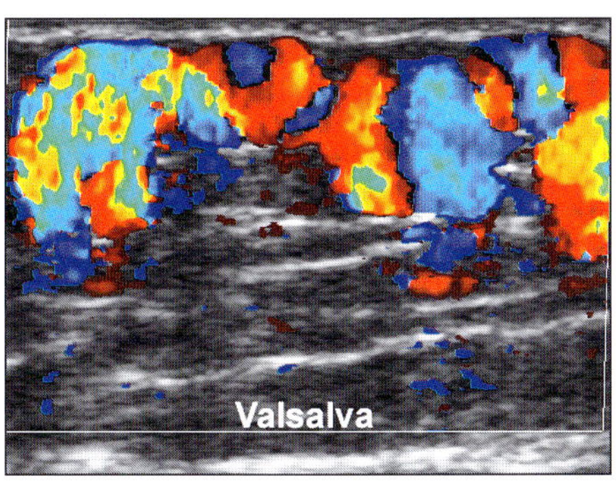

Abb. 81.2b

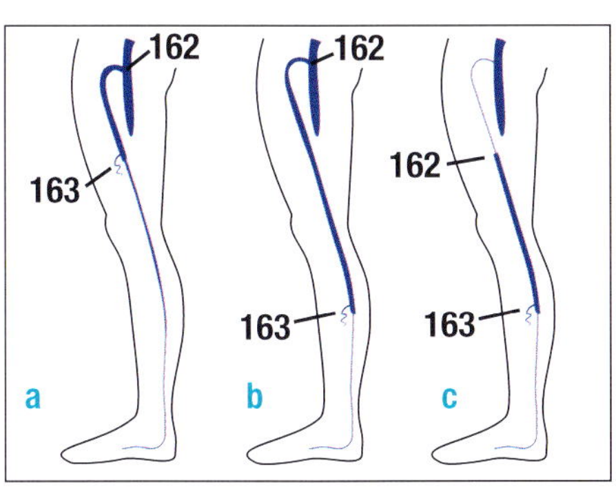

Abb. 81.3

Grundlage der Insuffizienzdiagnostik

Obwohl Venenklappen (↖) bei günstigen Schallbedingungen direkt darstellbar sind (Abb.81.1), beruht die Insuffizienzdiagnostik auf indirekten Kriterien. Durch proximale Drucksteigerung (Valsalva-Preßversuch, proximale manuelle Kompression, s.S. 11) versucht man, distal ein Refluxsignal abzuleiten (Abb. 81.2b), welches suffiziente Venenklappen verhindert hätten. Die (komplette) Stammvarikosis beginnt mit einer Insuffizienz der Mündungsklappe und schreitet im Verlauf der Erkrankung von proximal nach distal fort. Das Blut, welches die (insuffiziente) oberflächliche Vene füllt, stammt also aus dem tiefen Venensystem. Bei proximaler Drucksteigerung (z.B. durch Valsalva) schließen bei suffizientem tiefen Venensystem die tiefen Venenklappen, so daß nur das Blutvolumen zwischen der Mündungsklappe der oberflächlichen Vene und der nächst-proximalen tiefen Venenklappe bewegt werden kann. Für die V. saphena magna ist die Distanz ausreichend groß, die V. poplitea ist aber so dicht mit Venenklappen besetzt, daß das Refluxvolumen sehr klein ist. Der diagnostische Nachweis einer Parva-Insuffizienz ist daher schwieriger als einer Magna-Insuffizienz.

Die proximalste insuffiziente Venenklappe markiert den proximalen Insuffizienzpunkt **(162)** Die erste suffiziente Venenklappe der varikös veränderten Vene markiert den distalen Insuffizienzpunkt **(163)**. Proximaler und distaler Insuffizienzpunkt sind die Basis für die Klassifikation der Stammvarikosis (Abb. 81.3). In der Regel ist eine insuffiziente Mündungsklappe der proximale Insuffizienzpunkt (komplette Stammvarikosis, Abb. 81.3a + b) Die Höhe des distalen Insuffizienzpunktes bestimmt den Schweregrad nach Hach (I°proximaler Oberschenkel, II° distaler Oberschenkel (Abb. 81.3a), III° proximaler Unterschenkel (Abb. 81.3b), IV° distaler Unterschenkel). Eine ähnliche Einteilung in drei Schweregrade wird auf die V. saphena parva angewendet. Liegt der proximale Insuffizienzpunkt distal der Mündungsklappe, liegt eine inkomplette Stammvarikosis vor (Abb. 81.3c).

Praktische Anatomie

Die V. saphena magna **(137a)** beginnt am medialen Fußrand, verläuft ventral des Malleolus medialis und mündet ca. 3 cm unterhalb des Leistenbandes bogenförmig in die V. femoralis (Magna-Krosse, (Abb. 81.3)). Die Variante einer Einmündung in die V. epigastrica superf. nennt man proximale Mündungsanomalie, bei Einmündung der V. saphena magna in die V. femoralis kaudal des Venensterns spricht man von distaler Mündungsanomalie.

Die V. saphena parva **(137b)** beginnt am lateralen Fußrand, verläuft dorsal des Malleolus lateralis und mündet 3-8 cm oberhalb des Kniegelenkspalts in die V. poplitea (Parva-Krosse). Die V. saphena parva verläuft in ihrem mündungsnahen Abschnitt subfaszial und ist hier inspektorisch nicht erkennbar. V. saphena magna et parva verjüngen sich normalerweise nach peripher (Abb. 81.4a) (Teleskopzeichen). Ein Verlust des Teleskopzeichens mit röhrenförmiger Umwandlung ist bei orhogradem Fluß Zeichen einer extrafaszialen Kollateralisation bei TVT (Abb. 81.4b) und bei retrogradem Fluß Zeichen der Insuffizienz. Die starke Strömungsverlangsamung in insuffizienten Venen **(27)** kann Spontanechos des Lumens (↙) hervorrufen (Abb. 81.5). Diese verschwinden bei Schallkopfdruck sofort.

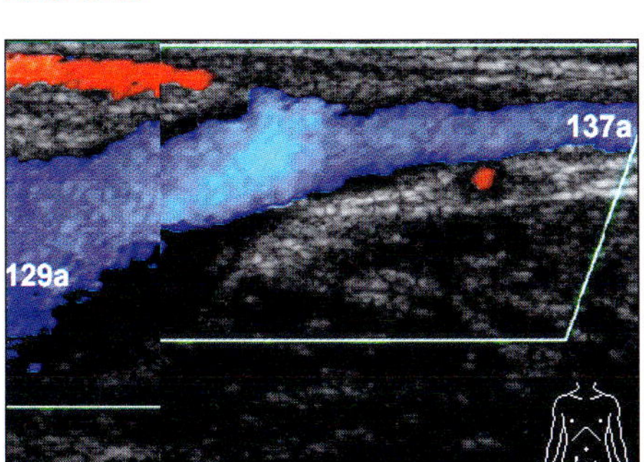

Abb. 81.4a

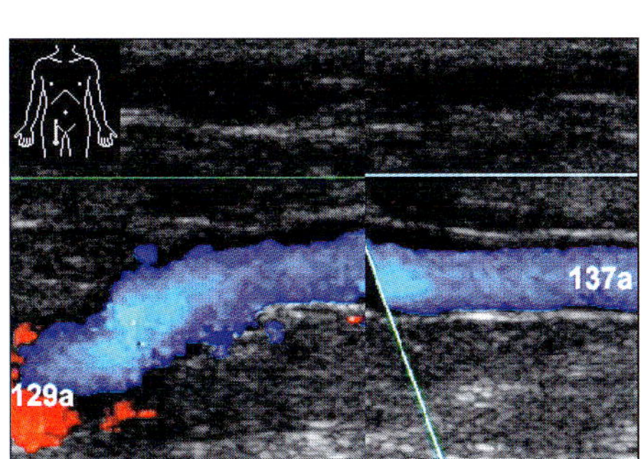

Abb. 81.4b

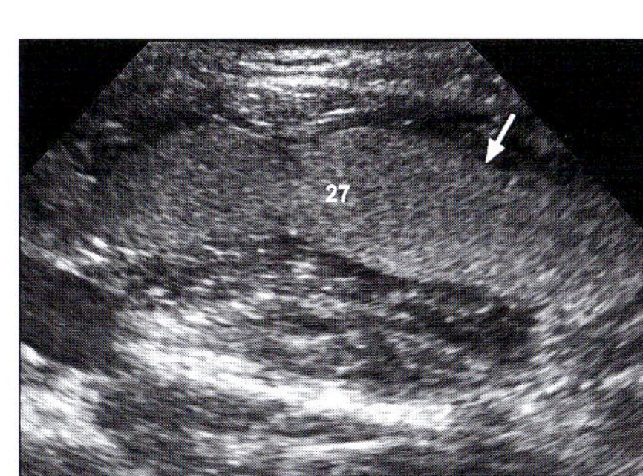

Abb. 81.5

Untersuchungstechnik und Befund

Die Untersuchung erfolgt am stehenden Patienten, der das zu untersuchende Bein entlastet. Die Untersuchung von Unterschenkelvarizen kann auch am hängenden Unterschenkel durchgeführt werden. Nach Aufsuchen der Mündungsregion der Stammvenen erfolgt die Funktionsprüfung der Mündungsklappe durch proximale Druckerhöhung. Durch Wiederholung des Funktionstests auf verschiedenen Etagen wird der distale Insuffizienzpunkt bestimmt. Durch proximale Kompression der Vene während eines Valsalva-Manövers wird getestet, ob es sich um eine reine Stamminsuffizienz handelt, oder ob weitere Zuflüsse vorliegen (insuffizente Seitenäste, Perforansvenen). Bei inkompletter Stammvarikosis kann so der proximale Insuffizienzpunkt bestimmt werden. Durch die farbkodierte Duplexsonographie können insuffiziente Perforansvenen direkt dargestellt werden. Die Anlage eines Tourniquet, wie aus der CW-Doppler-Sonographie bekannt, ist nicht nötig. Dennoch ist es nicht praktikabel, das gesamte Bein nach insuffizienten Perforansvenen abzusuchen. Man beschränkt sich auf klinisch verdächtige Regionen (z.B. Blow outs, typische Hautveränderungen).

Grundlage der Thrombosediagnostik an der oberen Extremität

Thrombosen der oberen Extremität betreffen meist die V. subclavia. Durch deren anatomische Lage dorsal der Klavikula ist der Kompressionstest hier nicht anwendbar. Auch der proximale und mittlere Abschnitt der V. axillaris ist nur eingeschränkt einem Kompressionstest zugänglich. Wichtigstes Thrombosekriterium im Bereich der oberen Extremität ist daher der Nachweis einer Ausspaarung des Flußsignals in der Farbkodierung. Dabei droht aber die Gefahr des Fehlbefundes durch Farbartefakte. Die **Abb. 82.1a** zeigt eine durch Überstrahlung schwer erkennbare Teilthrombose (↗). Unter Kompression **(Abb. 82.1b)** und im Längsschnitt bei angemessen eingestellter Gerätesensitivität **(Abb. 82.1c)** zeigt sich das wahre Ausmaß der Thrombose (↙). Die übrigen relevanten Schulter-, Hals- und Armvenen sind durch einen Kompressionstest wie oben (s.S. 11, 78) zu untersuchen. Ergänzend können, wie an der unteren Extremität, Provokationsmanöver angewendent werden. Die distale Kompression wird wie an der unteren Extremität angewendet. Anders als an der unteren Extremität führt tiefe Inspiration durch Abnahme des intrathorakalen Druckes zu einer Flußakzeleration.

Befund/Falle

Lumen echogen (V.a. Thrombose)
Gefäßbinnenechos können durch Übersteuerung des B-Bildes (B-Gain zu hoch) oder durch ungünstige Schallverhältnisse bedingt sein.

Lumen echofrei (Kein Hinweis auf Thrombose)
Frische Thromben können sich echofrei darstellen **(s. Abb. 83.2)**.

Kein Flußsignal im Gefäßlumen nachweisbar (V.a. Thrombose)
Sehr langsamer Fluß kann auch bei optimaler Geräteeinstellung (s. S. 15) unterhalb der Nachweisgrenze liegen. Besonders unmittelbar proximal oder distal von Thrombosen, bei stehender Untersuchungsposition oder am Unterschenkel ist häufig kein Farbsignal abzuleiten. Hinter verkalkten Plaques der begleitenden Arterie tritt eine Schallauslöschung auf, die eine Farbkodierung unmöglich macht.

Flußsignal im Gefäßlumen nachweisbar (Kein Hinweis auf Thrombose)
Inkomplette oder teilweise rekanalisierte Thrombosen können durch ein nachweisbares Flußsignal übersehen werden. Entscheidend ist daher die vollständige Farbkodierung des Gefäßlumens. Diese ist aber selbst bei gesunden Probanden gelegentlich nicht leicht zu erzeugen, weswegen häufig die distale Kompression eingesetzt wird. Dabei können Teilthrombosen aber überstrahlt werden **(Abb. 82.1a)**.

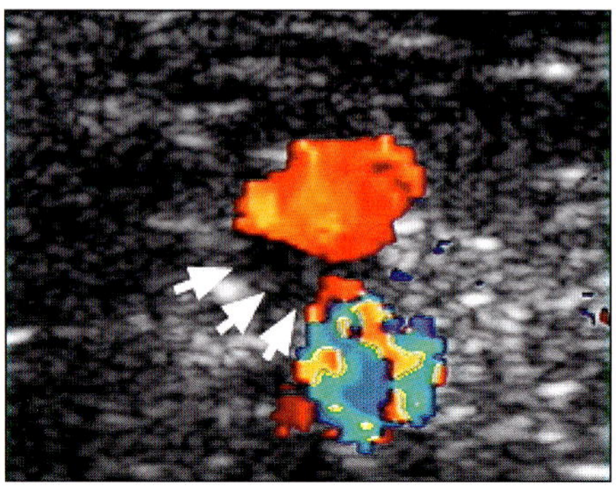

Abb. 82.1a

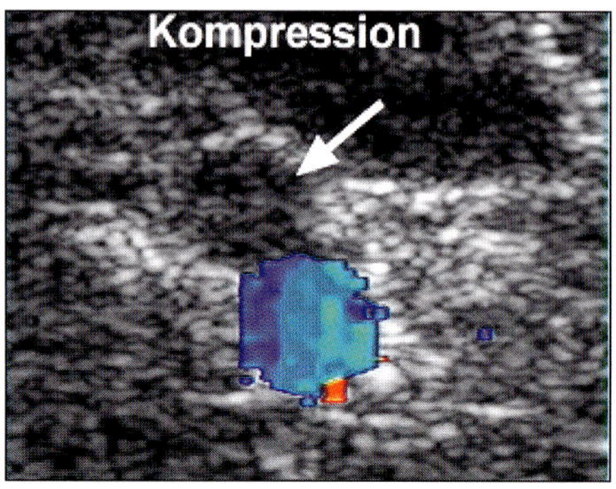

Abb. 82.1b

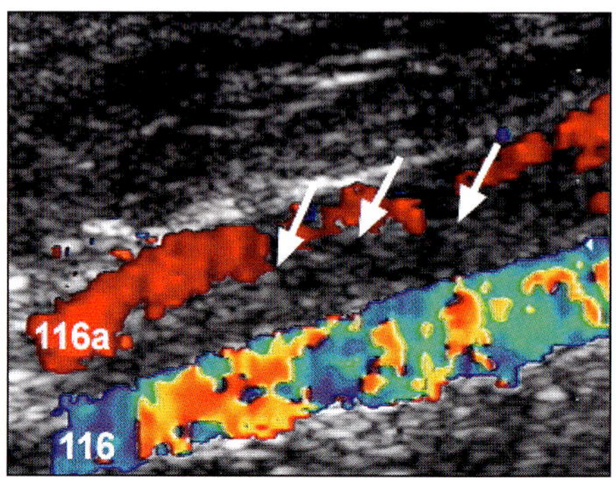

Abb. 82.1c

Praktische Anatomie

Die Untersuchung der Armvenen ist durch die „versteckte“ Lage der V. subclavia hinter der Clavicula **(21c)** erschwert. Im supraklavikulären Verlauf liegt die Vene **(116a)** ventral der Arterie **(116)**. Da man den Schallkopf gegen die Klavikula kippen muß, gelingt die Einstellung meist nur im Längsschnitt. Infraklavikulär setzt man des Schallkopf senkrecht auf, so daß er mit dem Oberrand die Klavikula berührt. Bei Parallelverschiebung entlang der Klavikula erfaßt man die Vasa subclavia am Übergang des medialen zum mittleren Drittels der Klavikula. Die Vene liegt ventral der Arterie. Sie geht am lateralen Rand der ersten Rippe in die V. axillaris **(117a)** über. Die Vv. brachiales sowie die Unterarmvenen sind kaliberschwach und von untergeordneter klinischer Bedeutung.

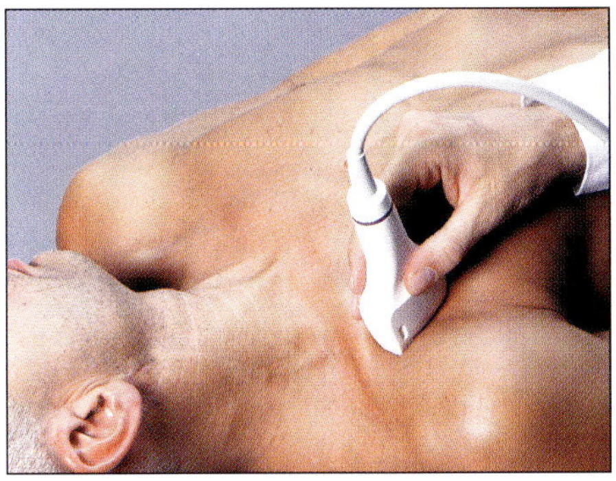
Abb. 83.1a

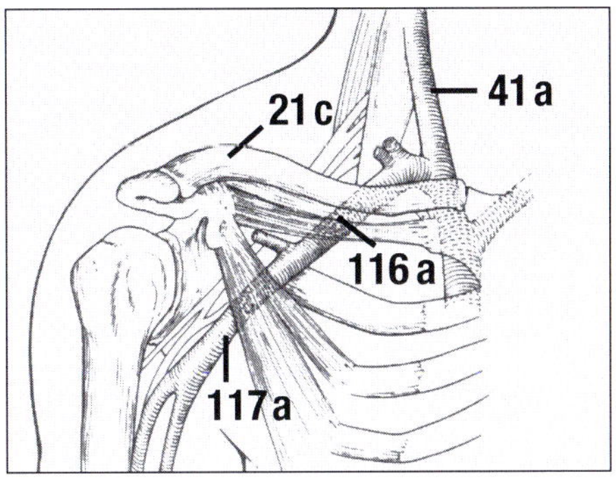

Abb. 83.1b

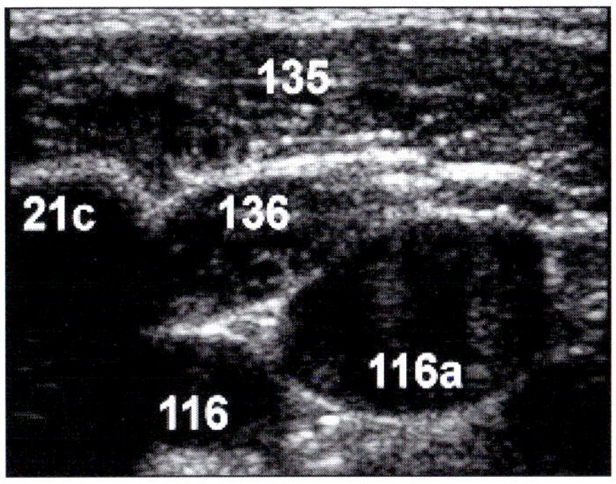

Abb. 83.1c

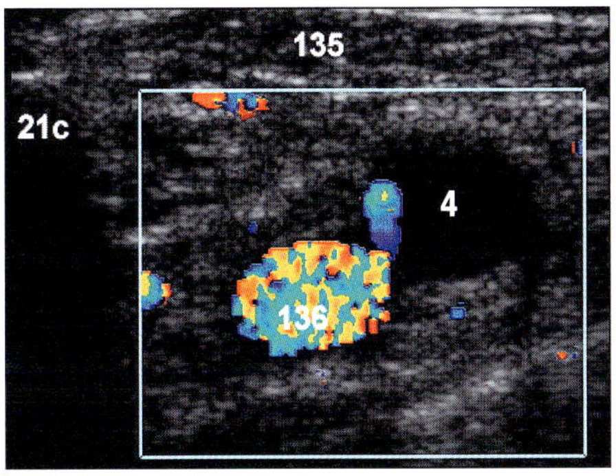

Abb. 83.2

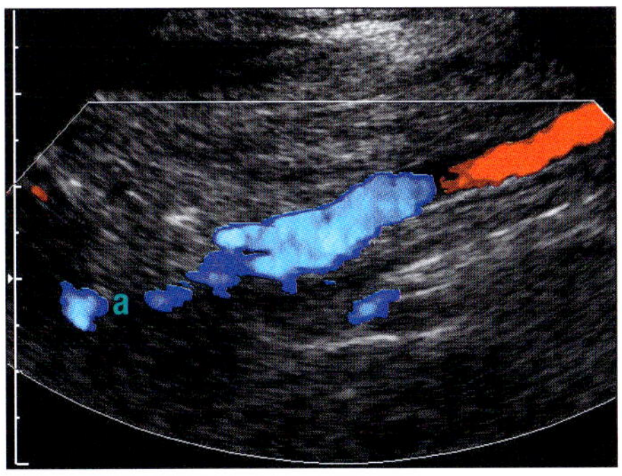

Abb. 83.3

Untersuchungstechnik und Befund

Zur Untersuchung der oberen Extremität liegt der Patient mit leicht erhöhtem Oberkörper auf dem Rücken. Den Arm des Patienten legt sich der Untersucher in den Schoß und dirigiert ihn bei Bedarf mit der linken Hand. Die Untersuchung beginnt supraklavikulär mit einem mittel- bis hochfrequenten Linearschallkopf (5 – 10 MHz). Die Breite des Schallkopfes sollte möglichst gering sein (< 4cm), da sonst die Ankopplung in der unebenen Fossa supraclavicularis erschwert ist. Die proximale V. subclavia wird in der Farbkodierung dargestellt. Anschließend verfolgt man die V. jugularis int. vom Zusammenfluß mit der V. subclavia aus unter intermittierender Kompression im Querschnitt soweit wie möglich nach kranial. Das B-Bild ist bei negativem Befund (Vene vollständig kompressibel) ausreichend. Anschließend setzt man die Untersuchung infraclavikulär fort. Durch den transpektoralen Zugang liegen die Venen in größerer Gewebetiefe, frequenzvariable Schallköpfe sollten daher auf niedere Frequenzen umgeschaltet werden. Von unmittelbar infraklavikulär verfolgt man die Gefäße bis zur vorderen Achselfalte. Von axillär setzt man die Untersuchung fort. Dabei muß man darauf achten, die V. axillaris mit dem transpektoralen Zugang überlappend zu untersuchen. Sobald man die Axilla nach peripher verläßt, verbessert sich die Darstellbarkeit der Venen bei herabhängendem Arm. Ergänzend kann man versuchen, mit einem möglichst hochfrequenten Sektorschallkopf die V. brachiocephlica von supraklavikulär darzustellen. Auf eine Untersuchung des Unterarms kann meist verzichtet werden.

Die Abb. 83.2 zeigt eine beginnend rekanalisierte Subclavia-Thrombose **(4)**. Der Schnitt entspricht dem der Abb. 83.1c. Die Abb. 83.3 zeigt eine alte Subclaviathrombose. Der verschlossene Anteil der Vene (a) ist durch bindegewebige Organisation kaum von der Umbebung abgrenzbar.

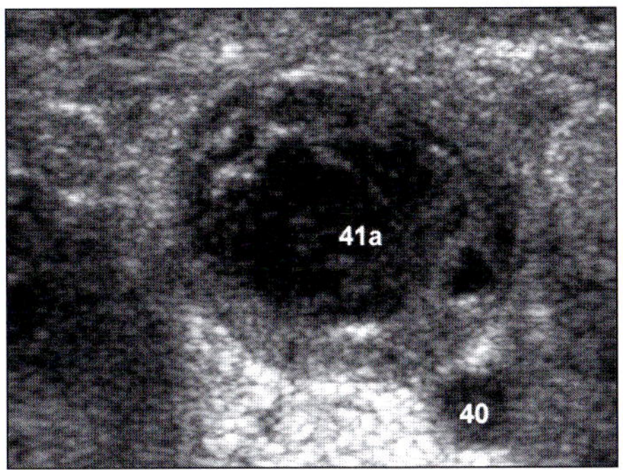

Abb. 83.4a

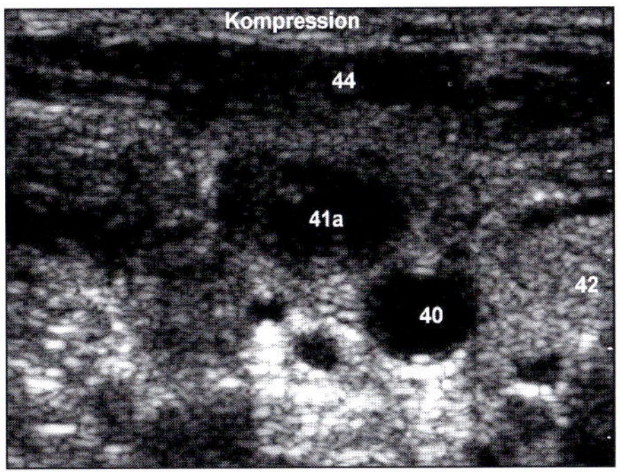

Abb. 83.4b

Abb. 83.4a zeigt eine frische Thrombose der V. jugularis int. **(41a)**. Der Durchmesser der Vene ist gegenüber der dorso-medial gelegenen Arterie **(40)** um ein mehrfaches vergrößert. Drei Wochen später (Abb. 83.4b) stellt sie sich weniger balloniert dar.

Kritische Wertung

Verdacht auf tiefe Beinvenenthrombose

Die Wahl der Untersuchungsmethode hängt entscheidend von der Verfügbarkeit ab. Die CW-Doppler-Sonographie ist obsolet, sofern eines der beiden Standardverfahren Phlebographie oder farbkodierte Duplexsonographie (FKDS) zur Verfügung steht. Primär ist die FKDS anzustreben. Sie ist nicht-invasiv und dauert in der Regel nicht länger als eine Phlebographie. Ein geübter Untersucher benötigt für die Untersuchung eines Beines ca. 5–10 min. Deutlich längere Untersuchungszeiten sind ein Zeichen für schwierige Untersuchungsbedingungen (ca. 5–10 %). Sehr gute Untersuchungsbedingungen liegen vor, wenn alle tiefen Beinvenen direkt im B-Bild visualisiert werden können. In diesem Fall ist der Ausschluß einer TVT auch im Unterschenkel möglich. Bei unsortiertem Krankengut, d. h. ohne Berücksichtigung der Qualität der Untersuchungsbedingungen, muß im Bereich des Unterschenkels mit ca. 10 % falsch-negativen Befunden der FKDS gerechnet werden. Dennoch kann die Phlebographie auch im Unterschenkelbereich unterlegen sein. So stellen sich injektionsbedingt gelegentlich nicht alle drei Unterschenkelgruppen dar, über die dann keine Aussage gemacht werden kann. Welche Muskelvenen sich phlebographisch darstellen, ist Zufall. Die Sonographie ist daher zur Darstellung isolierter Muskelvenenthrombosen überlegen.

Neben dem Unterschenkel ist die Beckenetage eine weitere „schwierige" Region für den Ultraschall. Hier ist die Phlebographie beim Gesunden überlegen. Allerdings sind Einstromphänomene unkontrastierten Blutes über die V. femoralis prof. (↗), die V. saphena magna oder die V. iliaca int. häufig nicht leicht zu deuten **(Abb. 84.1)**. Die FKDS kann hier als Ergänzung zur Phlebographie Klarheit schaffen. Bei ausgedehnter Thrombose des Unter- und Oberschenkels ist die Kontrastierung der Beckenetage meist zu schwach, um eine Beteiligung der Beckenvenen nachzuweisen oder auszuschließen. Auch hier ist die FKDS eine sinnvolle Ergänzung. Falls auch sonographisch die Darstellung nicht gelingt oder der Gefäßchirurg eine übersichtliche Bilddokumentation wünscht, kann ein CT des Beckens die Ausdehnung der Thrombose (←) nach kranial darstellen **(Abb. 84.2)**. Große Schwierigkeiten bereitet der Sonographie das postthrombotische Syndrom mit der Frage nach Rezidivthrombose. Schlecht erkennbare, postthrombotisch veränderte Leitvenen, unübersichtliche Kollateralkreisläufe und die Schwierigkeit, frische von alten Veränderungen zu differenzieren machen die Phlebographie zum Standardverfahren bei dieser Fragestellung.

Verdacht auf Klappeninsuffizienz

Das Ausmaß einer Stammvarikosis ist bereits mit einer CW-Stiftsonde zuverlässig zu bestimmen. Die Frage einer sekundären Insuffizienz der tiefen Venen oder die Beurteilung postthrombotischer Insuffizienzen der tiefen Beinvenen ist mit der FKDS besser möglich. Auch die Perforansinsuffizienz kann besser durch die FKDS dargestellt werden. In diesem Punkt ist die Phlebographie aber Methode der Wahl.

Verdacht auf Thrombose der Venen der oberen Extremität

Die FKDS ist die Methode der Wahl zur Differenzierung der unklaren Armschwellung. Die CW-Doppler-Sonographie ist obsolet, sofern eines der Standardverfahren FKDS oder Phlebographie zur Verfügung steht. Die Darstellung von Kollateralkreisläufen gelingt mit der Phlebographie übersichtlicher. Jedoch kann die FKDS bei akut aufgetretener Armschwellung mit jedoch phlebographischem Bild einer alten Subclaviathrombose **(Abb. 84.3a)** eine (partielle) Thrombosierung des Kollateralkreislaufes **(23)** als Ursache der akuten Schwellung nachweisen **(Abb. 84.3b)**. Zum Ausschluß/Nachweis einer Jugularis-Thrombose genügt die B-Bild-Sonographie.

Quiz – Testen Sie sich selbst:

1. Welche Fragen sollte ein Befund zu einer Venenthrombose beantworten?
2. Welche Bilder sollten mindestens zur Befunddokumentation einer TVT angefertigt werden?
3. Wie bestimmt man sonographisch das Alter einer TVT?
4. Welche Fragen sollte ein Befund zu einer Varikosis beantworten?
5. Wo ist die Prädilektionsstelle für eine Thrombose der Venen der oberen Extremität?

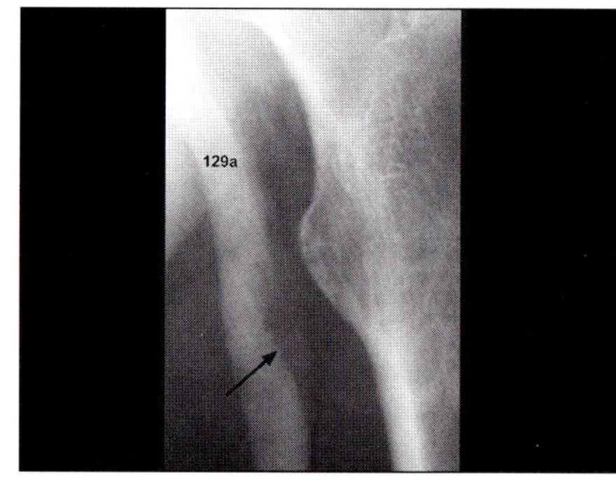

Abb. 84.1

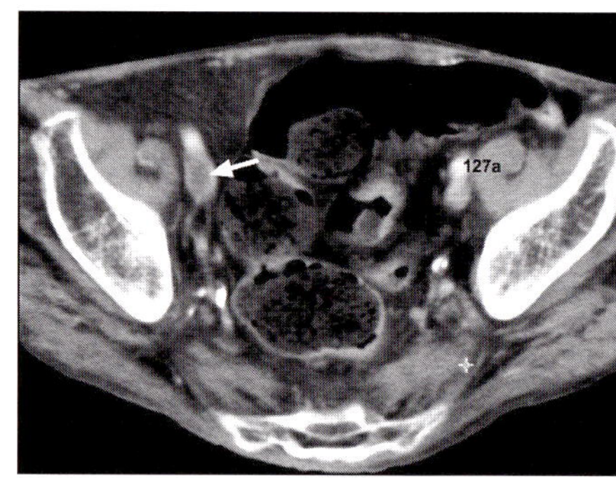

Abb. 84.2

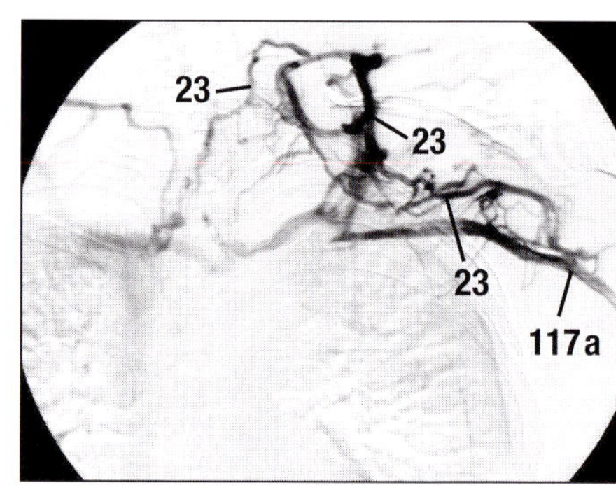

Abb. 84.3a

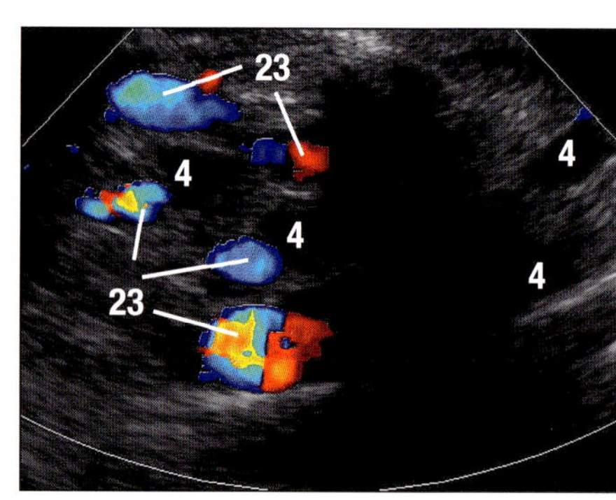

Abb. 84.3b

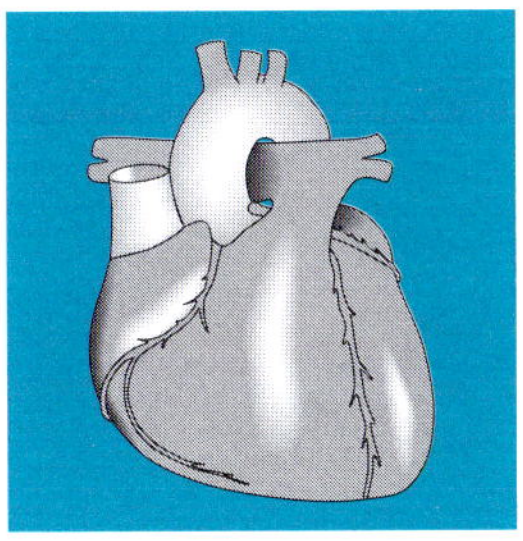

Otto N. Krogmann
Marco Pieper

Normalbefunde

Pathologie

Einleitung

Die Echokardiographie ist heutzutage das wichtigste Instrument des Kardiologen, um relevante strukturelle oder funktionelle Störungen des Herzens zu diagnostizieren. Neben der exakten anatomischen Darstellung können Strukturen am Herzen vermessen und in der Zeit durch den Herzzyklus verfolgt werden. Sie stellt also im Gegensatz zur reinen 2-dimensionalen Ultraschalluntersuchung anderer Organe eine zusätzliche Herausforderung dar, da die Bewegung des Herzens und der Herzabschnitte in der Zeitachse wesentliche Aussagen zur Funktion treffen lassen. Hierzu ist es notwendig, das Elektrokardiogramm als Referenz für die Zeitachse mit aufzuzeichnen. Natürlich müssen auch die Einstellungen des Ultaschallgerätes dieser Sichtweise Rechnung tragen; so muß zum Beispiel die zeitliche Auflösung (manchmal auf Kosten der räumlichen Auflösung) besonders hoch und die Persistenz niedrig eingestellt sein.

Neben der 2-dimensionalen Darstellung des Herzens stehen verschiedene Methoden zur Verfügung, um das Herz und seine Funktion zu beurteilen:

- Eindimensionale M-Mode-Echokardiographie: Größen- (Durchmesser-) bestimmung und zeitliche Abfolge der Bewegung einzelner Herzanteile (mit hoher zeitlicher Auflösung).
- Dopplersonographie mittels continuous wave (cw), pulsed wave (pw) und sog. high puls repetition frequency (HPRF): Messung der Blutflußgeschwindigkeit sowie der Flußrichtung im Herzen und in den herznahen Gefäßen.
- Farbkodierte Dopplersonographie: Simultane, farbkodierte Darstellung der Blutflußgeschwindigkeit und der Blutflußrichtung mit dem 2-dimensionalen Bild.
- Durch Zusatzuntersuchungen wie der transösophagialen Echokardiographie oder der Kontrastechokardiographie und durch die seit neuestem verfügbare 3-dimensionale Echokardiographie ist es möglich, Spezialfragen zur Herzanatomie und Herzfunktion zu beantworten.

Dieses Kapitel kann kein komplettes Lehrbuch ersetzen, sondern soll vielmehr einen Einblick in die wichtigsten Standardschnittebenen der Echokardiographie geben und anhand einiger klassischer Krankheitsbilder den Wert der Echokardiographie verdeutlichen.

Schallkopfpositionen

Da das Herz im Thorax von Rippen und lufthaltigem Lungengewebe umgeben ist, die für Ultraschallwellen nicht durchgängig sind, ist es am besten in Exspiration und nur von einigen Positionen her mit dem Ultraschall anzuloten (Abb. 86.1). Um die Schallfenster möglichst groß zu gestalten, wird der Patient in Links-Seitenlage mit leicht erhöhtem Oberkörper gelagert. So legt sich das Herz der ventrolateralen Thoraxwand an und ist insbesondere in Expiration weniger von lufthaltigem Lungengewebe überlagert. Außerdem findet aufgrund der relativ kleinen Schallkopffenster nur ein Sektorscanner Anwendung, der mit einer kleinen Auflagefläche fächerförmig ein Ultraschallschnittbild durch das Herz legt. Die Standardschallfenster zur transthorakalen Echokardiographie sind: Parasternal im 2.– 4. Interkostalraum (Abb. 86.2a), apikal im 5. oder 6. Interkostalraum (Abb. 86.2b), suprasternal im Jugulum und subkostal im Epigastrium.

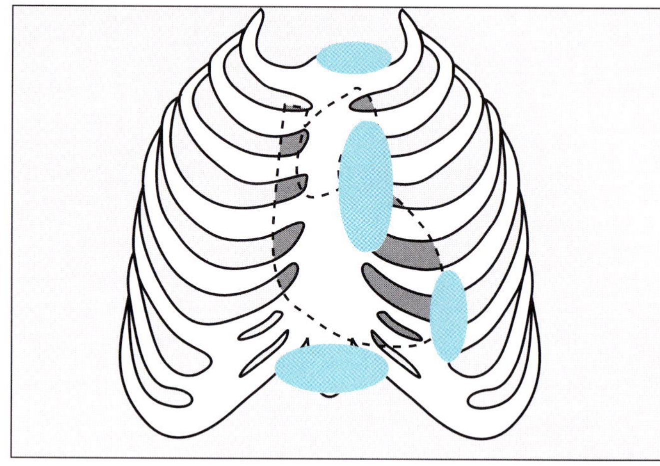

Abb. 86.1

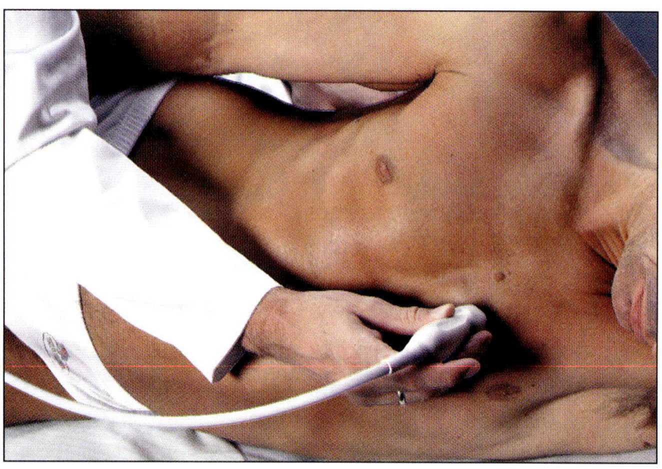

Abb. 86.2a

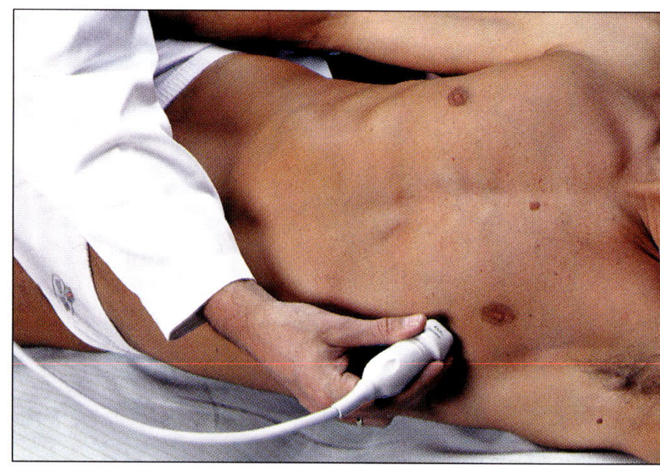

Abb. 86.2b

Schnittebenen

Durch Drehen und Schwenken des Schallkopfes kann man von allen Schallfenstern aus mehrere Schnittebenen durch das Herz legen. Man unterscheidet nach den Richtlinien der amerikanischen Gesellschaft für Echokardiographie drei senkrecht aufeinander stehende Schnittebenen: Eine lange und eine kurze Achse sowie einen Vier-Kammer-Blick. Hierbei orientiert sich die Schallkopfposition nicht entlang des Körpers, sondern entlang des Herzens:

Die lange Achse liegt parallel zur Längsachse des Herzens, einer Linie, welche von der Aortenklappe zur Herzspitze führt (Abb. 86.3a). Sie kann von parasternal, suprasternal und von apikal aufgenommen werden. Die kurze Achse steht senkrecht hierzu und stellt somit einen Querschnitt durch das Herz dar (Abb. 86.3b). Sie läßt sich von parasternal und von subkostal erfassen. Von apikal und subkostal kann ein transversaler Längsschnitt durch das Herz gelegt werden; dadurch ergibt sich ein sog. Vier-Kammer-Blick mit gleichzeitiger Darstellung aller vier Herzhöhlen (Abb. 86.3c).

Durch Kippen des Schallkopfes in beide Richtungen lassen sich zusätzliche, fächerförmige Schnitte durch das Herz generieren. Diese zusätzlichen Schnitte sind inbesondere für die anatomische Beurteilung fehlgebildeter Herzen notwendig. Zur genauen Analyse der Anatomie und der Funktion des Herzens sind immer mehrere Schnittachsen und Schallkopfpositionen nötig. So lassen sich pathologische Strukturen aus mehreren Blickwinkeln erfassen, sind sicher zu beurteilen und von Artefakten zu unterscheiden.

Bei den folgenden Bildern werden wir uns hauptsächlich auf drei Standardschnittebenen konzentrieren: Parasternale lange und kurze Achse, sowie der apikale 4-Kammer-Blick.

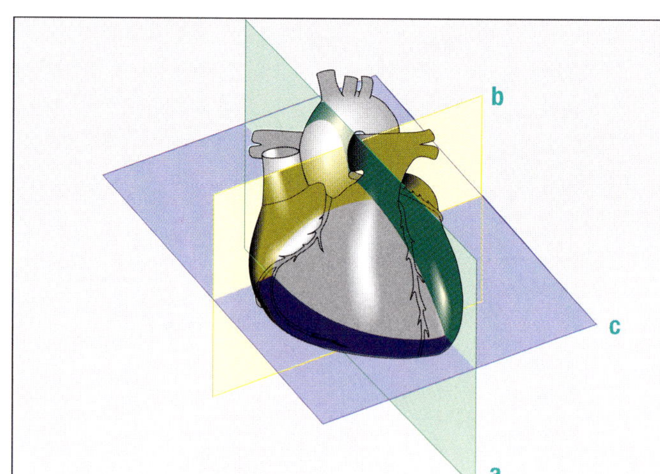

Abb. 86.3

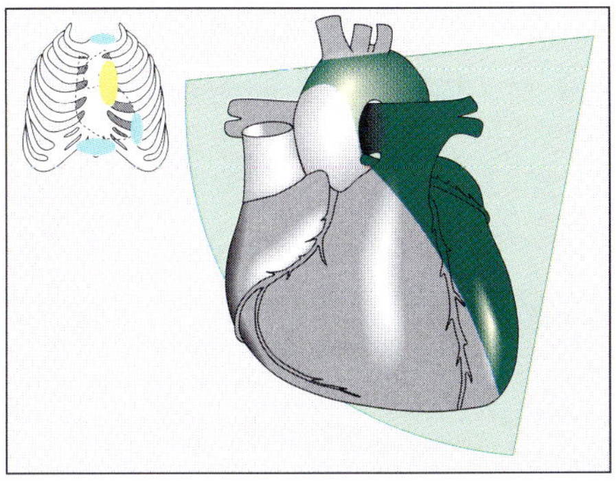

Abb. 87.1a

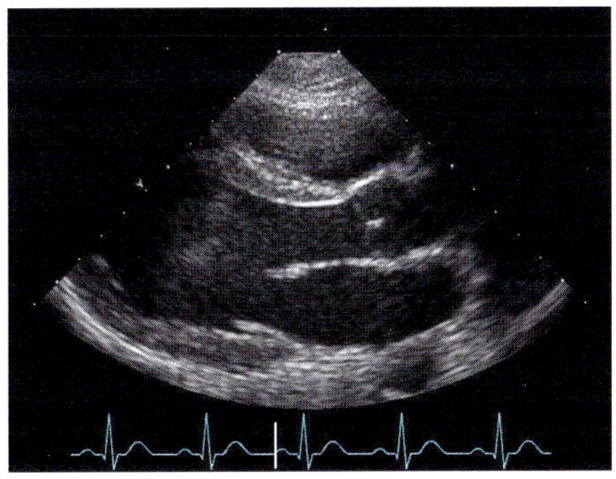

Abb. 87.1b

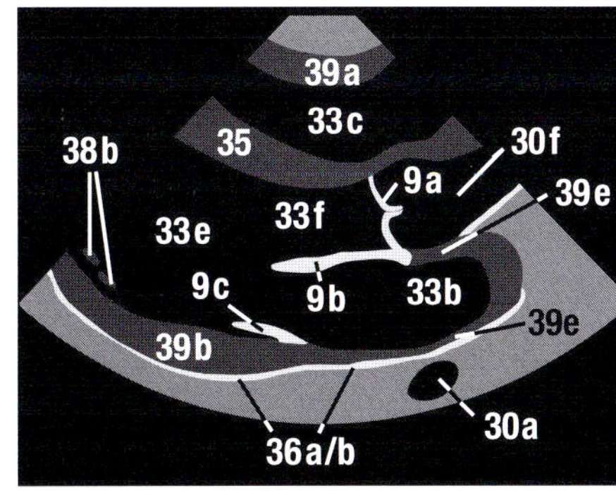

Abb. 87.1c

Parasternale lange Achse

Zur Darstellung der parasternalen langen Achse wird der Schallkopf im 3. oder 4. Interkostalraum vor dem Herzen aufgesetzt (Abb. 87.1a/ Abb. 86.2a). Die Schnittebene liegt etwa entlang einer Linie, welche von der rechten Schulter zur linken Crista iliaca verläuft. Von anterior nach posterior werden folgende Strukturen dargestellt (Abb. 87.1b/c): Die rechts-ventrikuläre Vorderwand **(39a)**, der rechte Ventrikel (Ausflußtrakt) **(33c)**, das Septum **(35)**, der linke Ventrikel **(33e)** und die Hinterwand **(39b)**. Kranial davon werden die Aortenklappe **(9a)**, Aorta ascendens **(30f)**, die Mitralklappe **(9b, c)**, der linke Vorhof **(33b)** und dorsal die Aorta descendens **(30a)** erfaßt. Nur wenn alle diese Anteile simultan dargestellt sind und das Septum nahezu waagerecht im Bild erscheint, ist die korrekte Standardeinstellung erreicht. Im Bild liegen vereinbarungsgemäß schallkopfnahe Strukturen (rechter Ventrikel) oben und kraniale Strukturen (Aorta) rechts. Wir sehen also von links auf das Bild.

Herzzyklus

In dieser Einstellung lassen sich die Bewegungen der Herzanteile während des Herzzyklus gut verfolgen (Abb. 87.2a–f). Um die zeitliche Zuordnung der Bilder zum Herzzyklus zu ermöglichen, muß immer eine EKG-Ableitung gleichzeitig mit abgebildet werden.

Zu Beginn der Diastole (Ende der T-Welle) öffnet sich die Mitralklappe weit, es strömt rasch Blut aus dem linken Vorhof in die linke Kammer, die sich ausdehnt. Die Aortenklappe ist geschlossen (Abb. 87.2a). In der Mitte der Diastole (zwischen T- und P-Welle) besteht Druckausgleich zwischen Vorhof und Ventrikel, es fließt wenig oder kein Blut und die Mitralklappe ist in Mittelstellung (Abb. 87.2b). Am Ende der Diastole kommt es noch einmal durch die atriale Kontraktion (P-Welle) zu einem raschen Bluteinstrom in die Kammer mit einer weiten Öffnung der Mitralis (Abb. 87.2c). Zu Beginn der Systole (Spitze der R-Zacke) schließt sich durch die Kontraktion des Ventrikels die Mitralklappe. Die Aortenklappe bleibt während der isovolumetrischen Kontraktion geschlossen, bis der Druck im linken Ventrikel Aortenniveau erreicht hat (Abb. 87.2d). Mit der Öffnung der Aortenklappe beginnt die Austreibungsphase und der linke Ventrikel wird kleiner (Abb. 87.2e). Am Ende der Austreibungsphase schließt sich die Aortenklappe, der linke Ventrikel hat jetzt das kleinste Volumen während des Herzzyklus. Die Mitralis bleibt bis zum Ende der isovolumetrischen Relaxation geschlossen (Abb. 87.2f).

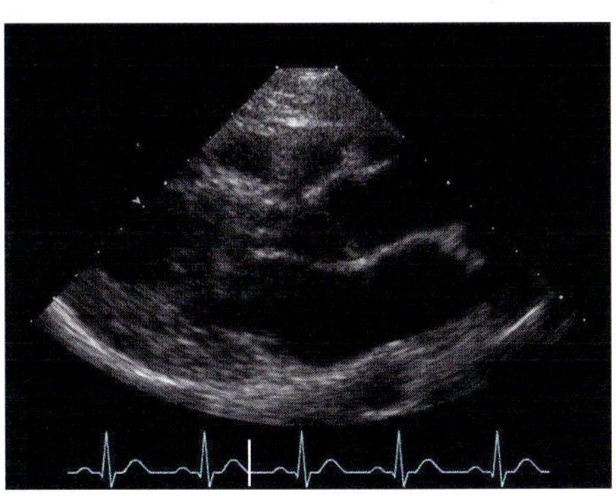

Abb. 87.2a

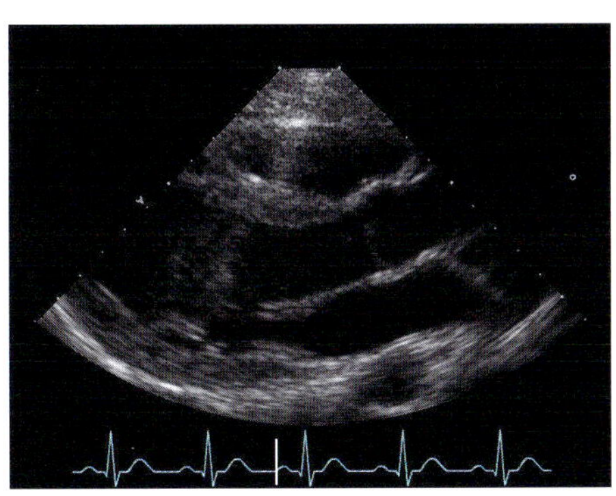

Abb. 87.2b

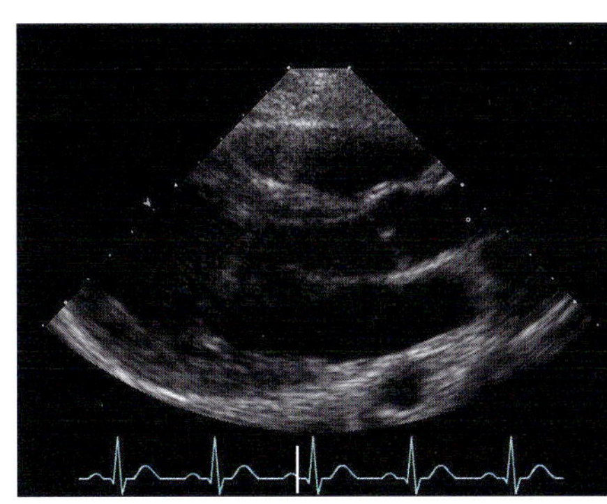

Abb. 87.2c

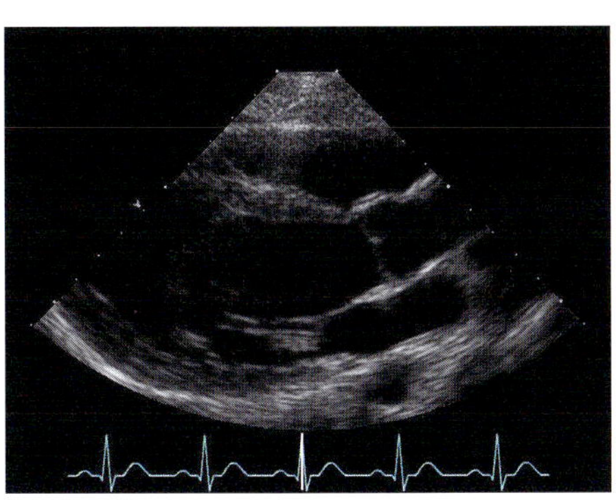

Abb. 87.2d

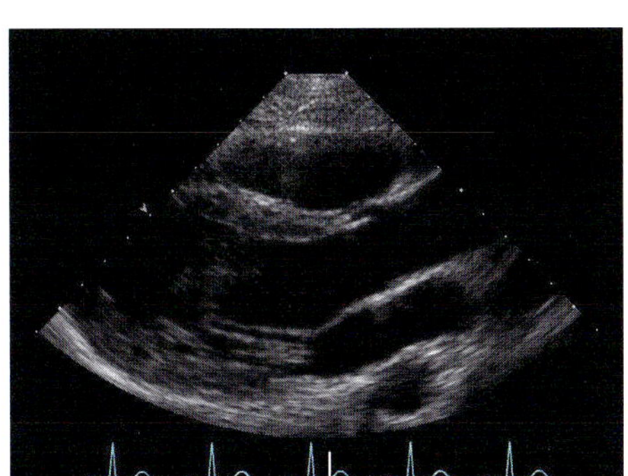

Abb. 87.2e

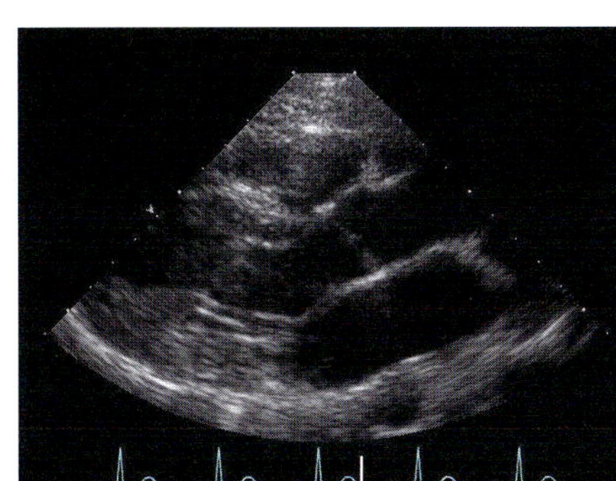

Abb. 87.2f

Parasternale kurze Achse

Zur Darstellung der parasternalen kurzen Achse wird der Schallkopf ebenfalls im 3. oder 4. Interkostalraum vor dem Herzen aufgesetzt (Abb. 88.1). Die Schnittebene liegt senkrecht zur langen Achse und wird vom Untersucher von kaudal betrachtet. Durch Kippen des Schallkopfes (Abb. 88.1b) können verschiedene anatomische Ebenen dargestellt werden. In Abb. 88.1c sind in einer parasternalen langen Achse die Schnittebenen der kurzen Achse eingezeichnet, darunter die entsprechenden Schnitte:

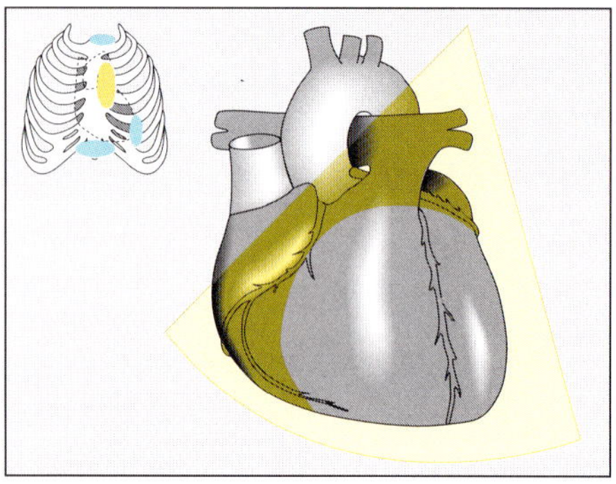
Abb. 88.1a

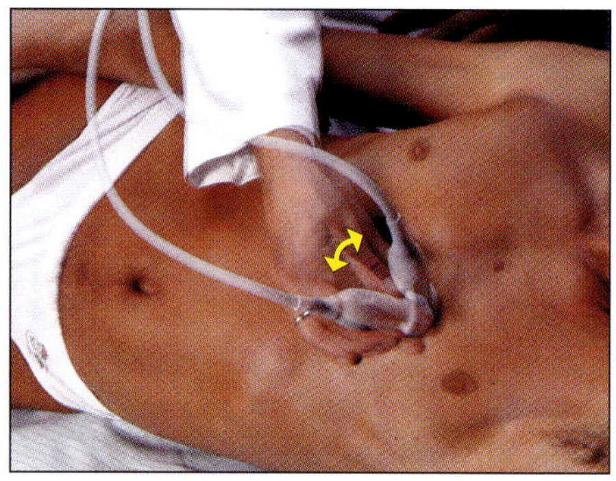
Abb. 88.1b

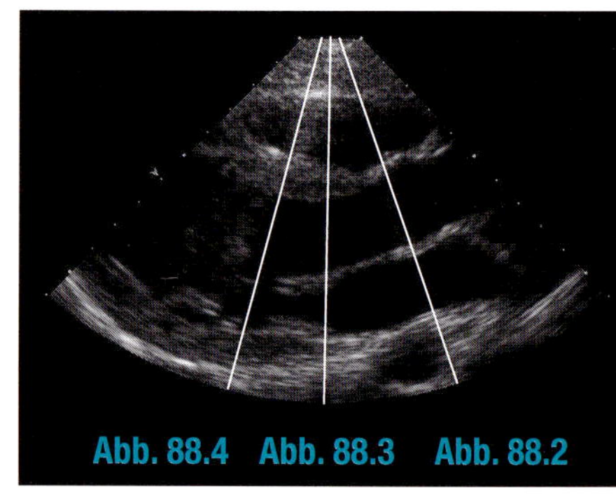

Abb. 88.1c

In der Gefäßebene (Abb. 88.2) liegt die Aortenklappe **(9a)** zentral in der Mitte des Bildes und bildet mit ihren drei Taschenklappen einen Stern. Anterior davon liegt bogenförmig der rechts-ventrikuläre Ausflußtrakt (RVOT) **(33d)**, der den Einflußtrakt und die Trikuspidalis **(9d, links im Bild)** mit der Pulmonalklappe **(9e)** und Hauptstamm **(155, rechts im Bild)** verbindet. Unterhalb der Aorta findet sich der linke Vorhof **(33b)**.

Auf Mitralisebene (Abb. 88.3) stellen sich das anteriore **(9b)** und das posteriore **(9c)** Mitralklappensegel und der links-ventrikuläre Ausflußtrakt (LVOT) **(33f)** dar. Während des Herzzyklus weisen die Mitralsegel eine charakteristische Fischmaulbewegung auf.

In Papillarmuskelebene (Abb. 88.4) liegt der rechte Ventrikel **(33c)** im Bild links oben schalenförmig vor dem nahezu runden linken Ventrikel **(LV, 33e)** rechts unten. Die beiden Papillarmuskeln **(38a, b)** liegen links und rechts dorsal.

Während des Herzzyklus kann in dieser Ebene gut die konzentrische Kontraktion des LV beobachtet werden. Das diastolische Bild (Abb. 88.4b) zeigt den runden LV mit interventrikulärem Septum **(35)** und Hinterwand **(39b)**.

In der Systole (Abb. 88.4a) verkleinert sich das Kavum des LV und das Septum und die Hinterwand werden dicker.

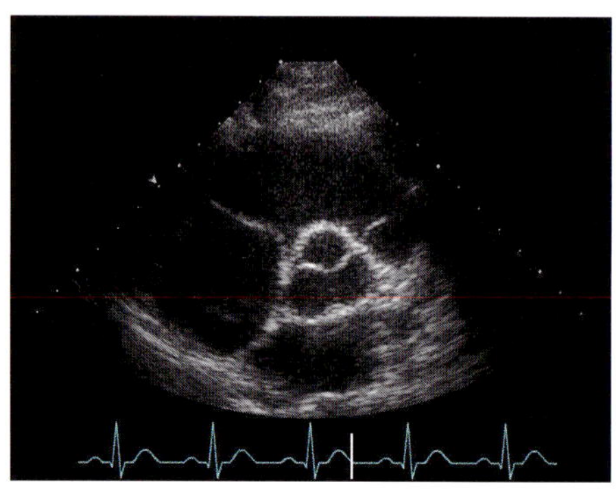
Abb. 88.2a

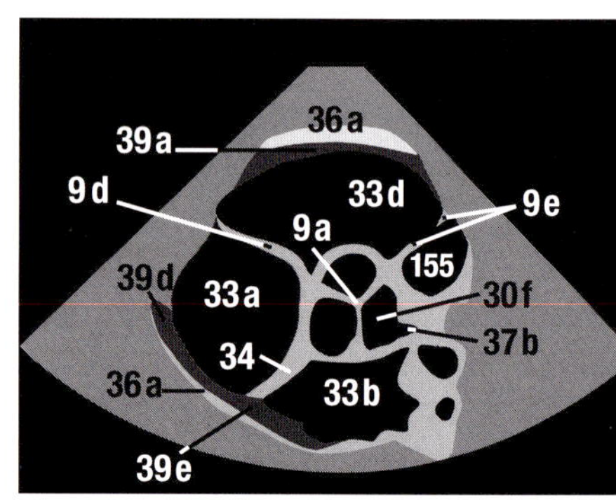

Abb. 88.2b

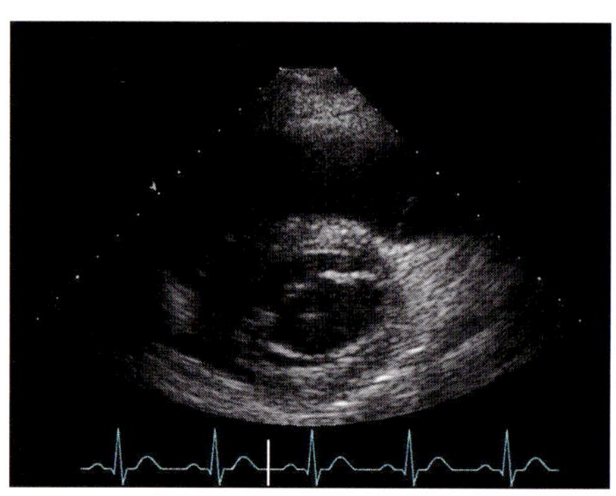
Abb. 88.3a

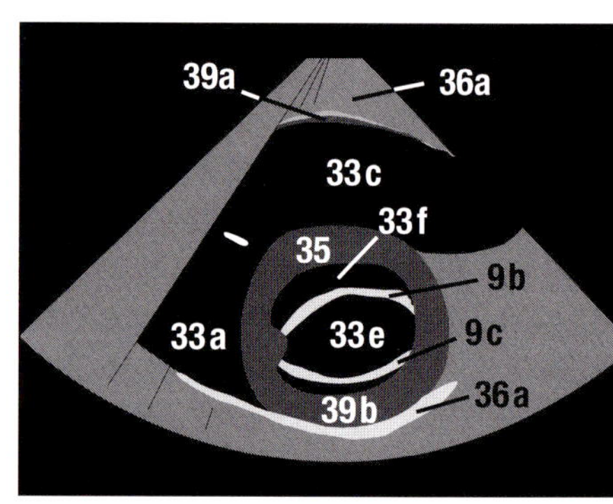

Abb. 88.3b

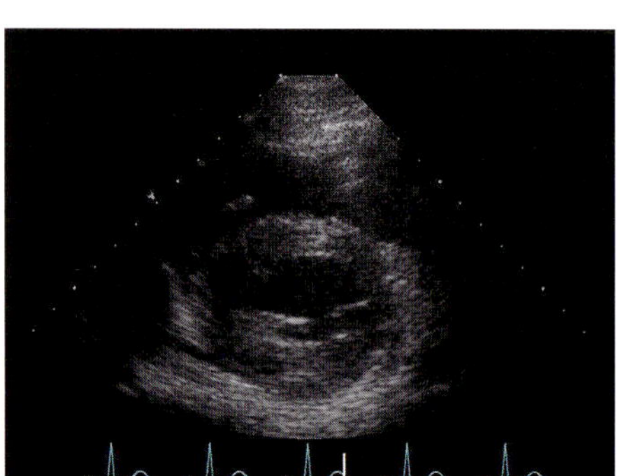
Abb. 88.4a

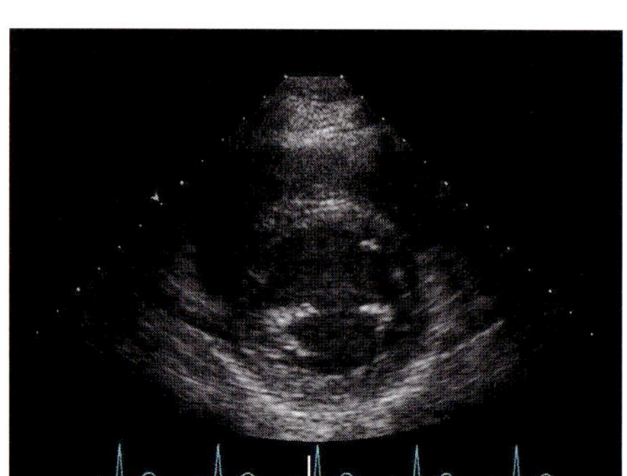
Abb. 88.4b

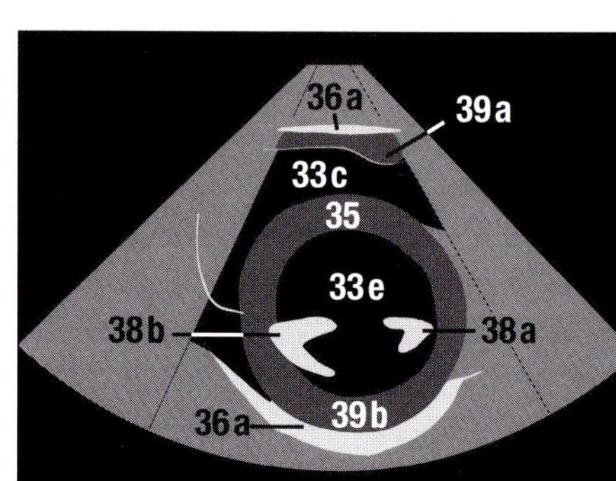

Abb. 88.4c

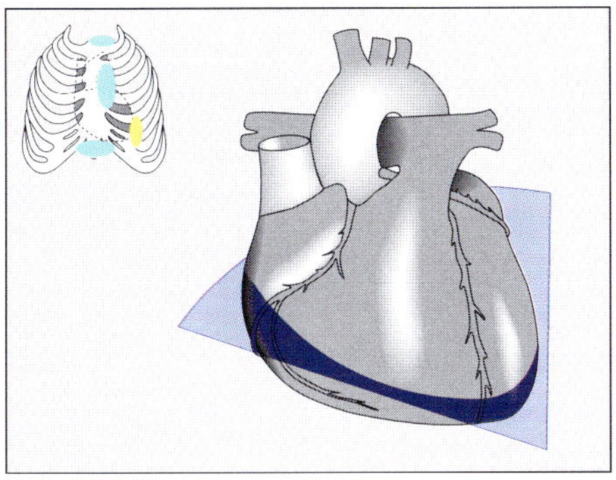

Abb. 89.1

Apikaler Vier-Kammer-Blick

Auch bei adipösen Patienten mit schlechtem Schallfenster ist es in Linksseitenlage oft möglich, über dem 5. und 6. ICR von apikal her das Herz darzustellen (s. Abb 86.2b). Diese Schnittebene verläuft waagerecht zur langen Achse, die Schallwellen sind auf die rechte Schulter gerichtet (Abb 89.1). Durch kräftiges Ausatmen und Luftanhalten kann das Schallfenster von der darüberliegenden Luft befreit und damit vergrößert werden. Diese Schallebene steht sowohl zur langen als auch zur kurzen Achse senkrecht. Der Untersucher blickt von kaudal auf das Herz, so daß die Herzbinnenräume seitenverkehrt zur Darstellung kommen:

Die Herzspitze **(39c)** liegt schallkopfnah und stellt sich somit oben im Bild dar. Rechts im Bild (Abb. 89.2) ist der linke Vorhof **(33b)** und Ventrikel **(33e)**, links im Bild liegen der rechte Vorhof **(33a)** und Ventrikel **(33c)**. Die Einstellung dieser Standardebene erfordert etwas Mühe und Geduld. Aber in dieser Position werden neben den Vorhöfen und Kammern sowohl das Vorhof- **(34)** als auch das Ventrikelseptum **(35)** und zwischen den Vor- und Hauptkammern beide Atrio-Ventrikular-Klappen (AV-Klappen) **(9)** sichtbar. Man muß den Schallkopf exakt über dem Apex positionieren und durch Drehen und Kippen eine genaue Schnittführung durch die vier Kammern erreichen, damit alle Strukturen vollständig abgebildet werden. Dann resultiert allerdings eine recht gute Beurteilbarkeit der Trennwände, der atrio-ventrikulären-Konnektion und der Funktion der Herzkammern.

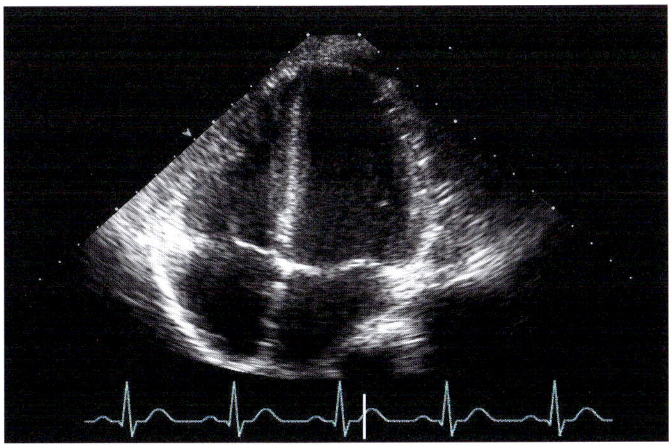

Abb. 89.2a

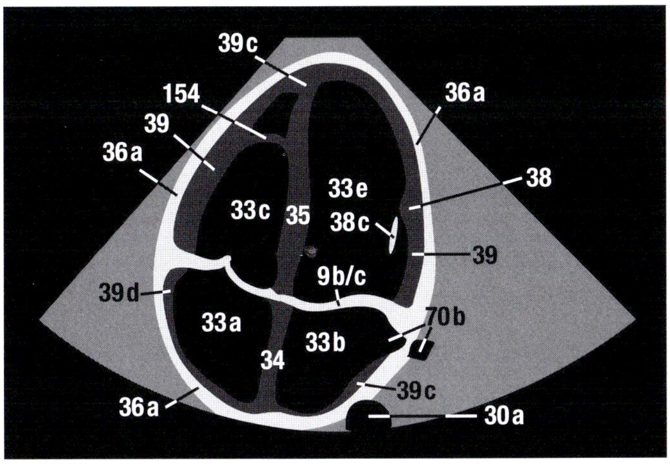

Abb. 89.2b

Fünf-Kammer-Blick

Schwenkt man aus der apikalen Anlotung im Vier-Kammer-Blick den Schallkopf nach anterior, stellt sich der linksventrikuläre Ausflußtrakt und die Aortenklappe dar (Abb 89.3). Nicht immer ist es leicht, hierbei alle Strukturen der rechten Herzhälfte im Blickfeld zu behalten. Aus dieser Position läßt sich der Blutfluß in die Aorta parallel anloten. Somit stellt sie die beste Position für die dopplerechokardiographische Erfassung des Flusses im linksventrikulären Ausflußtrakt **(33f)** und via Aortenklappe **(9a)** in die aszendierende Aorta **(30f)** dar.

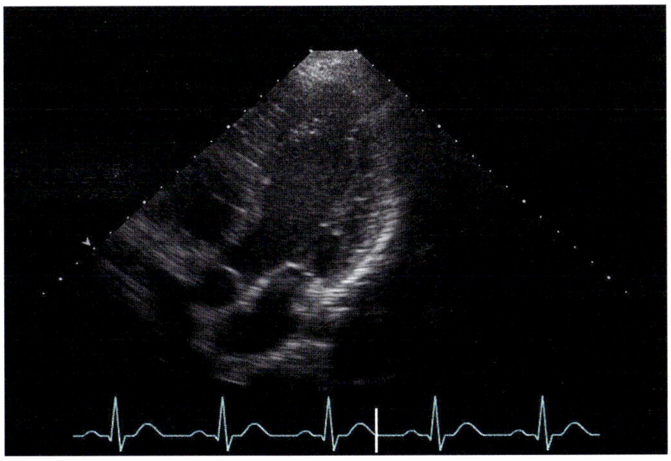

Abb. 89.3a

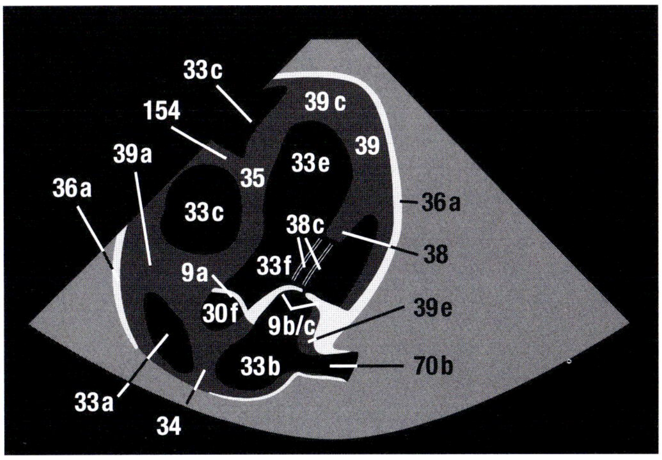

Abb. 89.3b

M-Mode-Echokardiographie

Trotz der enormen Fortschritte in der zweidimensionalen Bildtechnik stellt die M-Mode-Echokardiographie, d.h. die eindimensionale Darstellung der Klappen- und Wandbewegungsmuster, eine rasch durchzuführende und recht einfache Methode dar, um einen globalen Eindruck von Herzdimensionen und Herzfunktion zu erhalten. Im M-Mode-Echokardiogramm (M steht für Motion) wird im Gegensatz zum zweidimensionalen Bild lediglich entlang eines einzelnen Ultraschallstrahles die Bewegung des Herzens aufgezeichnet. Wanddickenänderungen, Änderungen der Größenordnung der Herzkammern und Klappenbewegungsmuster lassen sich so mit sehr hoher zeitlicher Auflösung festhalten und vermessen. Hier sollen lediglich zwei Einstellungen gezeigt werden:

In der langen Achse wird der M-Mode-Schallstrahl in Höhe der Aortenklappe durch den rechtsventrikulären Ausflußtrakt, Aorta und linken Vorhof gelegt (Abb. 90.1a). In der M-Mode-Darstellung (Abb. 90.1b) findet sich zunächst das Bewegungsmuster der Aortenklappe **(9a)** und darunter die Größenänderung des linken Vorhofes **(33b)**. Gut ist die Öffnung der Aortenklappe(↑) kurz nach dem QRS-Komplex zu erkennen. Nach einer Austreibungszeit von ca. 0,3 sek. schließt sich die Aortenklappe und bildet jetzt ein mittelständiges Klappenecho (↓). Der darunter liegende linke Vorhof zeigt die klassische Größenänderung durch den Herzzyklus: In der ventrikulären Systole wird der Vorhof größer, um in der Diastole, nach Aortenklappenschluß, wieder an Größe abzunehmen. Die Größe der Aorta **(30f, ↕)** wird enddiastolisch bestimmt. Der linke Vorhof **(33b, ↕)** wird in der Endsystole, also zum Zeitpunkt seiner maximalen Ausdehnung gemessen.

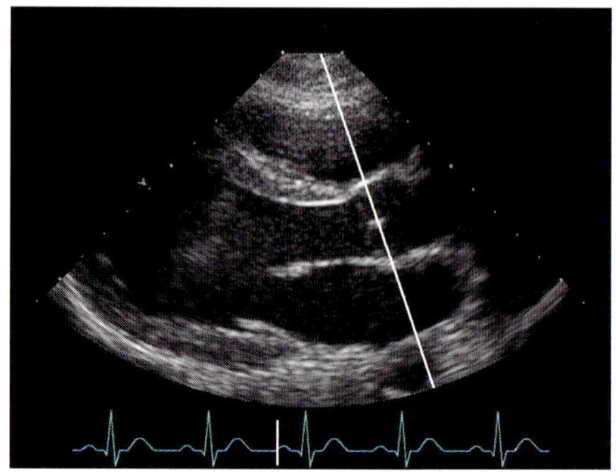

Abb. 90.1a

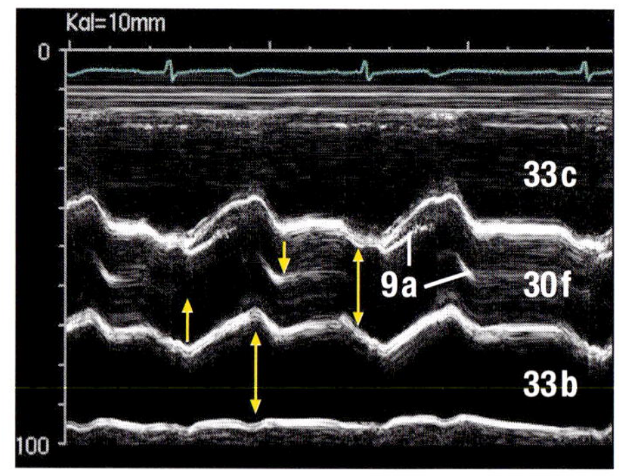

Abb. 90.1b

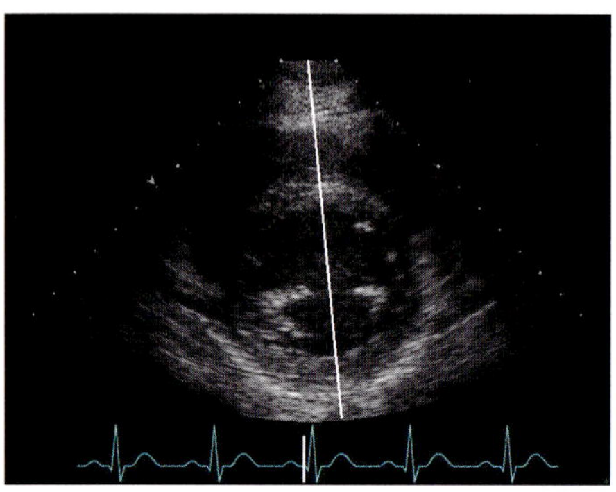

Abb. 90.2a

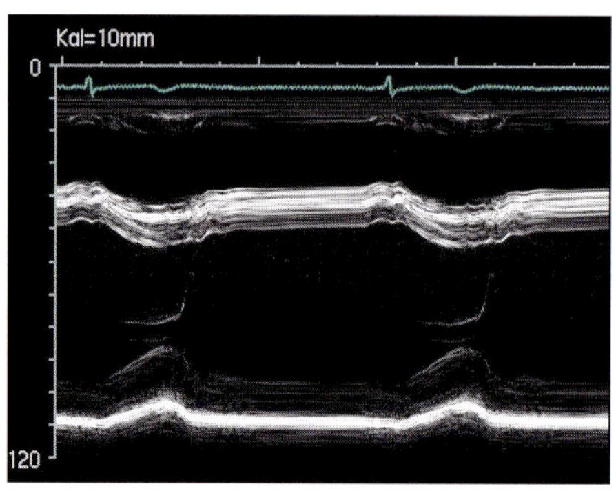

Abb. 90.2b

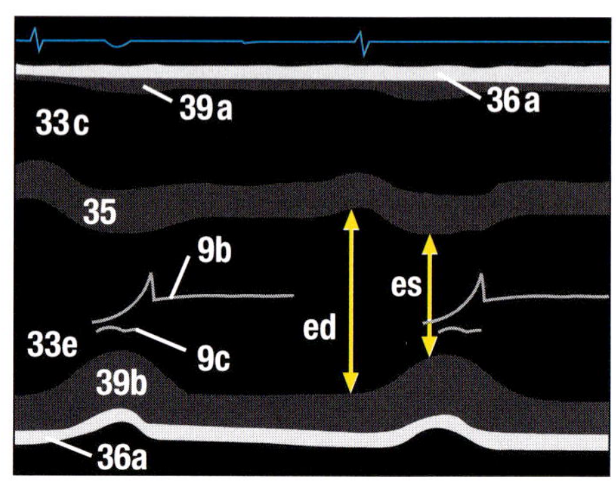

Abb. 90.2c

Die zweite Einstellung erfolgt in der kurzen Achse quer durch den linken Ventrikel **(33e)** in Höhe der Chordae der Mitralklappe (Abb. 90.2a). Der Schallstrahl für die M-Mode-Registrierung wird quer durch den LV zwischen die beiden Papillarmuskeln **(38)** gelegt. Hierdurch bildet sich in der M-Mode-Darstellung (Abb. 90.2b/c) zunächst die rechtsventrikuläre Vorderwand **(39a)** und der rechte Ventrikel **(33c)**, dahinter das Ventrikelseptum **(35)**, das linksventrikuläre Kavum **(33e)** und die linksventrikuläre Hinterwand **(39b)** ab. Hier läßt sich sowohl die systolische Wandverdickung des Septums und der linksventrikulären Hinterwand, als auch die Verkleinerung des LV-Kavums gut erkennen. Der Innendurchmesser der linken Kammer wird enddiastolisch zu Beginn des QRS-Komplexes **(↕ ed)** und endsystolisch, zum Zeitpunkt der maximalen Rückwärtsbewegung des Septums **(↕ es)** bestimmt. Die Differenz dieser Meßwerte im Verhältnis zum enddiastolischen Durchmesser wird in Prozent ausgedrückt und stellt als „fractional shortening" (FS) einen klinisch wichtigen Parameter der LV-Funktion dar (Tab. 90.3).

Fractional Shortening

$$FS = \frac{(LV_{ed} - LV_{es})}{LV_{ed}} \times 100\,\%$$

LVed/es: Querer Innendurchmesser am Ende der Diastole bzw. der Systole, Normwert: 28% – 35%.

Tab. 90.3

Doppler- und Farbduplexechokardiographie

Der Einsatz von Doppler- und Farbduplexfunktionen ermöglicht es, den Blutfluß im Herzen darzustellen und zu quantifizieren. Hierbei sind die Herzklappen, an denen sich Zeichen einer Insuffizienz oder Stenose bemerkbar machen können, von besonderer Bedeutung. Ebenso kann über die Flußmessung in den großen Gefäßen das Herzzeitvolumen (HZV) abgeschätzt werden. Nicht zuletzt lassen sich pathologische Blutflüsse, wie zum Beispiel bei angeborenen Herzfehlern nachweisen (s. Seite 95). Die korrekte Einstellung des normalen 2-D-Bildes ist hierbei die Voraussetzung für den Einsatz der Doppler- und Farbduplexfunktionen.

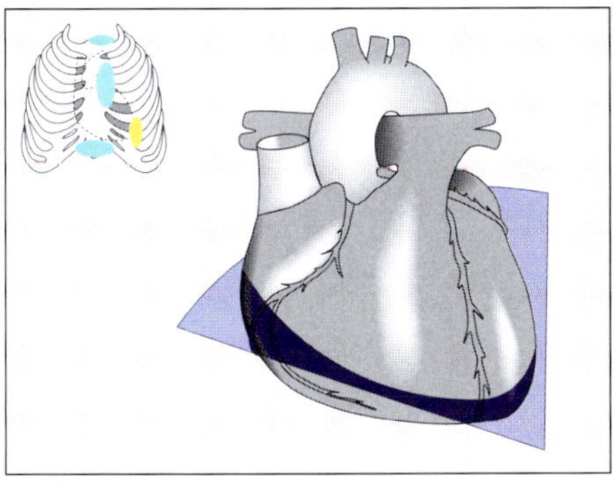

Abb. 91.1a

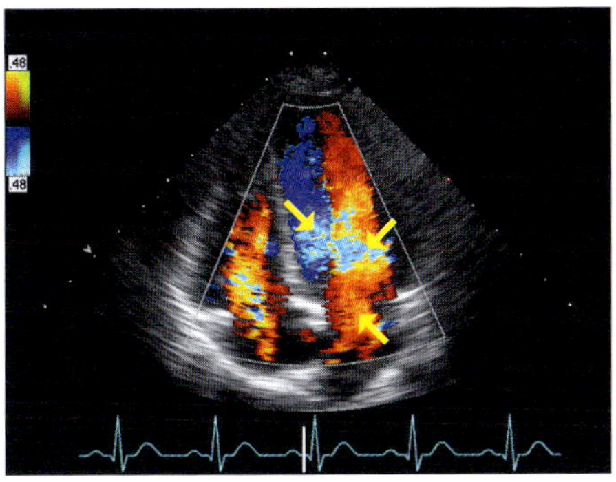

Abb. 91.1b

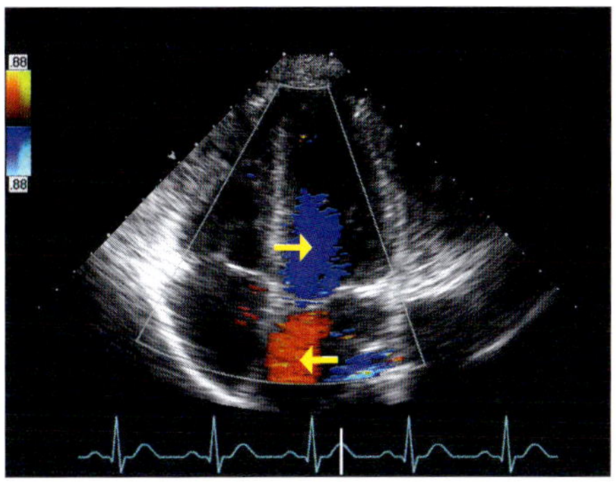

Abb. 91.1c

AV-Klappen

Zur Darstellung des Blutflusses der AV-Klappen eignet sich am besten das apikale Schallfenster, insbesondere der 4-Kammerblick (Abb. 91.1a). In der Farbkodierung stellt sich der normale Blutstrom wie folgt dar: Nach dem Schluß der Taschenklappen öffnen sich in der Frühdiastole die AV-Klappen und das Blut strömt entlang des Druckgradienten zwischen Vorhöfen und relaxierten Ventrikeln über die volle Breite der geöffneten Klappen in die Ventrikel (Abb. 91.1b). Durch den raschen Einstrom des Blutes durch die Mitralklappe (rote Farbwolke (↖) mit zentralem Aliasing (↙) kommt es zu einer Umverteilung des Blutes im linken Ventrikel. Hierbei fließt Blut im linksventrikulären Ausflußtrakt langsam in Richtung Aortenklappe (blaue Farbwolke, ↘). Mit der Vorhofkontraktion folgt dann ein zweiter Schub der Ventrikelfüllung. Danach schließen sich die AV-Klappen und die Systole beginnt. Während der Systole sollte bei intakten Klappen kein retrograder Fluß durch die Segelklappen nachweisbar sein (Abb. 91.1c). Es stellt sich lediglich ein blau kodierter Fluß im LVOT in Richtung Aortenklappe dar (→). Die rote Farbwolke (←) entspricht dem Blutstrom während der Füllung des linken Vorhofes aus den Lungenvenen.

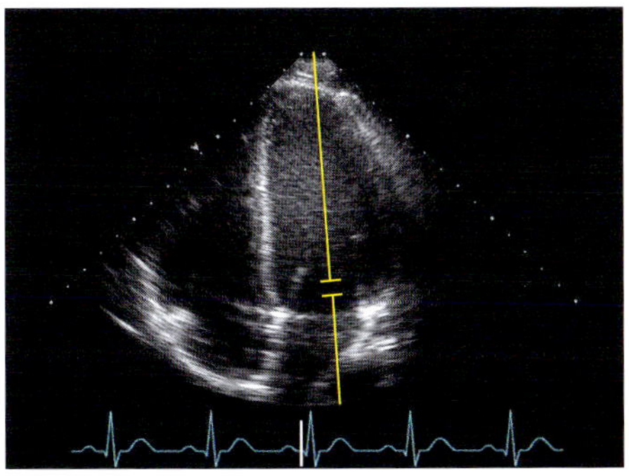

Abb. 91.2

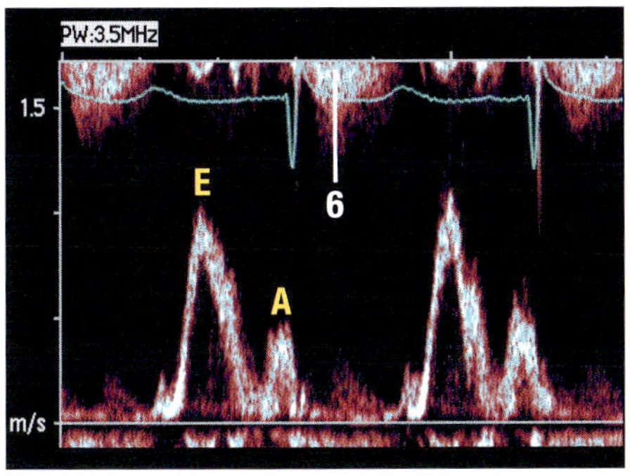

Abb. 91.3

Flußquantifizierung mit Dopplerspektrum

Zur Ableitung eines diastolischen Dopplerspektrums via AV-Klappe positioniert man nun das Meßfenster in der Mitte des Blutflusses im Bereich der Spitzen der Segelklappe (Abb. 91.2).

Bei Positionierung zu weit ventrikelwärts von den Klappen wird im abgeleiteten Spektrum der frühdiastolische Einstrom verstärkt und die atriale Komponente vermindert dargestellt.

Bei korrekter Einstellung stellt sich das physiologische Dopplerspektrum der AV-Klappen in Form eines „M“ dar (Abb. 91.3):

Die erste, höhere Spitze kennzeichnet den frühdiastolischen Einstrom in den relaxierten Ventrikel und wird als E-Welle bezeichnet (E wie early).

Die zweite, kleinere Spitze (A-Welle) entsteht durch die Vorhofkontraktion (A wie atrial).

Aus den maximalen Geschwindigkeiten von E- und A-Welle wird der E/A-Quotient bestimmt (Tab. 92.5). Dieser Wert ist abhängig vom Lebensalter: Er ist bei jungen Menschen höher und nimmt mit steigendem Alter ab. Er ist auch abhängig von Herzfrequenz und HZV: Bei steigender Herzfrequenz nimmt wegen der Verkürzung der Diastole die Bedeutung der Vorhofkontraktion für die Ventrikelfüllung zu, so daß im Dopplerspektrum eine Betonung der A-Welle und damit eine Verringerung des E/A-Quotienten resultiert. Liegt ein pathologischer Wert bei intakter AV-Klappe vor, so ist dieser meist Ausdruck einer diastolischen Funktionsstörung des Ventrikels, das heißt einer Störung der frühdiatolischen Relaxation oder der Dehnbarkeit (compliance) des Ventrikels.

Linksventrikulärer Ausflußtrakt und Aorta

Die Darstellung des Flusses durch die Aortenklappe und im LVOT gelingt in der Regel am besten aus dem apikalen 5-Kammerblick (s. S. 89). Hierbei sollte der Schallkopf so geführt werden, daß der Schallstrahl möglichst parallel zum Fluß im LVOT gelegt wird. Nach korrekter Einstellung des B-Bildes kann man auch hier mit Hilfe der Farbkodierung einen Überblick über die Flußverhältnisse gewinnen. Dabei sieht man unter physiologischen Bedingungen in der Systole einen vom Schallkopf weg gerichteten, laminaren Fluß (↙) im linksventrikulären Ausflußtrakt und im Bereich der Aortenklappe (Abb. 92.1). Durch die hohe Geschwindigkeit des Blutflusses kann es dabei zu einem Aliasing-Phänomen kommen, wenn die Nyquist-Grenze überschritten wird (s. S. 10).

Zur Ableitung des Dopplerspektrums positioniert man das Meßfenster nun in die Aorta, direkt hinter die Klappe (Abb. 92.2a). Das normale Dopplerspektrum der Aorta zeigt sich dann in Form eines laminaren, systolischen Blutstroms in die Aorta mit schnellem Anstieg und Abfall der Flußgeschwindigkeit (Abb. 92.2b). Diastolisch sollte sowohl im Farbbild als auch im Dopplerspektrum kein Rückfluß durch die Klappe sichtbar sein.

Mit Hilfe des Dopplerspektrums im Bereich der Aortenklappe läßt sich auch das Schlagvolumen des Herzen anhand der unten stehenden Formel (Tab. 92.3) errechnen. Dabei entspricht das VTI (velocity time integral) dem Integral der Flußkurve, also der Fläche unter der Dopplerkurve. Dieses kann planimetrisch bestimmt werden. A ist die durchströmte Fläche der Aortenklappe und kann z. B. durch Messen des Durchmessers der geöffneten Klappe mit Hilfe der Kreisgleichung bestimmt werden ($2 \cdot \pi \cdot r^2$). Da der Radius aber in der 2. Potenz in diese Formel eingeht, führen kleine Meßfehler schon zu großen Abweichungen.

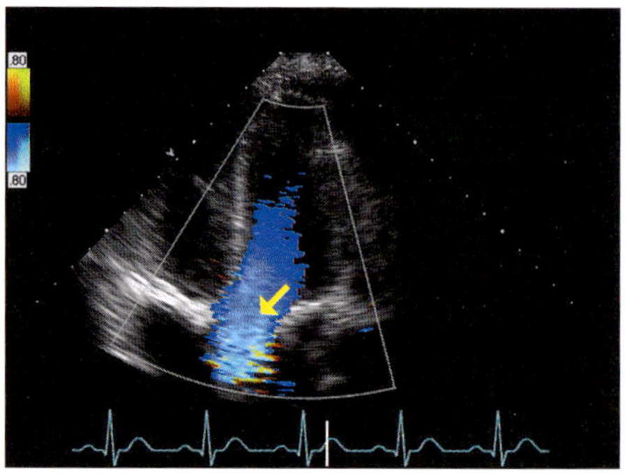

Abb. 92.1

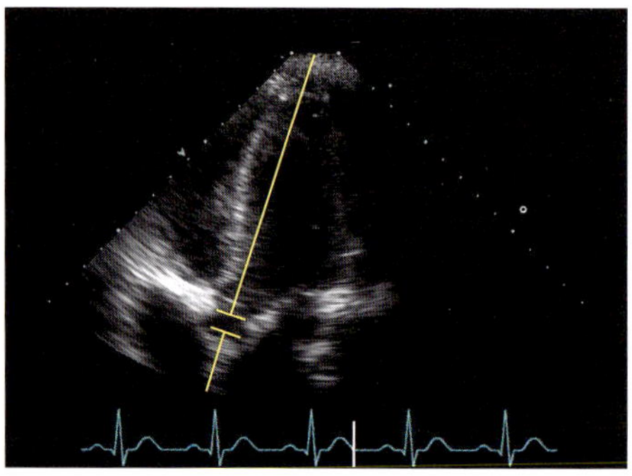

Abb. 92.2a

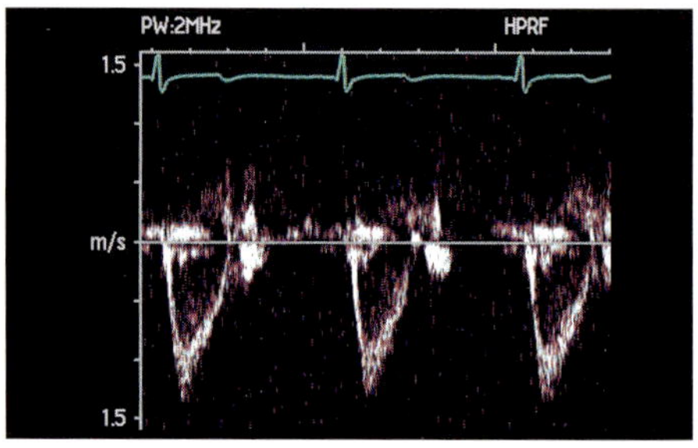

Abb. 92.2b

Schlagvolumen des Herzens

SV = A · VTI	SV = Schlagvolumen (ml) VTI = velocity time integral (cm)	A = Querschnittsfläche der Aorta (cm²)

Tab. 92.3

Rechtsventrikulärer Ausflußtrakt und Pulmonalis

Zur Beurteilung des Blutflusses im RVOT bietet sich die Einstellung des Truncus pulmonalis aus der kurzen parasternalen Achse, auf Höhe der Aortenwurzel an (Abb. 92.4a). Hier wird ein spitzer Winkel zum Blutstrom und somit eine gute Voraussetzung zur Ableitung von Dopplerspektren erreicht. Analog zur Aorta wird nach der Orientierung im Farbmodus das Meßfenster des PW-Dopplers in die Mitte des Blutstroms, direkt hinter der geöffneten Klappe positioniert (Abb. 92.4b). Dabei ergibt sich ein ähnliches Spektrum wie in der Aorta, welches allerdings niedrigere Maximalgeschwindigkeiten aufweist (Abb. 92.4c; Tab. 92.5, [9.1]).

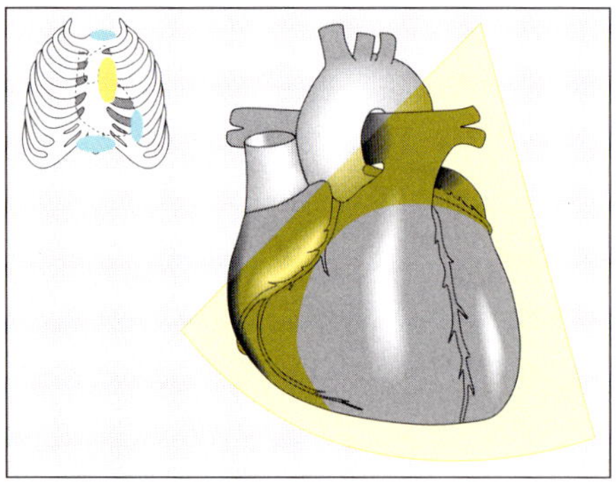

Abb. 92.4a

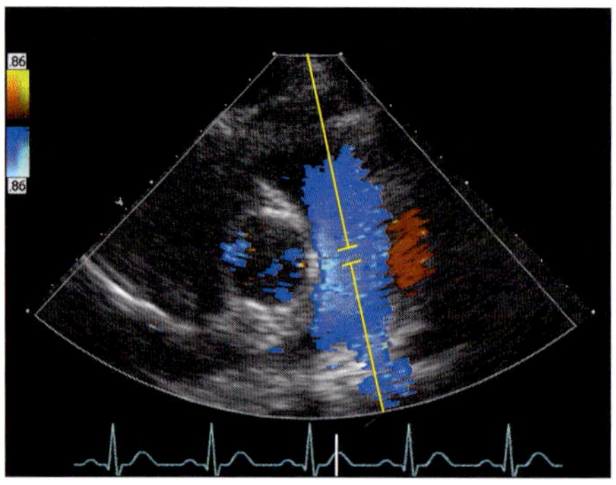

Abb. 92.4b

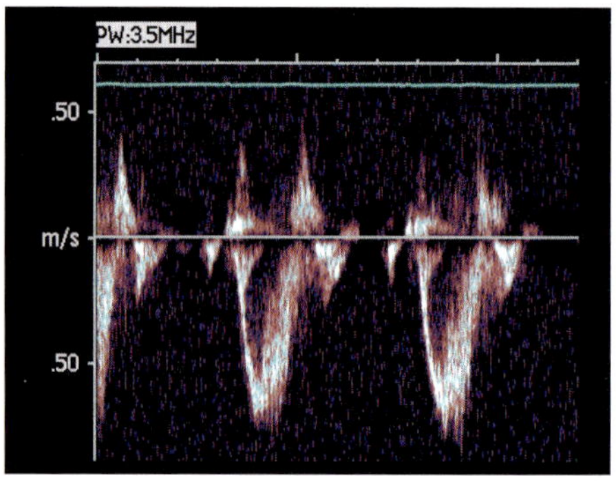

Abb. 92.4c

Normwerte für Maximalgeschwindigkeiten

Aorta	1,35 m/sec	1,0–1,7 m/sec	**A. pulmonalis**	0,75 m/sec	0,6–0,9 m/sec
Mitralis			**Tricuspidalis**		
E-Welle	0,72 m/sec	± 0,14 m/sec	E-Welle	0,51 m/sec	± 0,07 m/sec
A-Welle	0,40 m/sec	± 0,10 m/sec	A-Welle	0,27 m/sec	± 0,08 m/sec
E/A Quotient	1,9	± 0,6	E/A Quotient	2,0	± 0,5

Tab. 92.5

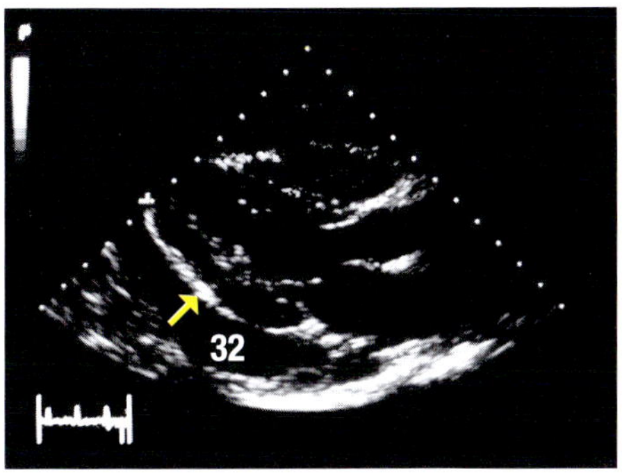

Abb. 93.1

Pathologie

Perikarderguß

Hier ist ein parasternale lange Achse bei einem Patienten mit einem Perikarderguß dargestellt (Abb 93.1). Man erkennt einen ca. 1-2 cm breiten echoarmen Saum **(32)** nahezu um das gesamte Herz. Typisch ist die Echoverstärkung am Epikard (↗), das kleine Kavum des linken Ventrikels sowie die scheinbare Hypertrophie des linken Ventrikels. Im bewegten 2D-Bild flottiert das Herz charakteristisch im Erguß.

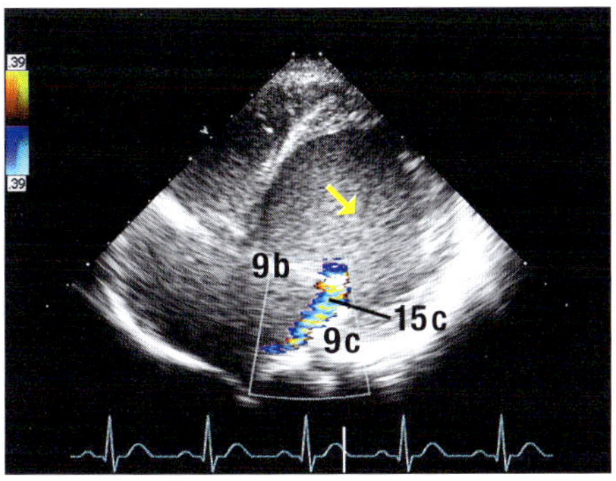

Abb. 93.2

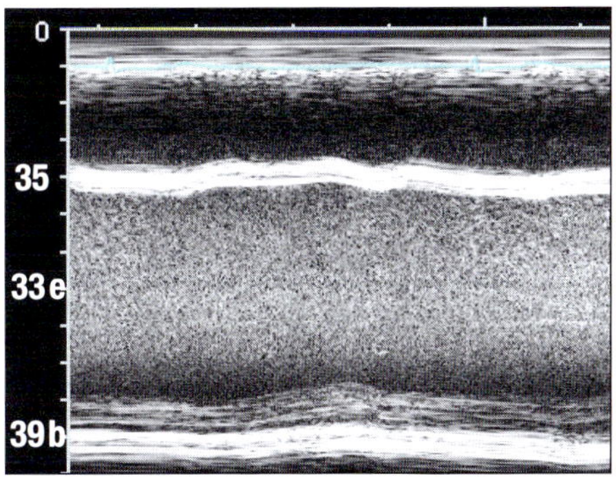

Abb. 93.3

Dilatative Kardiomyopathie

Abb. 93.2 zeigt das klassische Bild einer dilatativen Kardiomyopathie im apikalen 4-Kammer-Blick. Der linke Ventrikel hat einen vergrößerten Innendurchmesser und erscheint vermehrt gerundet. Aufgrund der geringen Blutflußgeschwindigkeit innerhalb des Ventrikels kommt es zum Auftreten von Spontankontrast (↘) im linksventrikulären Kavum. Durch die Dehnung des Mitralklappenringes **(9b/c)** kommt es häufig zur sekundären Mitralinsuffizienz, erkennbar am hochfrequenten Rückstrom **(15c)** von Blut durch die geschlossene Mitralklappe in den linken Vorhof, dargestellt als hauptsächlich bauer Jet unterhalb der Mitralklappe.

In der M-Mode-Registrierung (Abb. 93.3) läßt sich sowohl der vergrößerte, enddiastolische, linksventrikuläre Diameter vermessen, als auch die mangelnde Bewegung des Septums **(35)** und der Hinterwand **(39b)** erkennen. Bei diesem 10-jährigen Mädchen hat der linke Ventrikel einen Durchmesser von nahezu 6 cm und zeigt eine Verkürzungsfraktion von nur ca. 15 %.

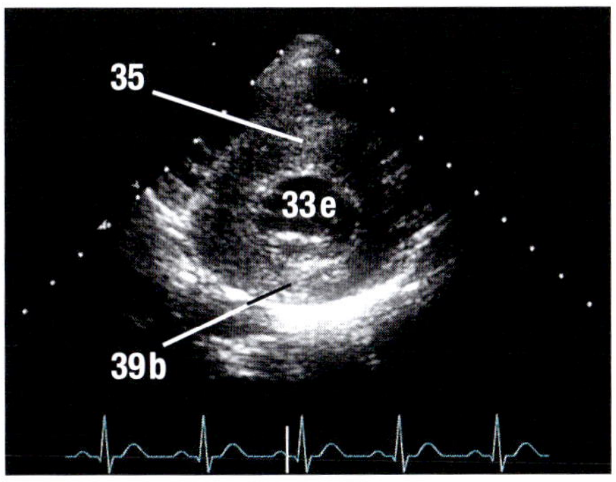

Abb. 93.4

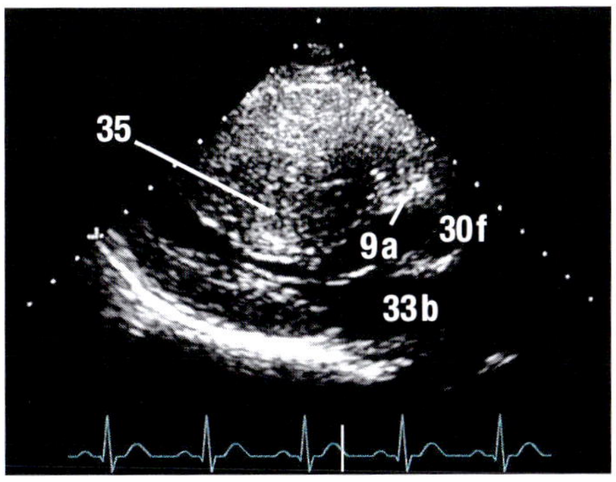

Abb. 93.5

Hypertrophe obstruktive Kardiomyopathie

Hier sehen Sie einen Schnitt in einer kurzen Achse durch den massiv hypertrophierten Ventrikel bei einer hypertrophen Kardiomyopathie (Abb. 93.4). Das Kavum des linken Ventrikels **(33e)** ist typischerweise klein, die Hinterwand des linken Ventrikels **(39b)** und mehr noch das interventrikuläre Septum **(35)** enorm stark hypertrophiert. Deutlicher wird der Befund in der langen Achse (Abb. 93.5). Es handelt sich um ein systolisches Bild mit stark eingeengtem Kavum des linken Ventrikels. Die massive Hypertrophie des Septums **(35)** mit einem Durchmesser von über 3 cm wölbt sich in den linksventrikulären Ausflußtrakt vor und führt dort zu einer deutlichen Obstruktion. Der Aortenklappenring **(9a)** und die Aorta **(30f)** sind normal weit.

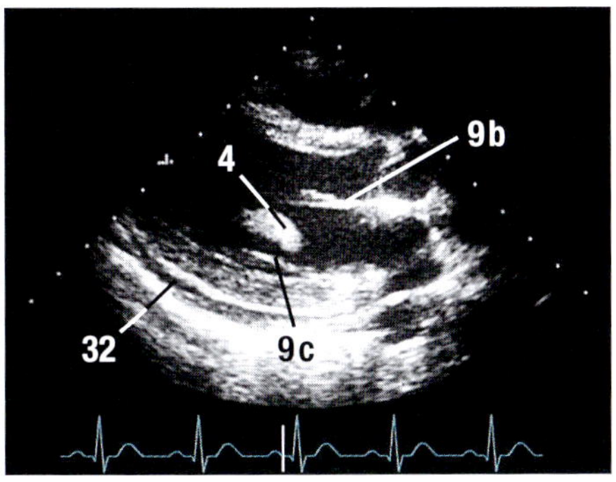

Abb. 93.6

Bakterielle Endokarditis

Das nebenstehende diastolische Bild (Abb. 93.6) zeigt einen Schnitt in der langen Achse bei einem Patienten mit bakterieller Endokarditis. Die Mitralklappe ist geöffnet. Zwischen dem vorderen **(9b)** und dem hinteren **(9c)** Mitralklappensegel befindet sich eine echodichte, frei flottierende Struktur **(4)**, welche dem Mitralklappenapparat angeheftet ist. Es handelt sich hierbei um eine große endokarditische Auflagerung. Hinter dem linken Ventrikel findet sich ein Erguß **(32)** als Ausdruck der Pankarditis bei diesem schwerkranken Patienten.

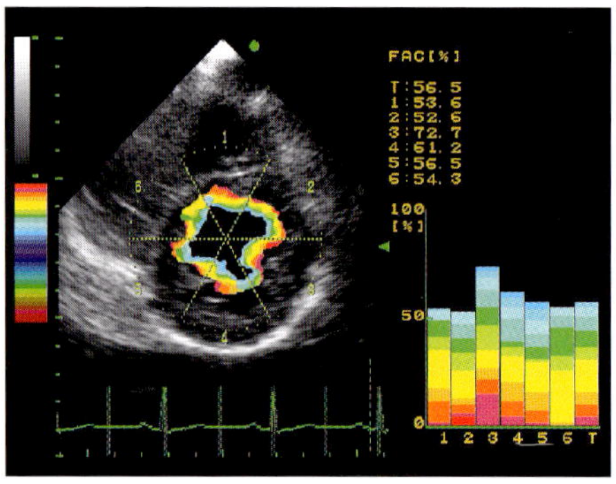

Abb. 94.1

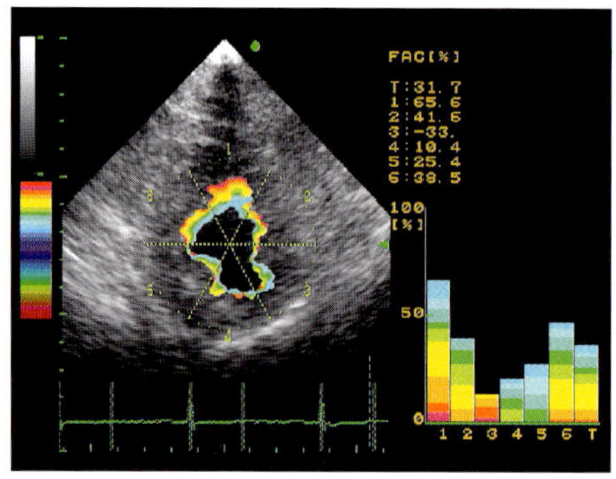

Abb. 94.2

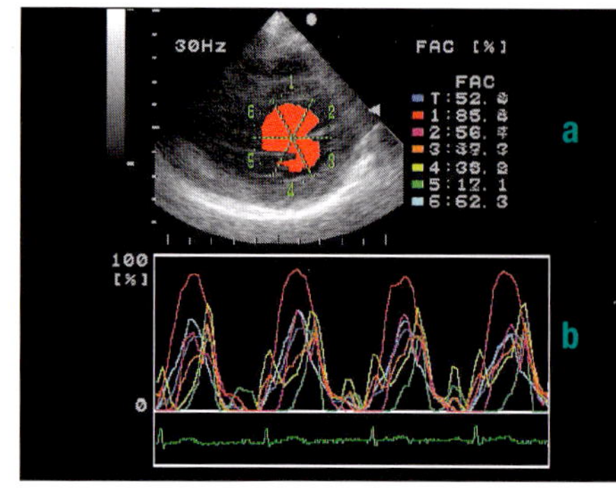

Abb. 94.3

Analyse von Wandbewegungsstörungen

Eine neuere Methode zur Beurteilung der segmentalen Wandbeweglichkeit wird als „Automatic segmental motion analysis" (A-SMA) bezeichnet: Sie wird mit dem Ziel eingesetzt, segmentale kardiale Kontraktionsstörungen automatisch erfassen und räumlich zuordnen zu können. Mit Hilfe einer geräteinternen, hochauflösenden digitalen Konversion wird die Endokardkontur während des Herzzyklus alle 40 ms erkannt und in Echtzeit farbkodiert dargestellt. So entsteht eine farbige Repräsentation des Bewegungsablaufes, welche über die Zeitdauer eines Herzzyklus auf dem Monitor erhalten bleibt und erst mit Beginn des neuen Zyklus wieder gelöscht wird.

Abb. 94.1 zeigt den linken Ventrikel in einer parasternalen kurzen Achse auf Papillarmuskelebene bei einem Kontrollpatienten. Die Enddiastole ist rot, die Endsystole blau codiert. Es resultiert eine im wesentlichen homogene Wandbewegung auf hohem Niveau. Gleichzeitig wurde das linksventrikuläre Kavum in 6 Segmente eingeteilt um den Kontraktionsablauf dieser sechs Segmente separat darzustellen. Aus enddiastolischer und endsystolischer Segmentfläche errechnet sich die Flächenänderungsfraktion (Fractional area change: **FAC**, Tab. 94.4, Abb. 94.1), die dem Durchschnitt aller Segmente **(T)** gegenübergestellt wird. Ein Balkendiagramm zeigt die homogene Kontraktion aller Wandsegmente. In Abb. 94.2 ist dagegen ein linker Ventrikel mit global und besonders regional eingeschränkter Wandbewegung abgebildet, hier besonders im Segment 3 und 4, der Hinterwand des linken Ventrikels.

Die jeweilige Flächengrösse kann auch im zeitlichen Ablauf als Liniendiagramm dargestellt werden. In Abb. 94.3b repräsentiert jede Farbe ein anderes Segment. Der gesteigerten Funktion des Segmentes 1 (rot, FAC=85%) steht die schlechte Funktion des Segmentes 5 (grün, FAC=17%) gegenüber, das frühsystolisch keine und spätsystolisch bzw. frühdiastolisch nur eine sehr abgeschwächte Kontraktion zeigt.

Flächenänderungsfraktion in der Echokardiographie: (FAC)

$$FAC = \frac{A_{ed} - A_{es}}{A_{ed}} \times 100\,\%$$

FAC = fractional area change

A_{ed} bzw. A_{es} = enddiastolische bzw. endsystolische Fläche

Tab. 94.4

Klappenvitien

Aortenklappenstenose

In Abb. 94.5 ist ein apikaler 5-Kammer-Blick mit linkem Ventrikel **(33e)**, LVOT und Aortenklappe **(9a)** dargestellt. Die Klappe ist verdickt, sehr echoreich und deutlich bewegungseingeschränkt. In der Systole findet sich ein turbulenter Fluß (↖) jenseits der Aortenklappe in der ascendierenden Aorta. Gleichzeitig stellt sich eine geringe Mitralinsuffizienz als kleine Farbwolke (↑) unterhalb der geschlossenen Mitralklappe dar. In der Diastole (Abb. 94.6) findet sich zusätzlich ein Regurgitationsjet **(15c)** im LVOT als Ausdruck einer Aorteninsuffizienz. Es handelt sich um eine schwere, degenerative Aortenklappenstenose bei einer älteren Frau. Der Dopplergradient betrug 65 mm Hg.

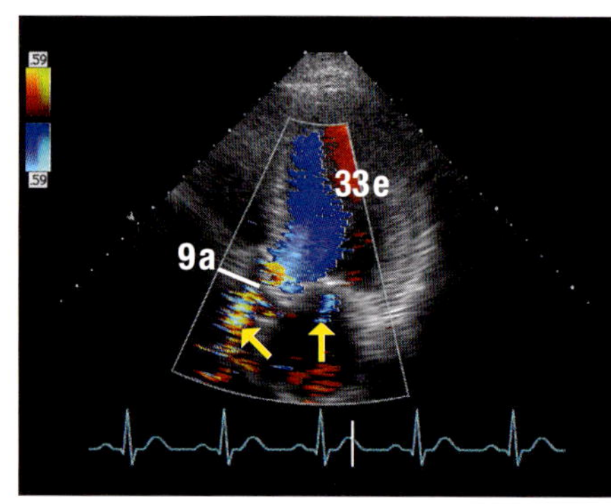

Abb. 94.5

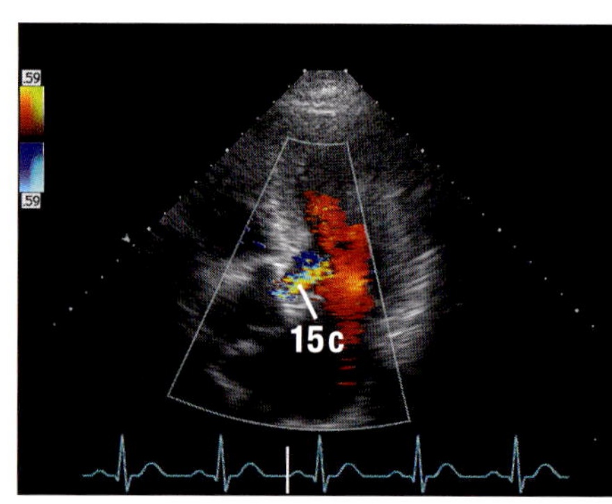

Abb. 94.6

Klappenprothese

Dia Abb. 94.7 zeigt einen 4-Kammer-Blick bei einer Patientin mit Björk-Shiley-Kippscheibenprothese in Mitralposition. In dem diastolischen Bild sind die AV-Klappen geöffnet. Die metalldichte Kunstklappe (→ ←) ist sehr echodicht und erzeugt im dahinter liegenden Vorhof ein Wiederholungsartefakt **(19)**, sowie seitlich davon einen Schallschatten **(18)**. Links und rechts der schrägstehenden Kippscheibe stellt sich ein beschleunigtes Flußmuster (↙) vom Vorhof in den Ventrikel dar.

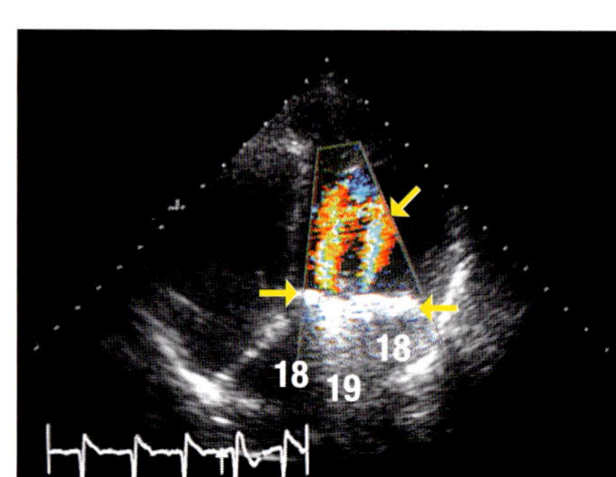

Abb. 94.7

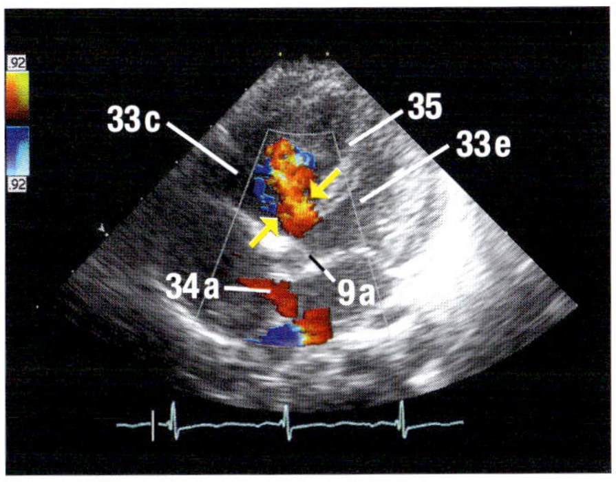

Abb. 95.1

Kongenitale Vitien

Ventrikelseptumdefekt

Hier sehen sie einen subcostalen Fünf-Kammer-Blick bei einem 3 Monate alten Jungen mit einem Ventrikelseptumdefekt (Abb. 95.1). Das interventrikuläre Septum **(35)** zeigt subaortal im perimembranösen Septum einen Defekt (↗ ↙) direkt unterhalb der Aortenklappe **(9a)**. Bei diesem systolischen Bild findet sich ein deutlicher, rotkodierter Shunt vom linken in den rechten Ventrikel. Zusätzlich stellt sich im Vorhofseptum ein kleiner Defekt **(34a)** dar, ebenfalls mit Links-Rechts-Shunt vom linken in den rechten Vorhof.

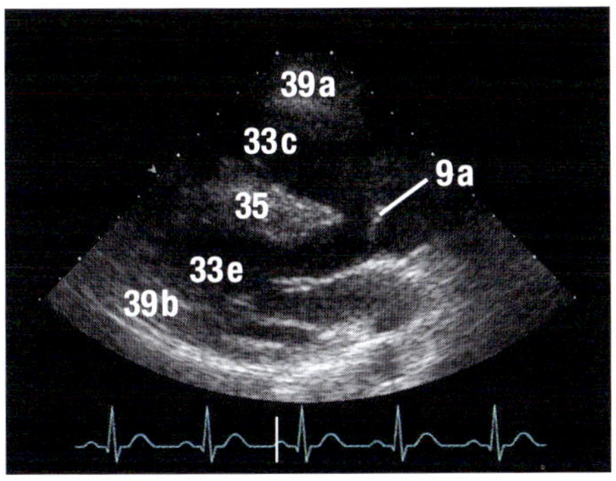

Abb. 95.2

Fallot'sche Tetralogie

Bei dieser 13-jährigen Patientin handelt es sich um eine typische Konstellation der Fallot'schen Tetralogie: In der langen Achse stellt sich das Ventrikelseptum **(35)** zwischen rechtem **(33c)** und linkem Ventrikel **(33e)** dar (Abb 95.2). Es endet kurz unterhalb der geschlossenen Aortenklappe **(9a)** und läßt einen ca. 1 cm großen Ventrikelseptumdefekt bestehen. Der Aortenklappenring ist deutlich auf nahezu 4 cm erweitert, die Aorta reitet oberhalb des Ventrikelseptumdefektes. Die Mitralklappe ist offen, der linke Vorhof **(33b)** ist eher klein. Die rechts-ventrikuläre Vorderwand **(39a)** hat einen ebenso großen Durchmesser wie die links-ventrikuläre Hinterwand **(39b)** im Sinne einer starken rechtsventrikulären Hypertrophie.

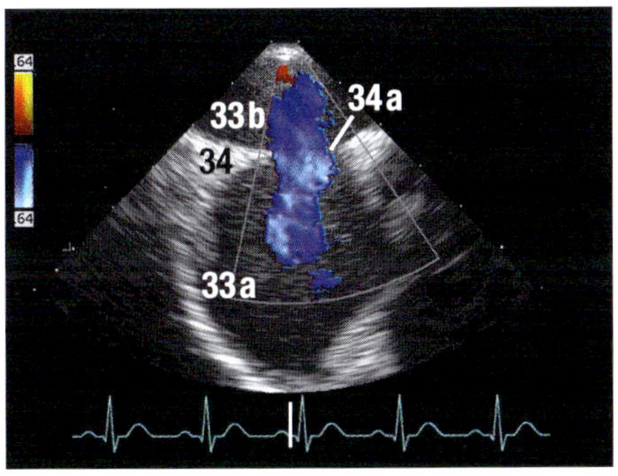

Abb. 95.3

Vorhofseptumdefekt

In Abb. 95.3 ist ein atrialer Septumdefekt (ASD) mittels einer transösophagealen Echokardiographie (TEE) dargestellt. Zur TEE wird ein beweglicher Schallkopf in den Ösophagus eingeführt. Der Vorteil der TEE gegenüber der konventionellen, transthorakalen Echokardiographie besteht in der unmittelbaren Nähe von Ösophagus und Herz, welche die Verwendung von sehr hochfrequenten (5–10 MHz) Schallköpfen, mit wesentlich besserer Ortsauflösung, gestattet. Bei der transösophagealen Echokardiographie schauen wir von dorsal auf das Herz, d.h. schallkopfnah befindet sich der linke Vorhof **(33b)** und schallkopffern, unten im Bild, der rechte Vorhof **(33a)**. Weiterhin stellt sich das Vorhofseptum **(34)** quer getroffen mit einem zentral gelegenen Defekt **(34a)** dar. Der breite Shuntfluß vom linken in den rechten Vorhof ist blau codiert, als Fluß nach unten abgebildet. Der Vorhofseptumdefekt hat einen Durchmesser von ca. 1 cm.

Kritische Wertung

Die Begeisterung für die Anwendung der Echokardiographie ergibt sich aus dem nicht invasiven Charakter der Methode, die nahezu beliebig oft und zu jeder Zeit und nahezu überall wiederholbar ist. Sie kann heutzutage fast alle Informationen zu Anatomie und Funktion des Herzens geben. Sie ist einsetzbar in der ambulanten Diagnostik, auf der Station zur Notfalldiagnostik und selbst im OP oder bei der Herzkatheteruntersuchung. Diese vielfältigen Anwendungsmöglichkeiten werden nur gering geschmälert durch Limitationen der Methode, da sie nicht bei allen Patienten anwendbar ist, z.B. bei schlechtem Schallfenster, bei Adipositas oder pulmonalem Emphysem. Mit neueren Methoden wie dem Tissue-harmonic-imaging kann allerdings die Bildqualität bei diesen schwierigen Patienten deutlich verbessert werden. Zusätzlich können Echokontrastmittel die Wanderkennung erleichtern (s.S. 14). Abb. 96.1a zeigt einen apikalen 2-Kammer-Blick des linken Ventrikels und linken Vorhofes, bei dem die laterale Endo- und Myokarderkennung unmöglich ist, und der apikale Bereich Artefakt überlagert ist. Der Einsatz von 0,2 ml Echokontrastmittel und die Verbesserung der Kontrastierung durch harmonic-imaging ermöglicht eine genaue Abgrenzung des jetzt kontrastdicht in weiß dargestellten linksventrikulären Kavums (incl. zweier Aussparungen durch Teile des Aufhängeapparates der Mitralklappe) von dem kontrastarm in schwarz abgebildeten Myokard (Abb. 96.1b).

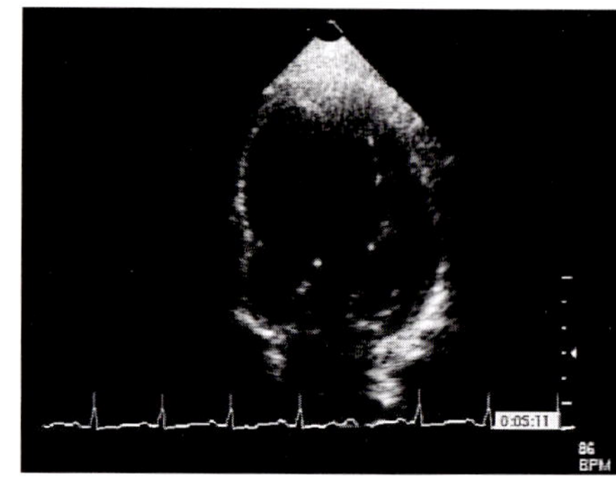

Abb. 96.1a

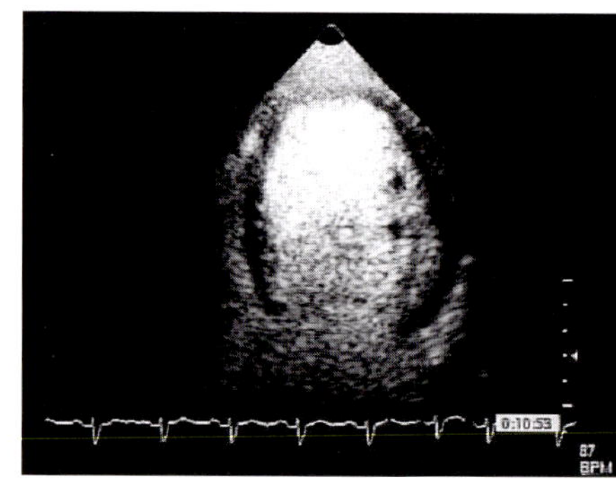

Abb. 96.1b

Nicht alle kardialen Strukturen, wie z.B. die Koronarterien, können ausreichend genau dargestellt werden. Hierzu sind andere bildgebende Verfahren notwendig, wie z.B. die Angiographie. Andererseits ist die Echokardiographie in der Lage, bei komplexeren Fragestellungen hilfreiche funktionelle Informationen zu liefern, auch wenn dann oft zusätzliche Techniken nötig werden, wie die Kontrastmittel-Echokardiographie, die Stressechokardiographie unter Dobutamin oder unter Belastung oder die transösophageale Echokardiographie. Dies geschieht dann allerdings meist zum Preise einer etwas höheren Invasivität.

Der rasante Fortschritt in der Entwicklung der echokardiographischen Geräte z.B. in der farblichen Kodierung von Wandbewegungen, in der dreidimensionalen Verarbeitung von echokardiographischen Bildern oder in der Doppler-echokardiographischen Darstellung von koronararteriellem Fluß läßt uns auf weitere verbesserte Einsatzmöglichkeiten der Echokardiographie hoffen.

Quiz – Testen Sie sich selbst:

Frage 1, zu Abb. 96.2

- **a.** Welcher Schnitt ist dargestellt?
- **b.** Sind Herzklappen, Herzbinnenräume und Myokard normal?
- **c.** Wie würden Sie die Veränderung echomorphologisch beschreiben?
- **d.** Was ist Ihre Verdachtsdiagnose?

Frage 2, zu Abb. 96.3

- **a.** Welcher Schnitt ist dargestellt?
- **b.** Sind die dargestellten Herzstrukturen und Blutflüsse normal?
- **c.** Achten Sie auch auf die Phase des Herzzyklus im mitabgebildeten EKG!
- **d.** Wie lautet Ihre Verdachtsdiagnose?

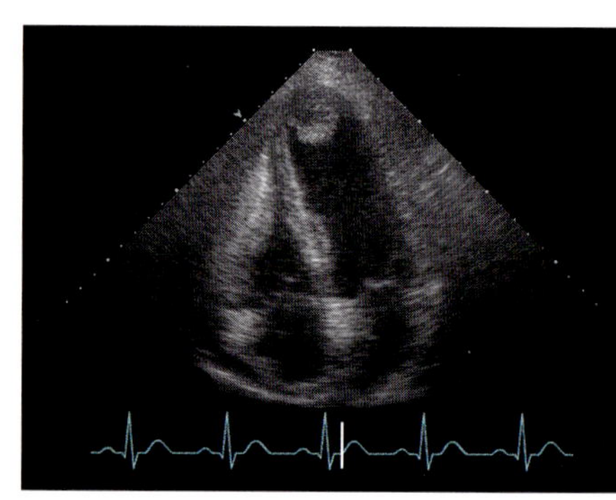

Abb. 96.2

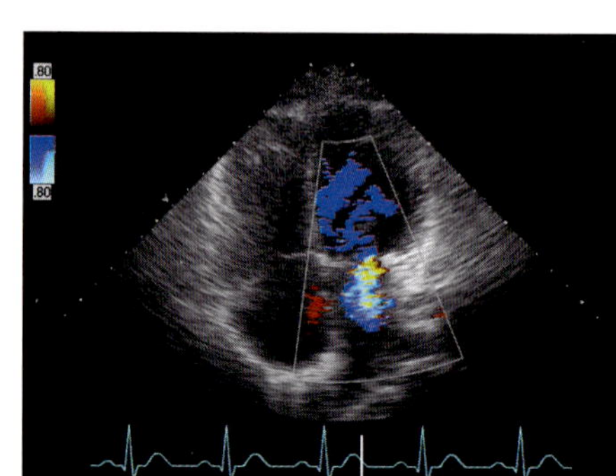

Abb. 96.3

MALLINCKRODT

Optison

Kontraste setzen in der Echokardiographie

IMAGING

Fundamental Mode
Nativ

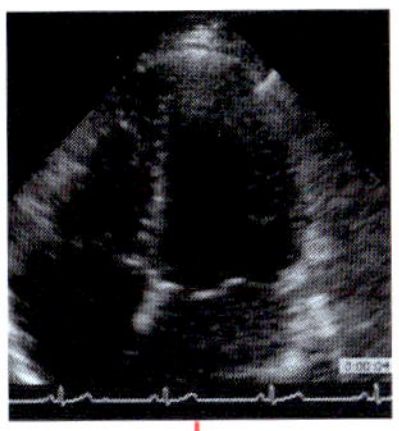

Harmonic Imaging
Nativ

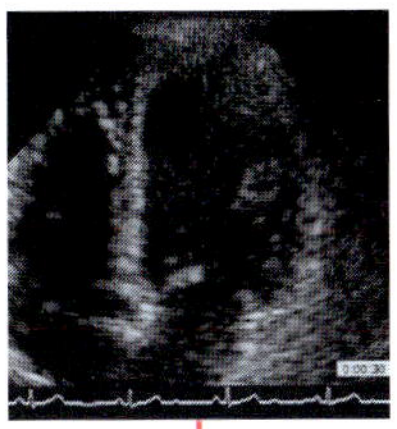

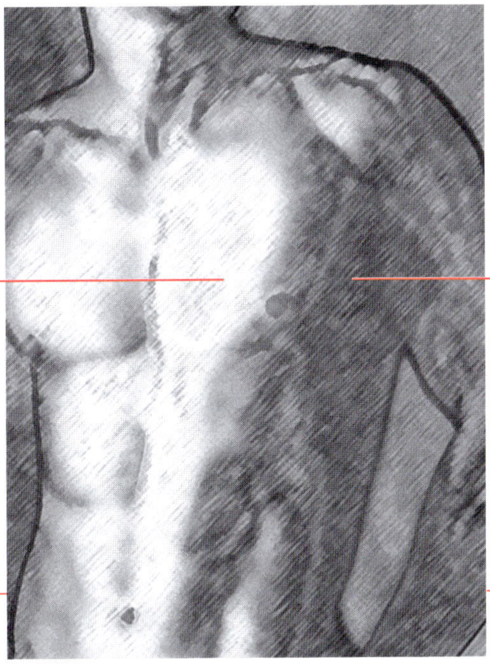

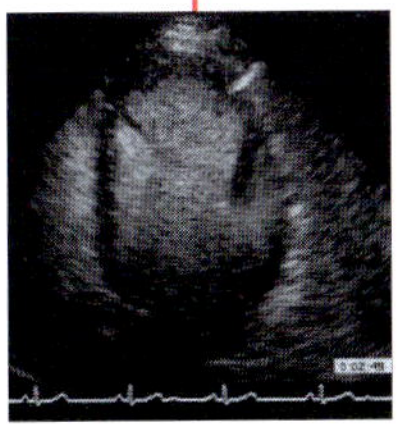

Fundamental Mode
Mit Optison

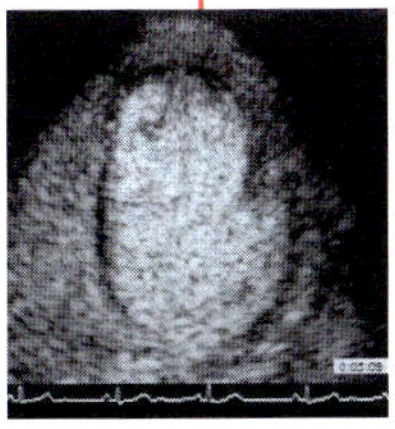

Harmonic Imaging
Mit Optison

Mallinckrodt Medical GmbH · Imaging Division · Josef-Dietzgen-Straße 1-3 · D-53773 Hennef/Sieg · Tel.: +49-2241/887-0 · Fax: +49-2242/887-230

Rätsellösungen

Kapitel 1. Grundlagen

zu Frage 1.

Als Pulsrepetitionsfrequenz wird die Rate der Schallimpulse pro Zeit bezeichnet, mit der das Gewebe vom Schallkopf beschallt wird. Ein Aliasing-Phänomen (Farbumschlag über helle Farbanteile des Spektrums oder abgeschnittene Kurven im Spektrum) entsteht dann, wenn die maximale gemessene Frequenz verschiebung die Nyquistgrenze PRF/2 bei schnellen Geschwindigkeiten überschreitet. Die Möglichkeiten zur Aliasing Kompensation entnehmen Sie bitte der Tab. 10.6.

zu Frage 2.

Reihenfolge:

- B-Bild
  1. Schritt: Gefäßverlauf schräg zum SK einstellen
  2. Schritt: Gain auf niedriges Niveau herunterregeln
  3. Schritt: Nur eine Fokuszone auf die Tiefe des Gefäßes fokussieren
- Farbbild
  1. Schritt: beam steering (weg von 90° !)
  2. Schritt: PRF an die aktuelle Geschwindigkeit anpassen
  3. Schritt: Farbgain zunächst übersteuern und dann soweit zurückregeln, daß gerade nur noch das Gefäßlumen (ohne paravasale Farbpixel) farbkodiert wird
- Spektrum
  1. Schritt: Sample Volume in die zentralen 2/3 des Gefäßlumens positionieren
  2. Schritt: PW-Gain auf ein gutes Kontrast-zu-Rausch-Niveau einstellen; nicht übersteuern, Hintergrund soll schwarz sein - aber auch nicht nicht untersteuern
  3. Schritt: Nullinien-Nievau an Spetrumanteile oberhalb und unterhalb der Nullinie adjustieren
  4. Schritt: Geschwindigkeitsbereich (PRF) anpassen, falls trotzdem Aliasing auftritt

Die Optimierung des beamsteerings macht häufig eine erneute Anpassung der PRF notwendig, so daß eine vorherige PRF-Anpassung überflüssig ist und nur wiederholt werden müßte (unnötiger Zeitverlust).

zu Frage 3.

Die häufigsten Ursachen einer mangelhaften Farbkodierung bei Arterien sind:

- zu hoch eingestelltes Gain des B-Bildes
- zu stumpfer Beschallungswinkel
- zu niedriges Farb-Gain

zu Frage 4.

Die häufigsten Ursachen für eine schlechte Farbkodierung von Venen sind:

- PRF noch zu hoch eingestellt
- Wandfilter zu hoch
- zu stumpfer Beschallungswinkel
- beamsteering ausnutzen!

zu Frage 5.

Der Effekt der Kontrastverstärker beruht auf massiv vermehrten Impedanzsprüngen im fließenden Blut durch die injizierten Mikrobläschen. Die Schallintensität des Echos wird um bis zu 20 dB angehoben. Am besten in Kombination mit dem Power Mode und Second harmonic imaging anwenden.

Kapitel 2. Hirnversorgende Gefäße

zu Frage 1. und 2.

siehe Seite 18

Kapitel 3. Schilddrüse

zu Frage 1.

Siehe Steckbriefe S. 26-27.

zu Frage 2.

a. Diffus echoarme Struma mit stärkster diffuser Hypervaskularisation.
b. Diffus echoarme Struma mit mäßiggradiger Hypervaskularisation.
c. Regellos geformte echoarme Areale mit mäßiger Hypervaskularisation.
d. Raumforderungen wechselnder Echogenität mit oder ohne Halo und meist peripherer, seltener zentraler Vaskularisation.

zu Frage 3.

M. Basedow.

zu Frage 4.

Abb. 30.3 s. Steckbrief akute Lymphadenitis, S.27
Abb. 30.4 s. Steckbrief malignes Lymphom, S.27

zu Frage 5.

Im Bereich der V. subclavia.

Kapitel 4. Abdomen

zu Frage 1. (Abb. 42.1)

1. Ebene: OBB-Transversalschnitt
2. Leitstrukturen AO **(30b)**, VCI **(76)**, TC **(71)**, A. hepatica communis **(67a)**, A. lienalis **(71c)**, Leber **(60)**, Wirbelkörper **(21b)**
3. Darstellungsmodi: Farb-Mode (linker Bildabschnitt) und Power-Mode (Abschnitt rechts oben)
4. s. Tabelle

Flußrichtung	Gefäße
auf den SK zu	AO, TC, proximale AHC, proximale A.lienalis
vom SK weg	VCI, distale A.lienalis, distale AHC

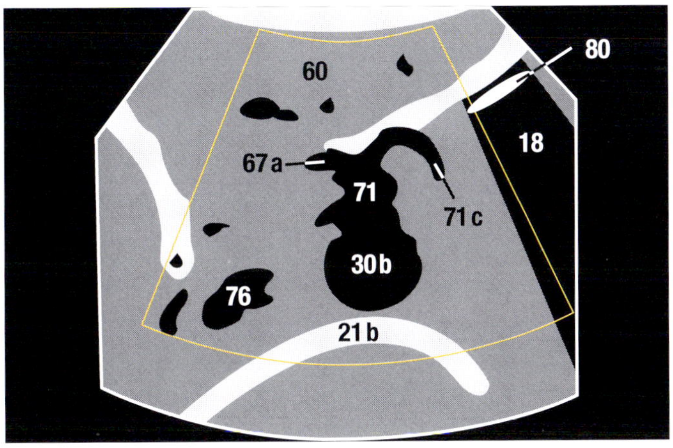

Skizze zu den Antworten 1-4

5. Flußphänomene: Strömunsumkehr im TC-Aliasing
6. Suspekter Befund: Dilatation des TC-Aliasing
7. Diagnose: TC-Aneurysma wegen poststenatischer Dilatation

zu Frage 2. (Abb.42.2)

1. Ebene: Transversalschnitt unmittelbar, kranial der AO-Bifurkation
2. Leitstrukturen: AO
3. Darstellungsmodi: Farb-Mode
4. Gefäße, Flußrichtugen: AO
5. Meßwerte: Weite des durchflossenen und des gesamten Lumens.
6. Suspekter Befund: extentrisches, unregelmäßig durchflossenes Lumen
7. Diagnose: teilthrombosiertes BAA mit Rupturgefahr

Kapitel 5. Nephrologie und Urologie

zu Frage 1.

Der RI in den Interlobararterien der poststenotischen Niere liegt um mehr als 0,05 niedriger als auf der Gegenseite.

zu Frage 2.

Geschwindigkeiten von > 200 cm/s sind verdächtig auf das Vorliegen einer Stenose.

zu Frage 3.

Hochgradiger Verdacht auf beidseitige NAST (0,50 liegt erhelich unter dem Altersnormbereich von 0,707-0,855 (s. Tab. 45.2)

zu Frage 4.

Abgangsnah normale Flußgeschwindigkeit (113 cm/s). Im mitteleren Anteil der Nierenarterie zeigt die Farbkodierung Turbolenzen (Pfeil) mit einer Flußgeschwindigkeit auf 210 cm/sec. Somit Stenose der rechten Nierenarterie im mittleren Drittel.

zu Frage 5.

Dargestellt sind die kaudalen Hodenanteile **(97)** und der Nebenhodenschwanz **(97a)**, der eine deutlich gesteigerte Perfusion aufweist. Auf der asymptomatischen Seite ließ sich bei diesem Patienten kaum Fluß im Bereich des Nebenhodens nachweisen. Diagnose: Epididymitis links

zu Frage 6.

Neben unauffälligen Hodenanteilen **(97)** kommt ein deutlich veränderter, inhomogener Nebenhoden **(97a)** mit zystischen Anteilen **(110)** zur Darstellung. Die geringe Perfusion im farbkodierten Bild spricht gegen einen akut-entzündlichen Prozeß. Differentialdiagnostisch abzugrenzen sind chronische Entzündungen (unspezifisch/spezifisch) und Nebenhodentumoren (Rarität!). Die histologische Untersuchung des Operationspräparates erbrachte den Nachweis einer chronisch-granulomatösen, nekrotisierenden Arteriitis des Nebenhodens (ebenfalls Rarität!).

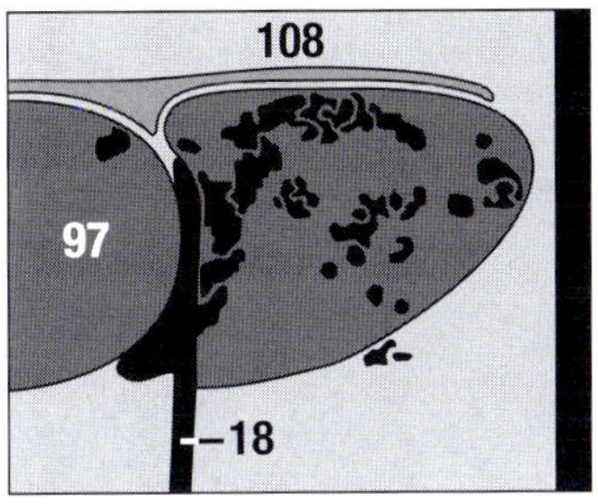

Skizze zu Antwort 5

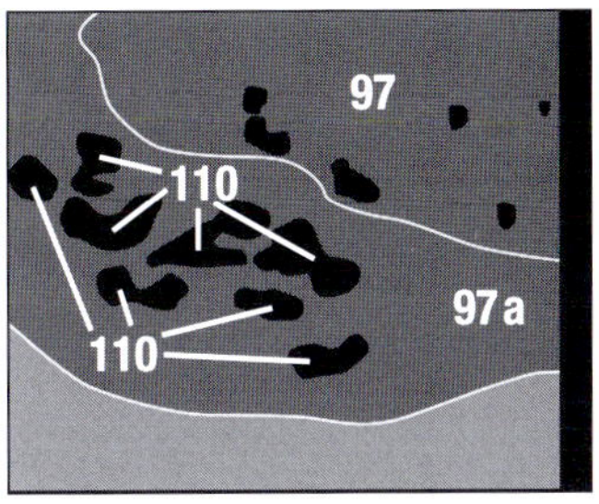

Skizze zu Antwort 6

Kapitel 6. Geburtshilfe und Gynäkologie

zu Frage 1.

V.a. fetale Wachstumsretardierung oder Fehlbildung, SIH, Präeklampsie, Diabetes mellitus,usw.

zu Frage 2.

Die CPR beschreibt die Verteilung des Blutvolumens zwischen dem fetalen Hirn und der Plazenta. Dieser Parameter ist hochsensitiv in der Aufdeckung einer IUGR. Normwert: > 1.

zu Frage 3.

Es liegt eine inhomogene solid-zystische Raumforderung (2 Punkte) mit irregulärer inneren Begrenzung (2 Punkte) vor. Der solide Bereich ist homogen (1 Punkt). Daraus ergibt sich ein Ultraschallscore von 5. Der Befund ist verdächtig. Die FKDS wird in diesem Fall nicht besonderes hilfreich sein (Leukozytose, zweite Zyklusphase).
Verdachtsdiagnose: Tuboovarialer Abszeß DD: Corpus luteum.
Empfehlung: Antibiotische Therapie, Kontrolle in einer Woche

zu Frage 4.

Bei Oligohydramnie mit IUGR und pathologischen Doppler in plazentaren Gefäßen wird eine schwere Plazentainsuffizienz vermutet. Es sollten die MCA, ggf. Aorta, V. umbilicalis und Ductus venosus untersucht werden, um den Zustand des Kindes besser beurteilen zu können. Außerdem sollte eine erweiterte Fehlbildungsdiagnostik (Auschluß eines fetalen Herzfehlers), ggf. Karyotypisierung vogenommen werden.
Bei einem Rückfluß in der A. Umbilicalis ist die sofortige Überweisung an ein Perinatalzentrum indiziert. Wichtig: sofort mit RSD-Prophylaxe (Lungenreifung) beginnen!

Kapitel 7. Extremitätenarterien

zu Frage 1.

Dargestellt ist ein Verschluß der A. fem. superf. mit einem fadenförmigen Restfluß. Die „Stenose“ ist der Beginn eines Umgehungskreislaufes. Typisch ist intrastenotisch (b) eine Erhöhung der PSV um >250%. Poststenotisch (c) liegt ein kontinuierlicher diastol. Vorwärtsfluß bei geringer PSV aufgrund eines poststenotisch erniedrigten peripheren Widerstandes vor. Eine Mehretagenerkrankung mit vorgeschalteten Stenosen erklärt die bereits prästenotisch (a) bestehende PSV-Verringerung.

Die unterschiedliche Skalierung sollte Ihnen ein Hinweis für die richtige Lösung geben.

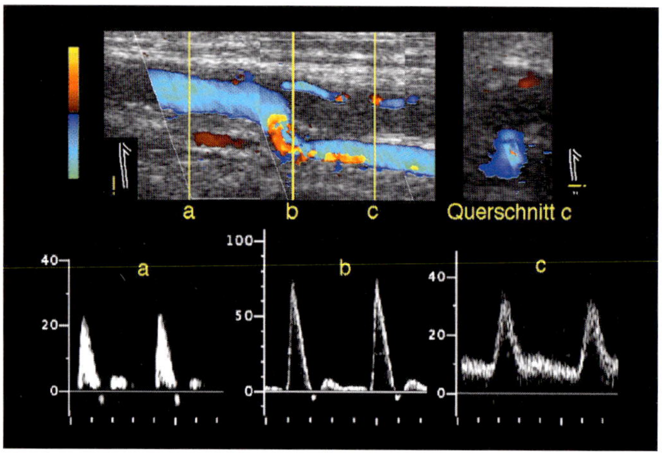

Kapitel 8. Periphere Venen

zu Frage 1.

a. Liegt eine Thrombose vor?
b. Wie ist die Ausdehnung der Thrombose?
c. Wie alt ist die Thrombose?
d. Ist der Thrombus wandadhärent?
e. Ist eine Ursache für die Thrombose erkennbar?

zu Frage 2.

Kraniales Thrombusende in Quer- und Längsschnitt (Farbkodierung), Größenvergleich von thrombosierter Vene und begleitender Arterie im Querschnitt (B-Bild ausreichend)

zu Frage 3.

Bei frischen (< 10d) Thrombosen der unteren Extremität übersteigt der Querdurchmesser der thrombosierten Vene den der begleitenden Arterie um mehr als das Doppelte.

zu Frage 4.

a. Liegt eine venöse Insuffienz vor?
b. Wo liegt der proximale, wo der distale Insuffienzpunkt?
c. Liegen anatomische Varianten im Bereich der saphenopoplitalen Mündung vor?
d. Ist das tiefe Venensystem durchgängig und suffizient?

zu Frage 5.

Im Bereich der V. subclavia.

Kapitel 9. Echokardiographie

zu Frage 1. (Abb. 96.2)

Die **Abb. 96.2** zeigt einen apikalen 4-Kammerblick während der Systole (EKG: Beginn der T-Welle; AV-Klappen geschlossen) (Schemazeichnung: **Abb. 96.2b**). Die Vorhöfe **(33 a/b)**, die AV-Klappen **(9 b/c/d)** und der rechte Ventrikel **(33c)** kommen regelrecht zur Darstellung. Der linke Ventrikel **(33e)** ist besonders apikal und im Bereich der freien Wand dilatiert (Pfeile). Im bewegten Bild zeigte sich hier eine Hypokinesie. Apexnah fällt eine echoreiche, homogene, klar abgrenzbare, rundliche Struktur **(4)** auf. Es handelt sich hier um einen Thrombus, der aufgrund einer Wandbewegungsstörung des linken Ventrikels, wie z.B. nach Myokardinfarkt, entstanden ist. Er sollte sich aus mehreren Ebenen darstellen lassen. Große, echodichte und mobile Thromben sind natürlich leichter zu erkennen als wandständige Thromben mit nur gering vermehrter Echogenität. Sie sind manchmal schwer von Artefakten zu unterscheiden.

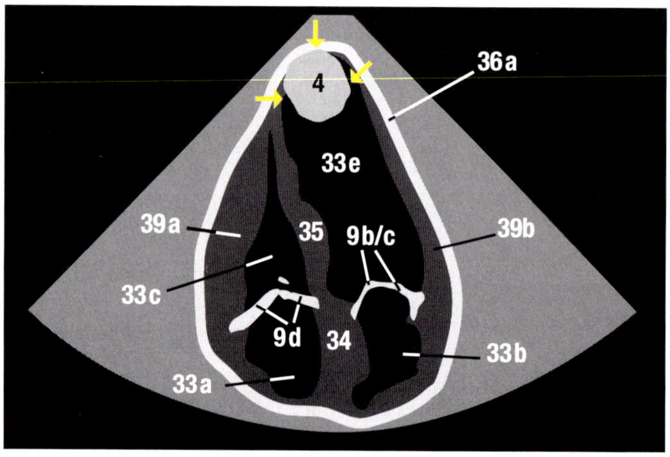

Skizze zu Antwort 1

zu Frage 2. (Abb. 96.3)

In Abb. 96.3 ist ein apikaler 4-Kammerblick abgebildet. Linker und rechter Vorhof und Ventrikel stellen sich echomorphologisch regelrecht dar. Im farbkodierten Sektor sieht man einen schnellen, turbulenten Fluß durch die geschlossene Mitralklappe. Er ist überwiegend blau kodiert und fließt somit vom linken Ventrikel in den linken Vorhof. Das mitabgebildete EKG zeigt, daß es sich um eine Abbildung während der Systole (hier Ende der T-Welle) handelt. Zu diesem Zeitpunkt sollte kein Fluß durch die geschlossene Segelklappe nachweisbar sein. Daher muß in diesem Fall die Diagnose einer Mitralinsuffizienz gestellt werden. Über die Genese dieses Klappenvitiums ist allerdings allein aus der Abbildung keine Aussage zu machen.

Die dunkelblaue Farbkodierung im linken Ventrikel septumnah entspricht dem systolischen Blutfluß im LVOT in Richtung Aorta.

Literatur

Kapitel 1. Physikalische und Technische Grundlagen

[1.1] **Haberkorn U, Rudat V, Leier G** et al: Der Einfluß von Bauchwandzusammensetzung und Bauchwanddicke auf das Ultraschall B-Bild. Röfo 155 (1991): 327-331

[1.2] **Schoelgens C**: Verbesserung der B-Bild-Diagnostik mit Harmonic Imaging. Ultraschall in Med 5 (1998)

[1.3] **von Behren P, Gustafson D, Haerten R** et al: Neue Entwicklungen in der Ultraschall-Bildgebung mit schneller Multimedia-Technik. Ultrasch in Med 17 (1996): 9

[1.4] **Rosenthal SJ, Lowery CM, Wetzel LH**: Klinische Ultraschallbildtechnik mit SieScape. Electromedica 65 (1997): 15-19

[1.5] **Kempf C.**: The safety of Albumin SRK in terms of virus transmission. Haemo (1997); Haemo Central Laboratory Blood Transfusion Service Swiss Red Cross April 1997

[1.6] **Schneider M, Arditi M, Barrau MB** et al: A new ultrasonographic contrast agent based on sulfur hexafluoride-filledmicrobubbles. Invest Radiol 30 (1995): 451-457

[1.7] **Elsmann BHP, Legemate DA, van der Heyden FWHM** et al: The use of Color-Duplex Scanning in the selection of patients with lower extremity arterial Disease for percutaneous transluminal angioplasty: A prospective study. Cardiovasc Intervent Radiol 19 (1996): 313-316

Kapitel 2. Hirnversorgende Arterien

[2.1] **Hofer M**: Sonographie Grundkurs. Georg Thieme Verlag, Stuttgart, 3. Aufl. (1999): 102

[2.2] **North American Symptomatic Carotid Endarterectomy Trial (NASCET) Steering Comittee. North American Symptomatic Carotid Surgery Trial**: Methods, patients, characteristics and progress. Stroke 22 (1991): 711-720

[2.3] **Barthels E**: Farbduplexsonographie der hirnversorgenden Gefäße. Atlas und Handbuch. Schattauer Verlag, Stuttgart, New York 194 (1999): 68

[2.4] **Widder B** : Doppler- und Duplexsonographie der hirnversorgenden Arterien. Springer-Verlag, Berlin, Heidelberg, 4. Aufl. (1995): 259-261

[2.5] **Fürst G, Saleh A, Wenserski F** et al: Reliability and validity of noninvasive imaging of internal carotid pseudo-occlusion. Stroke 30 (1999): 1444-1449

[2.6] **Sitzer M, Fürst G, Siebler M** et al: Usefulness of an intravenous contrast medium in the characterization of high-grade internal carotid stenosis with colour Doppler assisted duplex imaging. Stroke 25 (1994a): 385-389

[2.7] **Strandness DE, Eikelboom BC**: Carotid artery stenosis - where do we go from here? Eur J Ultrasound 7, Suppl 3 (1998): 17-26

[2.8] **Barthels E**: Duplexsonographie der Vertebralarterien, 1. Teil: Praktische Durchführung, Möglichkeiten und Grenzen der Methode, 2: Klinische Anwendungen. Ultraschall in Med 12 (1991): 54-69

Kapitel 3. Schilddrüse

[3.1] **Castagnone D, Rivolta R, Rescalli S** et al: Color Doppler sonography in Graves disease: Value in assessing activity of disease and predicting outcome. ARJ 166 (1996): 203-207

[3.2] **Mende U, Zierhut D, Ewerbeck V** et al: Sonographische Kriterien für Staging und Verlaufskontrolle bei malignen Lymphonmen. Radiologie 37 (1997): 19-26

[3.3] **Na DG, Lim HK, Byun HS** et al: Differntial diagnosis of cervical lymphdenopathy: Usefulness of color doppler sonography. ARJ 168 (1997): 1311-1316

[3.4] **Saleh A, Santen R, Malms J** et al: B-Mode-Sonographie und moderne dopplersonographische Methoden bei Krankheiten der Schilddrüse und der Nebenschilddrüsen. Radiologe 38 (1998): 344-354

[3.5] **Steinkamp HJ, Cornehl M, Hosten N** et al: Cervial lymphadenopathy. Ratio of long-to-short-axsis diameter as a predictor of malignancy. Br.J.Radiol. 68 (1995): 266-270

[3.6] **Steinkamp HJ, Müffelmann M, Böck JC** et al: Diffrential diagnosis of lymph node lesions: a semiquantitative aproach with colour doppler ultrasound. Br.J.Radiol. 71 (1998): 823-833

Kapitel 4. Abdomen

[4.1] **Geelkerken RH, Lamers BHW** et al: Duodenal meal stimulation leads to coeliac artery vasoconstriction and superior mesenteric artery vasodilatation: an intraabdominal ultrasound study. Ultrasound in Med. 24, 9 (1998): 1351-56

[4.2] **Mirko P, Palazzoni A** et al: Sonographic and doppler assessment of the inrerior mesenteric artery: normal morphologic and hemodynamic features. Abdominal Imaging 23 (1998): 364-9

[4.3] **Geelkerken RH, Delahunt TA** et al: Pitfalls in the diagnosis of origin stenosis of the coeliac and superior mesenteric arteries with transabdominal color duplex examination. Ultrasound Med.Biol. 22, 6 (1996): 695-700

[4.4] **Perko MJ, Just S, Schroeder TV**: Importance of diastolic velocities in the detection of celiac and mesenteric artery disease by duplex ultrasound. J Vasc Surgery 26, 2 (1997): 288-93

[4.5] **Schuler A, Dirks K** et al: Das Ligamentum arcuatum-syndrom: Farbdopplersonographische Diagnose bei unklaren abdominalbeschwerden junger Patienten. Ultraschall in Med. 19 (1998): 157-163

[4.6] **Colli A, Coccioli M** et al: Abnormalities of Doppler waveform of the hepatic veins inpatients with chronic liver disease: Correlation with histological findings. AJR 162 (1994): 833-7

[4.7] **Helmberger T, Helmberger R** et al: Vena-Cava-Filter: Indikation, Komplikationen, Klinische Wertigkeit. Radiologe 38 (1998): 614-23

[4.8] **Hanisch E, Hebgen SO** et al: Zur Segmentanatomie der Leber – Eine sonomorphologische Sicht. Der Chirurg 70 (1990): 0169-73

[4.9] **Gallix BP, Taourel P** et al: Flow pulsantility in the portal venous system: a study of doppler sonography in healthy adults. AJR 169 (1997): 141-4

[4.10] **Fürst G, Malms J** et al: Transjugular intrahepatic portosystemic shunts: Improved evaluation with echo-enhanced color doppler sonography and spectral duplex sonography. AJR 170 (1998): 1047-54

[4.11] **Shapiro RS, Stancato-Pasik A** et al: Color doppler applications in hepatic imaging. Clinical Imaging 22 (1998): 272-9

[4.12] **Hosten N, Pils R** et al: Focal liver lesions: Doppler Ultrasound. Eur. Radiol. 9 (1999): 428-35

[4.13] **Gonzales-Anon M, Cervera-Dehal J** et al: Characterization of solid liver lesions with color and pulsed doppler imaging. Abdominal Imaging 24 (1999): 137-43

[4.14] **Leen E, Anderson JR** et al : Doppler index perfusion in the detection of herpatic metastases secondary to gastric carcinoma. Am.J.Surg. 173, 2 (1997): 99-102

[4.15] **Erden A, Cumhur T** et al: Superior mesenteric artery doppler waveform changes in response to inflammation of the ileocecal region. Abdominal Imaging 22 (1997): 483-6

[4.16] **Bunk A, Stoelben E** et al: Farbdopplerchirugie in der Leberchirugie. Ultraschall in Med. 19 (1998): 202-12

[4.17] **Kok T, Slooff MJH** et al: Routine doppler ultrasound for the detection of clinically unsuspected vascular complications in the early postoperative phase after orthotopic liever transplantation. Transpl. Int. 11 (1998): 272-6

Kapitel 5. Urologie / Nephrologie

[5.1] **Krumme B, Kirschner T, Gondolf** et al: Altersabhänigkeit des intrarentalen Resistance Index (RI) bei essentiellen Hypertonikern. Bildgebung/Imaging Suppl. 2 (1994): 55

[5.2] **Krumme B, Blum U, Schwertfeger E** et al: Diagnosis of renovascular disease by intra- and extrarental Doppler scanning. Bildgebung/ Imaging 61 (1994): 248-254

[5.3] **Hollenbeck M, Kutkuhn B, Grabensee B:** Colour Dopler ultrasound in the diagnosis of transplant renal artery stenosis. The Role Colour Duplex Ultrasonography in the Diagnosis of Vasculogenic Impotence. Br. J. Urol. 68 (1991): 537-540

[5.4] **Rademacher J, Brunkhorst R:** Diagnosis and treatment of renovovascular stenosis – a cost-benefit analysis. Nephrol. Dial.Transplant 13 (1998): 2761-2767